Kohlhammer

Die Autorinnen

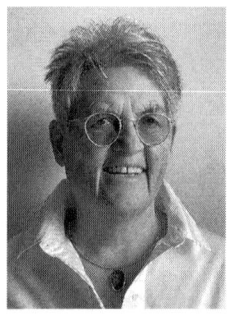

Christa Diegelmann
Dipl.-Psych., Psychologische Psychotherapeutin, niedergel. in eigener Praxis. Supervisorin (VT, TP, Psychotraumatherapie, EMDR), Dozentin Fort- und Weiterbildung in Traumatherapie, Psychoonkologie, Resilienztraining. Leitung des ID Instituts für Innovative Gesundheitskonzepte. Leitung Curriculum Psychoonkologie (DKG), Curriculum Psychotraumatherapie (DeGPT) und Curriculum Resilienztraining (DPA).

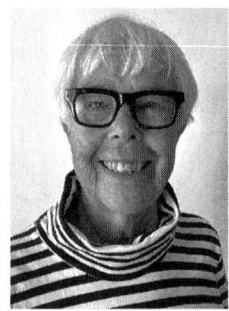

Margarete Isermann
Dipl.-Psychologin, Psychologische Psychotherapeutin (TP), Supervisorin (TP, Psychotraumatherapie, EMDR), Dozentin in der Fort- und Weiterbildung in Traumatherapie und Psychoonkologie. Leitung des ID Instituts für Innovative Gesundheitskonzepte. Leitung Curriculum Psychoonkologie Kassel und Berlin (DKG) und Curriculum Psychotraumatherapie Kassel, Berlin und Hamburg (DeGPT).

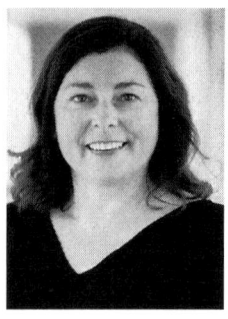

Tanja Zimmermann
Univ.-Professorin für Psychosomatik und Psychotherapie mit Schwerpunkt Transplantationsmedizin und Onkologie an der Medizinischen Hochschule Hannover, Dipl.-Psych., Psychologische Psychotherapeutin (VT), Psychoonkologin, Supervisorin, Leitung des Curriculums Hannover, Dozentin in Fort- und Weiterbildung, Autorin zahlreicher Peer-Review-Publikationen im Bereich Psychoonkologie und Partnerschaft.

Christa Diegelmann
Margarete Isermann
Tanja Zimmermann

Psychoonkologie

Resilienz innovativ stärken –
Ein Praxishandbuch

Verlag W. Kohlhammer

Dieses Werk einschließlich aller seiner Teile ist urheberrechtlich geschützt. Jede Verwendung außerhalb der engen Grenzen des Urheberrechts ist ohne Zustimmung des Verlags unzulässig und strafbar. Das gilt insbesondere für Vervielfältigungen, Übersetzungen, Mikroverfilmungen und für die Einspeicherung und Verarbeitung in elektronischen Systemen.

Pharmakologische Daten, d. h. u. a. Angaben von Medikamenten, ihren Dosierungen und Applikationen, verändern sich fortlaufend durch klinische Erfahrung, pharmakologische Forschung und Änderung von Produktionsverfahren. Verlag und Autoren haben große Sorgfalt darauf gelegt, dass alle in diesem Buch gemachten Angaben dem derzeitigen Wissensstand entsprechen. Da jedoch die Medizin als Wissenschaft ständig im Fluss ist, da menschliche Irrtümer und Druckfehler nie völlig auszuschließen sind, können Verlag und Autoren hierfür jedoch keine Gewähr und Haftung übernehmen. Jeder Benutzer ist daher dringend angehalten, die gemachten Angaben, insbesondere in Hinsicht auf Arzneimittelnamen, enthaltene Wirkstoffe, spezifische Anwendungsbereiche und Dosierungen anhand des Medikamentenbeipackzettels und der entsprechenden Fachinformationen zu überprüfen und in eigener Verantwortung im Bereich der Patientenversorgung zu handeln. Aufgrund der Auswahl häufig angewendeter Arzneimittel besteht kein Anspruch auf Vollständigkeit.

Die Wiedergabe von Warenbezeichnungen, Handelsnamen und sonstigen Kennzeichen in diesem Buch berechtigt nicht zu der Annahme, dass diese von jedermann frei benutzt werden dürfen. Vielmehr kann es sich auch dann um eingetragene Warenzeichen oder sonstige geschützte Kennzeichen handeln, wenn sie nicht eigens als solche gekennzeichnet sind.

Es konnten nicht alle Rechtsinhaber von Abbildungen ermittelt werden. Sollte dem Verlag gegenüber der Nachweis der Rechtsinhaberschaft geführt werden, wird das branchenübliche Honorar nachträglich gezahlt.

Dieses Werk enthält Hinweise/Links zu externen Websites Dritter, auf deren Inhalt der Verlag keinen Einfluss hat und die der Haftung der jeweiligen Seitenanbieter oder -betreiber unterliegen. Zum Zeitpunkt der Verlinkung wurden die externen Websites auf mögliche Rechtsverstöße überprüft und dabei keine Rechtsverletzung festgestellt. Ohne konkrete Hinweise auf eine solche Rechtsverletzung ist eine permanente inhaltliche Kontrolle der verlinkten Seiten nicht zumutbar. Sollten jedoch Rechtsverletzungen bekannt werden, werden die betroffenen externen Links soweit möglich unverzüglich entfernt.

1. Auflage 2023

Alle Rechte vorbehalten
© W. Kohlhammer GmbH, Stuttgart
Gesamtherstellung: W. Kohlhammer GmbH, Stuttgart

Print:
ISBN 978-3-17-041984-1

E-Book-Formate:
pdf: ISBN 978-3-17-041985-8
epub: ISBN 978-3-17-041986-5

Inhalt

Übersicht der Zusatzmaterialien zum Download 7

Vorwort und Einführung 9

1 **Resilienz und Psychoonkologie** 15
   1.1   Aktuelle Entwicklungen in der Psychoonkologie und Resilienzforschung 15
   1.2   Psychoneuroimmunologie in der Psychoonkologie 21
   1.3   TRUST: ein integrativer resilienzorientierter Ansatz 25

2 **Resilienzfördernde Psychotherapie mit TRUST in der Psychoonkologie** 35
   2.1   Überblick: Basisinterventionen mit TRUST für Patient:innen mit akuten existenziellen Belastungen 35
   2.2   Interventionsschwerpunkte und Interventionsbeispiele 1.–8. Therapiesitzung 37

3 **Psychoonkologische Konzepte und Interventionen für spezifische Situationen** 72
   3.1   Resilienz und posttraumatisches Wachstum in der Psychoonkologie 72
   3.2   Krisenintervention und Traumabearbeitung in der Psychoonkologie 76
   3.3   Bewältigung von Progredienzangst 91
   3.4   Tumor-assoziierte Fatigue 102
   3.5   Krankheitsakzeptanz und Krankheitsbewältigung 111
   3.6   Soziale und partnerschaftliche Unterstützung zur Stressbewältigung 119
   3.7   Herausforderungen der palliativen Situation 138
   3.8   Ärztliche Kommunikation 147

4 **Innovative und kreative Impulse für die psychoonkologische Arbeit** 153
   4.1   E-Health-Interventionen in der Psychoonkologie 153
   4.2   Musik als Ressource zur Resilienzstärkung 158
   4.3   Quellen für kreative Impulse 160

| 5 | Resilienzimpulse zur Burnout-Prophylaxe | 176 |

Literatur **187**

Stichwortverzeichnis **199**

Übersicht der Zusatzmaterialien zum Download

Die folgenden Zusatzmaterialien sind enthalten (Hinweise zum Download finden Sie vor dem Literaturverzeichnis am Ende des Buchs):

- TRUST-Resilienzfragebogen (RF-15)
- Visuelle Analogskala zur Erfassung von Müdigkeit
- Visuelle Analogskala der Beeinträchtigung
- Überblick: TRUST-Basissitzungen für Patient:innen mit akuten existenziellen Belastungen
- Instruktionen der Imaginationen in diesem Werk
- Individuelle Wege zum Aufbau von Resilienz

Vorwort und Einführung

Fast jede Familie ist direkt oder indirekt von Krebs betroffen. Im Oktober 2022 hat die Weltgesundheitsorganisation (WHO) eine weltweite Befragung in 100 Ländern gestartet. Es sollen die Stimmen aller Betroffenen gehört werden, der Krebs-»Survivors«, der Behandler:innen und auch der Hinterbliebenen. Ziel ist es, Menschen mit »nichtkommunizierbaren« Krankheiten sinnvoll und respektvoll in die Entwicklung von Politik, Programmen und Lösungen einzubeziehen. Hintergrund ist die Erkenntnis, dass der Fokus bisher zu sehr auf der medizinischen Behandlung lag und nicht auf den umfassenderen Bedürfnissen der betroffenen Menschen. Diese sollen künftig mehr in den Mittelpunkt gestellt werden, um zu besseren Lösungen zu kommen. »We are ready to open a new chapter and improve the well-being of people affected by cancer« (WHO 2022).

Die Psychoonkologie als eine relativ junge Disziplin hat genau diesen Anspruch, nicht nur das körperliche, sondern auch das psychische Wohlergehen der von Krebs betroffenen Menschen zu fördern. Dazu wurden in den letzten Jahren viele unterschiedliche Ansätze und Interventionen für alle Phasen einer Krebserkrankung und -behandlung entwickelt.

In Deutschland war die verpflichtende Einführung von psychoonkologischen Versorgungsangeboten in zertifizierten Krebsorganzentren und onkologischen Zentren ein wichtiger Schritt, nicht zuletzt auch für die Entstigmatisierung und »Normalisierung« der Inanspruchnahme psychoonkologischer Unterstützung. In der ambulanten Versorgung, etwa bezüglich niederschwelliger Angebote durch Krebsberatungsstellen und besonders bei psychotherapeutischen Angeboten gibt es für krebserkrankte Menschen noch erhebliche Defizite. Psychoonkologisches Wissen findet allmählich auch Eingang in allgemeine medizinische und therapeutische Versorgungsstrukturen, etwa in die hausärztliche und fachärztliche Behandlung.

Erfreulicherweise gibt es inzwischen auch eine Fülle an psychoonkologischer Fachliteratur. Diese kann auch Berufsgruppen, die nicht schwerpunktmäßig mit dem Thema konfrontiert sind, eine Orientierungshilfe geben.

Das vorliegende Buch ist ein Praxishandbuch. Es richtet sich hauptsächlich an Professionelle, die in verschiedenen Bereichen krebserkrankte Menschen bei der Bewältigung der Erkrankung und ihrer Folgen unterstützen. Die Fülle von praxisrelevanten Hinweisen kann aber auch eine Inspirationsquelle für andere Berufsgruppen sein. Die Inhalte basieren auf aktueller wissenschaftlicher Evidenz und langjährigem klinischen Erfahrungswissen.

Es werden grundlegende Themen der Psychoonkologie behandelt. Der Schwerpunkt liegt dabei auf ressourcenorientierten, resilienzstärkenden und innovativen Ansätzen. Dazu wird eine Vielfalt an Interventionen vorgestellt, die z. T. auch kreative und erlebnisorientierte Elemente enthalten. Kurze Fallvignetten veranschaulichen die Vorgehensweisen. Resilienz innovativ stärken bedeutet für uns vor allem auch, respektvoll darauf zu vertrauen, dass jeder Mensch individuelle Wege des Umgangs mit der Erkrankung finden kann. Dazu sollen die in dem Buch enthaltenen Informationen Impulse geben.

Im ersten Kapitel geht es um aktuelle Entwicklungen der Psychoonkologie und Resilienzforschung. In jüngster Zeit wurden Aktualisierungen von Leitlinien und Versorgungsstrukturen initiiert mit dem Ziel, die steigende Anzahl von Menschen besser zu unterstützen, die mit einer Krebserkrankung leben und vielfältige Belastungen bewältigen müssen.

Die Entwicklung von Resilienz ist ein dynamischer, lebenslanger Prozess. Die aktuelle Resilienzforschung ist gekennzeichnet von einem Paradigmenwechsel: von der krankheitsorientierten Pathogenese und der Untersuchung von Ursachen und Behandlungsmöglichkeiten psychischer Erkrankungen hin zu ressourcenorientierter Salutogenese und der Ermittlung von Schutzmechanismen. Die Resilienzforschung stellt dabei als Konzept der Gesundheitsförderung einen übergeordneten Ansatz dar. In diesem Sinne haben die in diesem Buch vorgestellten resilienzfördernden Interventionen auch das Ziel, einer dysfunktionalen Verarbeitung der durch die Krebsdiagnose und -behandlung erlebten psychischen Belastungen entgegenzuwirken.

Der Verlauf einer Krebserkrankung kann auch durch psychoneuroimmunologische Prozesse beeinflusst werden. Hier spielt besonders die individuelle Stressverarbeitung eine Rolle, speziell die Wirkung von langanhaltendem, als unentrinnbar erlebtem Stress. Diese Erkenntnisse können wichtige Hinweise für die psychoonkologische Behandlung geben, speziell im Hinblick auf ressourcenstärkende, resilienzfördernde und stressreduzierende Interventionen. Darauf wird in ▶ Kap. 1.2 eingegangen.

In ▶ Kap. 1.3 wird das TRUST-Konzept vorgestellt, ein integratives, explizit resilienzorientiertes Konzept in der Psychotherapie. Grundlagen sind dabei die Kognitive Verhaltenstherapie, die Ergebnisse der Resilienzforschung und der Positiven Psychologie. TRUST ist an neurobiologischen Erkenntnissen orientiert und wurde ursprünglich im Rahmen der Psychotraumatherapie entwickelt. Das therapeutische Vorgehen mit TRUST hat sich mittlerweile auch in unterschiedlichen Bereichen der Psychoonkologie bewährt.

In ▶ Kap. 2 wird erstmals ein strukturiertes Therapieprogramm für psychoonkologische Settings mit acht Basissitzungen nach dem TRUST-Konzept vorgestellt. Die einzelnen Sitzungen werden praxisnah beschrieben, auch mit Instruktionen und Imaginationsanleitungen für die einzelnen resilienzfördernden Interventionen. Konkrete Fallbeispiele veranschaulichen das Vorgehen.

In ▶ Kap. 3 stellen wir psychoonkologische Konzepte und Interventionen für spezifische Situationen und Fragestellungen vor. Zunächst wird dazu auf die theoretischen Konzepte von Resilienz und posttraumatischem Wachstum eingegangen. Zur Frage, wie und wodurch Menschen existenziell belastende Situationen überwinden und gar noch daran reifen können, gibt es sowohl in der Psychoonkologie als auch in der Traumatherapie eine Vielzahl von Konzepten.

Resilienz kann sich aus vielfältigen Quellen speisen, dazu gehören u. a. Selbstwirksamkeitserwartung, Optimismus, positive Gefühle, kognitive Flexibilität, Lebenssinn, Spiritualität, positive Coping-Erfahrungen, Kohärenzsinn und soziale Unterstützung. Resilienz ist dynamisch und verändert sich u. a. durch Umwelt, Lebensumstände und situative Faktoren.

Das Konzept des posttraumatischen Wachstums (Posttraumatic Growth, PTG) bezieht sich darauf, dass Menschen die Fähigkeit haben, Traumata und andere existenziell bedrohliche Lebensereignisse zu überwinden und dadurch sogar zu reifen und zu wachsen. Im Rahmen von Krankheiten äußert sich posttraumatisches Wachstum häufig in einer größeren Wertschätzung verschiedener Lebensaspekte.

Krisen und traumatische Erfahrungen können im Verlauf einer Krebserkrankung häufig vorkommen. Bewährte Tools zur Krisenintervention und zur Traumabearbeitung in der Psychoonkologie geben handlungsleitende Impulse. Die in ▶ Kap. 3.2 vorgestellten Interventionen dienen dazu, einem dysfunktionalen Bewältigungsverhalten entgegenzuwirken und eine Chronifizierung zu verhindern.

Progredienzangst, die Angst vor dem Fortschreiten der Erkrankung, ist die größte Herausforderung bei der Krankheitsbewältigung. Bei der Progredienzangst handelt es sich um eine Realangst, die aus einer potenziellen Bedrohung mit einer lebensbedrohlichen Erkrankung resultiert. Progredienzangst ist eine normale Reaktion, kann aber auch ein dysfunktionales Ausmaß annehmen und behandlungsbedürftig werden. In ▶ Kap. 3.3 werden dazu wirksame Behandlungselemente vorgestellt, die Selbstwahrnehmung, Achtsamkeit, Psychoedukation und Konfrontation in sensu beinhalten.

Tumor-assoziierte Fatigue erleben viele Krebserkrankte als das quälendste Symptom ihrer Erkrankung. Zu den häufigsten Beschwerden bei Fatigue gehören Müdigkeit, Kraftlosigkeit, Erschöpfung und eine verminderte Leistungsfähigkeit. Die Symptome sind unabhängig von vorheriger Anstrengung und verschwinden auch nach einer ausreichenden Erholungszeit nicht. Die Diagnose Fatigue kann mit adäquaten diagnostischen Mitteln und guten Kenntnissen des Krankheitsbildes gestellt werden. Zu den Behandlungsmethoden gehören Psychoedukation, kognitive Verhaltenstherapie, körperliches Training und Aktivitäts- und Energiesparmanagement. Dazu werden in ▶ Kap. 3.4 hilfreiche Anregungen gegeben.

In ▶ Kap. 3.5 geht es um das Thema Krankheitsakzeptanz und Krankheitsbewältigung. Krankheitsakzeptanz ist eine wichtige Voraussetzung für die erfolgreiche Bewältigung einer chronischen Erkrankung und die Integration der Krankheit in das Leben. Krankheitsakzeptanz gelingt unterschiedlich gut. Nicht alle Betroffenen benötigen psychologische, psychotherapeutische oder psychoonkologische Unterstützung bei der Krankheitsbewältigung. In diesem Kapitel wird ein Modell der Krankheitsakzeptanz erläutert und Interventionsstrategien zur Förderung von Krankheitsakzeptanz vorgestellt.

Angehörige von Krebserkrankten erleben häufig ein vergleichbares Ausmaß an psychischer Belastung wie die Erkrankten selbst. Soziale Beziehungen gehören zu den wichtigsten Resilienzfaktoren, besonders bei der Konfrontation mit einer lebensbedrohlichen Erkrankung. Auf die Bedeutung der sozialen Unterstützung für die Krankheitsbewältigung sowie auf Interventionen mit Angehörigen wird in ▶ Kap. 3.6 eingegangen. Hier kommt der Partnerschaft eine besondere Rolle zu.

Eine Krebserkrankung ist nicht nur ein Stressor für die Erkrankten, sondern auch für die Partnerschaft. Ein gemeinsamer Umgang als Paar mit dem Stress durch die Erkrankung – das sog. *Dyadische Coping* – ist bedeutsam für die Krankheitsbewältigung und Stärkung des »*Wir-Gefühls*«. Angehörige sollten dementsprechend in die psychoonkologische Behandlung einbezogen werden. Dazu werden hier konkrete Strategien vorgestellt.

Die komplexen Herausforderungen in der palliativen Situation werden im ▶ Kap. 3.7 thematisiert. Patient:innen in der Palliativphase erleben eine Vielzahl an körperlichen, psychischen, sozialen und spirituellen Herausforderungen. Die ganzheitliche Sicht auf alle Dimensionen kann dazu beitragen, eine dysfunktionale, krisenhafte Verarbeitung der palliativen Erkrankung abzuwenden. Bei limitierter Lebenszeit ist es umso wichtiger, die verbleibende Zeit so zu gestalten, dass diese mit Würde, Selbstwirksamkeit und möglichst sinnerfüllt erlebt werden kann. Hierzu werden ausgewählte Themen und resilienzstärkende Impulse im Überblick dargestellt. Schwerpunktthemen sind u. a. Anregungen zum Symptom- und Krankheitsmanagement, Sensibilisierung für eine würdeorientierte Lebenszeit und Achtsamkeit und Leben im Hier und Jetzt.

Die ärztliche Kommunikation kann eine entscheidende Weichenstellung für die Krankheitsbewältigung bedeuten. In ▶ Kap. 3.8 wird dargestellt, was zu einer gelungenen ärztlichen Kommunikation beiträgt. Hilfreiche Beispiele geben konkrete Anregungen für eine gelingende Kommunikation auch in herausfordernden Gesprächssituationen. Im Kontrast dazu sensibilisiert auch die Beschreibung von »Fettnäpfchen« für eine achtsame Kommunikation.

In ▶ Kap. 4 geht es um verschiedene innovative und kreative Impulse für die psychoonkologische Arbeit. Dabei wird zunächst auf die Nutzung neuer Medien durch E-Health-Interventionen, besonders durch digitale Anwendungen in Form von Apps eingegangen und eine App exemplarisch anschaulich vorgestellt.

Musik ist für viele Menschen eine wichtige Ressource, die auch in psychoonkologischen Settings als niederschwellige Intervention eingesetzt werden kann. Anregungen zur eigenständigen Nutzung von Musik als Ressource werden in ▶ Kap. 4.2 gegeben.

Als Quellen für kreative Impulse werden in ▶ Kap. 4.3 sieben Bereiche vorgestellt, die sich in der Praxis bewährt haben und zu denen teilweise bereits Forschungsergebnisse vorliegen. Dazu gehören künstlerische Therapien (Kunst-, Musik-, Tanz- und Bewegungstherapie), die Wirkung von Kunst, das Thema Vorbilder, Social Media, Literatur, Freizeit und Hobbys und die Begegnung mit der Natur. Die Vielfalt der kreativen Impulse soll unterschiedliche Wege zur individuellen Resilienzerfahrung eröffnen bzw. vertiefen.

In ▶ Kap. 5 richtet sich der Fokus schließlich auf das Thema Burnout-Prophylaxe. Diese hat besonders für Berufsgruppen, die mit existenziell belasteten Menschen arbeiten, eine wichtige Funktion. Anhand der »Big Seven« werden konkrete Schritte für eine resilienzorientierte Burnout-Prophylaxe vorgestellt. Die Resilienz der professionellen Behandler:innen hat schließlich auch Auswirkungen auf die Resilienz der Patient:innen. Allerdings kann die individuelle Burnout-Prophylaxe nicht eventuell fehlende strukturelle Resilienz im Versorgungssystem ausgleichen.

Möge dieses Buch nicht nur in psychoonkologischen Settings innovative Sichtweisen fördern, zu mehr Freude an der Arbeit beitragen und dazu ermutigen, die eigene Resilienz weiter zu stärken.

1 Resilienz und Psychoonkologie

1.1 Aktuelle Entwicklungen in der Psychoonkologie und Resilienzforschung

Psychoonkologie

Jedes Jahr erkrankt in Deutschland eine halbe Million Menschen neu an Krebs. Das bedeutet, dass sich im Laufe des Lebens jeder zweite Mann und auch fast jede zweite Frau mit der Diagnose Krebs auseinandersetzen muss. Auch wenn die Inzidenz weiter ansteigt, haben sich die Überlebenschancen durch die medizinischen Fortschritte in der Behandlung und Früherkennung von Tumoren deutlich verbessert. Immer mehr Menschen überleben die Krebserkrankung oder leben mit einer Krebserkrankung weiter. Diese Gruppe wird als »Cancer Survivors«/»Krebsüberlebende« bezeichnet. In Deutschland leben circa 4,5 Millionen Cancer Survivors (Arndt 2019).

Trotz dieser erfreulichen Entwicklung stellt eine Krebserkrankung für viele Betroffene eine chronische Erkrankung dar, die sich auch Jahre nach der Diagnose noch auf die Gesundheit und die Lebensqualität auswirken kann (Arndt et al. 2017). Diese Belastungen betreffen aber nicht nur die körperliche Ebene, sondern auch psychische und soziale Bereiche. Darüber hinaus nimmt die Anzahl älterer Patient:innen stetig zu, die spezifische Gesundheits- und Versorgungsbedürfnisse aufweisen. Die Veränderungen der Gesundheitsversorgung durch eine zunehmende Urbanisierung führen häufig zu begrenzten Ressourcen – insbesondere in ländlichen Gebieten. Hinzu kommt zudem eine Zunahme an kultureller und sozialer Diversität, was auch in der Versorgung von Krebserkrankten zunehmend Berücksichtigung finden muss. Unter einer modernen Krebsbehandlung wird daher ein umfassendes, multiprofessionelles und patientenzentriertes Vorgehen verstanden, das neben der Medizin auch noch weitere Disziplinen umfasst.

Die Psychoonkologie befasst sich dabei mit den psychosozialen Auswirkungen einer Krebserkrankung. Daher sollte eine psychoonkologische Versorgung von Krebserkrankten auch zum Standard einer multiprofessionellen, qualitativ hochwertigen und patientenorientierten Krebsmedizin gehören (Stengel et al. 2021). Als Teildisziplin der Onkologie beschäftigt sich die Psychoonkologie mit den psychischen und sozialen Belastungen von Krebserkrankten und ihren Angehörigen. Die evidenzbasierten psychoonkologischen Unterstützungs- und Interventionsangebote zielen dabei auf eine Reduktion von Ängsten und Depressivität sowie eine Steigerung der Lebensqualität ab. Die psychoonkologische Unterstützung im stationären und/oder ambulanten Setting kann dabei sowohl während der akuten medizinischen Behandlung als auch danach erfolgen. Das Ziel der psychoonkologischen Unterstützung liegt darin, Menschen dazu zu befähigen, ein höchstes Maß an Selbstständigkeit und Lebensqualität zu bewahren, sie im Umgang mit den Krankheits- und Behandlungsfolgen während sowie nach der Erkrankung und Therapie zu unterstützen und darüber hinaus Erkrankte und auch Angehörige dazu zu ermutigen, eigene Strategien zur Krankheitsbewältigung zu entwickeln (Watson et al. 2014).

> »Plötzlich war alles anders. Die Diagnose Krebs hat mir komplett den Boden unter den Füßen weggerissen. Eigentlich hatte ich gerade ganz andere Lebenspläne und plötzlich überflutete mich diese Angst und Verzweiflung. Wie soll ich das nur durchstehen? Was wird aus meiner Familie? Werde ich das überleben?« (65-jährige Brustkrebspatientin)

Eine Krebsdiagnose und -behandlung kann die Bewältigungskapazitäten vieler Betroffener heraus- und auch überfordern. Dieses kann sich in einer klinisch relevanten psychischen Belastung äußern. Dieser sog. »psychische Distress« beinhaltet beispielsweise Ängste und Sorgen, Depressivität, Hilf- und Hoffnungslosigkeit, Schlafstörungen und Fatigue. Krebserkrankte erleben eine verminderte körperliche Leistungsfähigkeit und -funktion bis hin zu einem Verlust von Körperteilen, eine plötzliche Abhängigkeit von anderen Personen bei der Verrichtung täglicher Aktivitäten, aber auch Konzentrations- und Gedächtnisprobleme sowie eine veränderte Sexualität einhergehend mit einer veränderten körperlichen Erscheinung. Auch Ängste vor dem Tod oder Einsamkeitsgefühle, Schmerzen, Müdigkeit können weitere Folgen sein, die die Lebensqualität und das Wohlbefinden der Betroffenen maßgeblich beeinträchtigen können (Zimmermann 2023).

Circa 30% der Krebserkrankten erleben im Behandlungsverlauf eine psychische Störung. Am häufigsten finden sich Anpassungsstörung, Angststörung und Depression (Mehnert et al. 2014). Insbesondere die depressiven Symptome scheinen bei Überlebenden mit der Zeit sogar noch zuzunehmen (Breidenbach et al. 2022). Darüber hinaus ist auch ihr Risiko für Depressionen und Angststörungen um das Zwei- bis Dreifache erhöht im Vergleich zur allgemeinen Bevölkerung (Götze et al. 2020).

Neben einer diagnostizierbaren psychischen Störung erleben allerdings noch mehr Betroffene, circa 50–60% psychischen Distress, der mit einem erheblichen Leidensdruck verbunden sein kann, ohne allerdings die diagnostischen Kriterien einer psychischen Störung zu erfüllen (Mehnert et al. 2018; Peters et al. 2020). Eine Krebserkrankung kann somit mit einer erheblichen Anzahl von psychischen Belastungen einhergehen, die sich negativ auf die Lebensqualität auswirken können und auch den Krankheitsverlauf sowie die Überlebensraten durch eine geringere Adhärenz, ein erhöhtes Suizidrisiko und mögliche Auswirkungen physiologischer Prozesse wie Stress negativ beeinflussen können (Wang et al. 2020).

Somit scheint es bedeutsam zu sein, psychisch belasteten Krebserkrankten entsprechende Unterstützungsangebote anbieten zu können und darüber hinaus Personen mit Risikofaktoren für psychische Belastung identifizieren zu können. Insbesondere Personen mit reduzierten Copingressourcen, fehlender sozialer Unterstützung, einer Vielzahl von körperlichen Symptomen und weiteren krankheitsunabhängigen Stressoren sowie früheren traumatischen Erfahrungen haben ein erhöhtes Risiko für psychische Belastung im Rahmen einer Krebserkrankung (Weis et al. 2022). Die S3-Leitlinie »Psychoonkologische Diagnostik, Beratung und Behandlung von erwachsenen Krebspatienten« bietet dabei einen evidenzbasierten Leitfaden zur Identifikation und Behandlung von psychisch belasteten Krebserkrankten sowie strukturelle Rahmenbedingungen. Die Leitlinie stellt einheitliche Standards für die psychoonkologische Versorgung von Erwachsenen mit einer Krebserkrankung auf (Weis et al. 2022; Leitlinienprogramm Onkologie 2023).

> **Zusammenfassend lässt sich zur Entwicklung der Psychoonkologie festhalten:**
>
> - Ca. 30 % aller Krebserkrankten erleben eine psychische Störung, 50–60 % psychischen Distress
> - Psychoonkologie als Teildisziplin der Onkologie befasst sich mit den psychischen und sozialen Belastungen von Krebserkrankten und ihren Angehörigen
> - Evidenzbasierte psychoonkologische Unterstützungs- und Interventionsangebote zielen auf eine Reduktion von Ängsten und Depressivität sowie eine Steigerung der Lebensqualität ab
> - Zunahme an Cancer Survivors rückt auch die psychosozialen Konsequenzen und Belastungen einer onkologischen Erkrankung zunehmend in den Fokus
> - Psychoonkologische Versorgung von Krebserkrankten sollte zum Standard einer multiprofessionellen, qualitativ hochwertigen und patientenorientierten Krebsmedizin gehören

Die Stärkung ressourcenorientierter Sichtweisen sowie die Entwicklung einer psychischen Widerstandskraft – der sog. Resilienz – scheint im Umgang mit einer Krebserkrankung ein bedeutsamer Ansatz zu sein.

Resilienzforschung

Der Begriff »Resilienz« wurde aus dem Lateinischen »resilire« = »abprallen, zurückspringen« abgeleitet. Unter Resilienz wird somit häufig eine Widerstandskraft verstanden. Begriffe wie »Stehaufmännchen« sollen die Fähigkeit beschreiben, sich leicht von einer Krankheit, einem Elend oder ähnlichen Belastungen zu erholen. Auch der Begriff »Elastizität« findet hier Verwendung und beschreibt die Fähigkeit oder Kraft, in die ursprüngliche Form oder Position zurückkehren zu können, nachdem man verbogen, zusammengestaucht oder gedehnt wurde. »Psychische Resilienz bezeichnet die Aufrechterhaltung bzw. rasche Wiederherstellung der psychischen Gesundheit während oder nach stressvollen Lebensumständen«

(Kunzler et al. 2018, S. 747). Sowohl die Definition von Resilienz als auch deren Erfassung sind aufgrund des stetigen Wandels des Resilienzkonzeptes in den letzten 30 Jahren sehr heterogen (Kunzler et al. 2018).

Ging man zunächst davon aus, dass Resilienz eine natürliche Veranlagung oder eine stabile Persönlichkeitseigenschaft einer Person sei, konnte dies empirisch nicht bestätigt werden. Somit wird seit einigen Jahren davon ausgegangen, dass Resilienz das Ergebnis oder Produkt eines Anpassungsprozesses an Stressoren darstellt. Dabei können sowohl natürliche Prädispositionen oder Persönlichkeitseigenschaften als auch eine Vielzahl von (neuro-)biologischen, psychologischen und sozialen Ressourcen als Resilienzfaktoren angesehen werden (Kunzler et al. 2018). Resilienz ist somit dynamisch und veränderbar. Das bedeutet, dass sich Menschen durch die Bewältigung von stressreichen Situationen verändern, indem sie neue Einstellungen oder Ansichten gewinnen sowie neue Stärken oder Kompetenzen generieren. Dies kann sich wiederum positiv auf die Bewältigung zukünftiger Stressoren auswirken und auch zu einer teilweisen Immunisierung gegenüber den Auswirkungen kommender Stressoren wirken. Resilienz ist demnach ein dynamischer und lebenslanger Prozess, »der im Wechselspiel zwischen Person und Umwelt erfolgt und über verschiedene Lebensbereiche und -phasen variiert« (Kunzler et al. 2018, S. 747).

> »Natürlich belastet mich meine eigene Krebserkrankung auch, aber im letzten Jahr war meine Tochter an Brustkrebs erkrankt und mein Mann und ich haben sie auf dem Weg zur Heilung begleitet. Daher weiß ich genau, was nun auch auf mich zukommt und ich bin mir sicher, dass ich das genauso gut bewältigen werde wie meine Tochter.«
> (74-jährige Brustkrebspatientin)

Dieses Beispiel zeigt, dass eine vorherige Erfahrung einer belastenden Situation (Krebserkrankung der Tochter) auch zu einer eigenen Widerstandskraft und Zuversicht führen kann, die sich wiederum positiv auf die eigene Krankheitsbewältigung auswirkt.

Die Anfänge der Resilienzforschung liegen in den 1960er Jahren mit Studien bei Kindern, die es trotz schwieriger Bedingungen geschafft haben, zu sozial kompetenten und gesunden Erwachsenen heranzuwachsen. Als Pionierarbeit der Resilienzforschung ist die Studie von Emmy Werner und Ruth Smith »The Children of Kauai« aus dem Jahr 1977 zu nennen. Insgesamt 698 Kinder auf der Insel Kauai wurden über 40 Jahre begleitet. Somit konnten Faktoren analysiert werden, die trotz Hochrisikobedingungen wie Armut, drogenabhängige Eltern oder geringe Bildung den Kindern halfen, ein erfolgreiches Leben aufzubauen. Die Ergebnisse zeigen, dass Resilienz erlernbar ist und keine angeborene, unveränderbare Eigenschaft. Somit lässt sich die innere Widerstandskraft gegen Stressoren und Krisen ein Leben lang stärken und trainieren.

In der Resilienzforschung ist die Betrachtung von *Risiko- und Schutzfaktoren* interessant. So zeigen sich sowohl bei den Risiko- als auch bei den Schutzfaktoren Kumulationseffekte, die belegen: Je mehr Risikofaktoren eine Person ausgesetzt ist, desto höher ist auch das Risiko für psychische Störungen oder Auffälligkeiten

(Kessler et al. 2010; Wille et al. 2008). Auf der anderen Seite geht eine steigende Anzahl von Schutzfaktoren mit einer Reduktion für das Auftreten von psychischen Problemen oder Störungen einher (Wille et al. 2008). Als *Schutzfaktoren* haben sich hierbei sowohl personeninterne Merkmale oder Kompetenzen, Familienmerkmale und extrafamiliäre Faktoren erwiesen.

Unter den *personeninternen Merkmalen* oder Kompetenzen finden sich:

1. Beziehungsfähigkeit/soziale Kompetenzen
2. Selbstvertrauen, Selbstbild
3. Intellektuelle Fähigkeiten
4. Selbstregulation, Copingkompetenzen
5. Positives Selbstkonzept
6. Soziale Skills
7. Temperament

Zu den *Familienmerkmalen* gehören:

- Sichere Beziehung zu sorgender Beziehungsperson
- Funktionierende Paarbeziehung der Eltern
- Angemessene Kohäsion der Familie
- Autoritativer Erziehungsstil: elterliche Wärme, Struktur und hohe Erwartungen
- Elterliches Interesse
- Tragende Beziehung der Eltern zu außerfamiliären unterstützenden Netzwerken

Die *extrafamiliären Faktoren* beinhalten:

- Zugang zu positiven erwachsenen Personen außerhalb der Familie
- Positive Schulerfahrungen: soziale Erfahrungen und Schulerfolg
- Verbindung zu prosozialen Einrichtungen und Gemeinschaften (wie z. B. Sport, Religion, Hobbies etc.)
- Ausreichendes Einkommen
- Angemessene Wohnbedingungen
- Vereinbarkeit von Familie und Beruf
- Soziales Netzwerk

Demgegenüber finden sich *Risikofaktoren* in der Familie wie eine inkonsistente Erziehung, Partnerschaftsstreit, negative Life Events, psychische Störungen sowie familiäre Gewalt. Außerhalb der Familie sind Armut, Arbeitslosigkeit und Migration sowie Flucht als Risikofaktoren zu benennen. Als individuelle Faktoren finden sich ein schwieriges Temperament des Kindes, Entwicklungsverzögerungen sowie eine genetische Prädisposition für psychische Auffälligkeiten oder Störungen.

In der aktuellen Resilienzforschung findet sich ein Paradigmenwechsel: von der krankheitsorientierten Pathogenese und der Untersuchung von Ursachen und Behandlungsmöglichkeiten psychischer Erkrankungen hin zu *ressourcenorientierter Salutogenese und der Ermittlung von Schutzmechanismen*. Die Resilienzforschung stellt dabei als Konzept der Gesundheitsförderung einen übergeordneten Ansatz dar (Kunzler et al. 2018). Als *Resilienzfaktoren* werden sowohl interne Faktoren wie Copingfertigkeiten, kognitive Fähigkeiten oder Epigenetik als auch externe Faktoren wie soziale Unterstützung oder der sozio-ökonomische Status betrachtet. Beispielsweise kann eine hohe soziale Unterstützung dazu beitragen, dass eine Person Stressoren positiver betrachtet oder (um-)bewertet. Dadurch wird Resilienz gefördert, welche sich dann in einer geringeren Anfälligkeit der Person für stressbedingte Erkrankungen äußern kann (Kunzler et al. 2018) sowie einer besseren Bewältigung vorliegender Stressoren.

> »Ich bin von Anfang an offen mit meiner Erkrankung umgegangen. Dies hat es meinem Freundeskreis leichter gemacht, mit mir darüber zu sprechen und mich zu unterstützen. Somit hatte ich immer jemanden, mit dem ich reden konnte oder der mich auch mal auf andere Gedanken brachte oder aus einem Loch herausholte.«
> (47-jähriger Patient mit multiplem Myelom)

Die Operationalisierung und Messbarkeit von Resilienz ist häufig noch uneindeutig. So geht beispielsweise der transdiagnostische Ansatz von einer multisystemischen Resilienzforschung aus (Kalisch et al. 2015). Demzufolge sollte nicht nach erkrankungsspezifischen Resilienzmechanismen gesucht werden, die nur vor einer bestimmten psychischen Störung schützen, sondern vielmehr *dysfunktionsspezifische Mechanismen* identifiziert werden, die vor einer stressinduzierten Beeinträchtigung in einer Funktionsdimension schützen wie z. B. Emotionsregulation oder Impulskontrolle (Kunzler et al. 2018). Auch wenn die Definition von Resilienz nicht eindeutig ist, wird in der Wissenschaft von zwei grundlegenden Elementen ausgegangen (ebd.):

- Resilienz erfordert das Vorliegen eines bedeutsamen Stressors.
- Resilienz besteht in der erfolgreichen Bewältigung dieses Stressors. Dabei ist die individuelle Stressexposition zu berücksichtigen.

Weitere Längsschnittstudien sind erforderlich, um Resilienz als dynamischen Prozess zu untersuchen und auch Aussagen über die langfristige Prädiktionskraft einzelner Resilienzfaktoren zu erlauben (Kunzler et al. 2018).

Zusammenfassend lässt sich zur Resilienzforschung festhalten (nach Kunzler et al. 2018):

- Resilienz bezeichnet die Aufrechterhaltung bzw. Rückgewinnung der psychischen Gesundheit angesichts von Stressoren.

- Resilienz ist keine unveränderliche Persönlichkeitseigenschaft, sondern das Ergebnis eines Anpassungsprozesses.
- Über die Zeit hinweg ist Resilienz dynamisch und veränderbar.
- Neben Resilienzfaktoren rücken zunehmend übergeordnete neurale und kognitive Mechanismen in den Forschungsfokus.
- Aufgrund des Prozesscharakters von Resilienz sind prospektive Längsschnittstudien für die Erforschung des Konzepts erforderlich.
- Moderne Ansätze der Operationalisierung von Resilienz beinhalten eine transdiagnostische, multisystemische und quantitative Vorgehensweise.
- Um Resilienz zu erfassen, sollte die individuelle Stressorexposition berücksichtigt werden.

1.2 Psychoneuroimmunologie in der Psychoonkologie

Die Psychoneuroimmunologie hat in den letzten Jahrzehnten viele wichtige Erkenntnisse zum Zusammenhang zwischen psychischen Faktoren und Funktionen des Immunsystems und des endokrinen Systems erbracht. Auch die Interaktion zwischen Immunsystem und Krebs wird zunehmend gut verstanden. Durch die körpereigene Immunüberwachung können Krebszellen erkannt und so unter Einbezug der verschiedensten Funktionen des Immunsystems bekämpft werden (Finn 2012). Inzwischen bewirkt die rasant anwachsende Forschung zu Immuntherapien bereits spürbare Veränderungen in der Krebstherapie (Finn 2018) und die Hoffnung auf zukünftige Entwicklungen, etwa in Form von »Krebsimpfungen« (Olivera et al. 2022), ist nicht unbegründet.

Andererseits wirkt das Immunsystem wiederum auf das psychische Befinden ein. »Die reziproken neuroendokrin-immunologischen Verbindungen zwischen Psyche und Soma würden z. B. für Krebserkrankungen bedeuten, dass nicht jeder depressive Affekt eine psychogene Reaktion auf die bedrohliche Krankheit ist, sondern durch Tumorgewebe vermittelte immunpathologische Veränderungen ebenso Depressivität, Hilflosigkeit und Hoffnungslosigkeit verursachen können« (Ehlert und von Kähnel 2011, S. 4). Auch das durch proinflammatorische Zytokine wie Interleukin-6 ausgelöste sog. »Sickness-Behaviour« ähnelt sehr der Fatigue-Symptomatik oder einer depressiven Symptomatik (Schubert 2015). Sickness-Behaviour-Symptome sind beispielsweise Rückzugsverhalten, kognitive Dysfunktion, Erschöpfung, depressive Verstimmung, Ängstlichkeit. »Heute weiß man, dass *sickness behavior* eine immunologisch vermittelte, strategische Anpassungsleistung des Organismus ist« (Schubert 2015, S. 93).

»Das Tumorgeschehen beeinflusst in reziproker Weise die Funktion des Gehirns, was zu Sickness Behavior, Tagesmüdigkeit und Depression führen kann. Es kann ein

Circulus vitiosus der Tumorprogression entstehen« (Straub und Schedlowski 2022, S. 13).

Eine Krebserkrankung ist mit vielen belastenden, oft sogar traumatischen Erfahrungen verbunden. Dies betrifft nicht nur die Diagnose, sondern auch die verschiedenen Phasen der medizinischen Behandlung. Selbst nach erfolgreicher Behandlung bleibt oft die Progredienzangst neben möglichen negativen gesundheitlichen, finanziellen und sozialen Folgen der Erkrankung für lange Zeit bestehen. Derartige Situationen sind in der Regel mit einer vermehrten Aktivierung des Angst-/Stresssystems verbunden.

Viele Menschen mit einer Krebserkrankung versuchen, auch im Alltag jeglichen Stress zu vermeiden, weil sie befürchten, dass Stress negative Auswirkungen auf ihre Krebserkrankung haben könnte. Allein diese Befürchtung und das daraus resultierende Vermeidungsverhalten kann wiederum ein Auslöser für Stress sein. Stress ist grundsätzlich nicht negativ, moderat und kurzfristig kann er sogar eine positive, anregende Wirkung auf das Immunsystem haben.

> »Immer, wenn ich mich am Arbeitsplatz über eine Kollegin oder über meinen Chef ärgere oder über das unfreundliche Verhalten eines Kunden, bekomme ich Angst, dass sich dies negativ auf meine Krebserkrankung auswirkt. Ich versuche dann, möglichst allen Stress zu vermeiden, weil ich gehört habe, dass durch Stress vielleicht der Krebs zurückkommt oder Metastasen bildet. Es fällt mir aber schwer, mich in solchen Situationen nicht mehr aufzuregen, wozu Freundinnen mir dann raten, ich bin einfach zu emotional. Hinterher bekomme ich dann Schuldgefühle und denke, dass ich dadurch meinen Krebs wieder selbst herbeiführe. Ich überlege schon zu kündigen, um diesen Stress nicht mehr zu haben.« (48-jährige Frau, zwei Jahre nach ihrer Brustkrebs-Diagnose).

Nur wenn es sich um eine langandauernde belastende oder als unentrinnbar wahrgenommene Situation handelt, bei der das Stresssystem chronisch überaktiv ist, kann das natürliche, fein abgestimmte Stressregulations-System letztlich aus dem Gleichgewicht geraten mit möglichen negativen Folgen auch für den Krankheitsverlauf. Zu negativen Wirkungen von chronischem Stress auf das Immunsystem gibt es seit Jahrzehnten viele Studien (z. B. Kiecolt-Glaser et al. 1986). Stressinduzierte Beeinträchtigungen können in vielfältiger Weise auch das Tumorwachstum und die Metastasierung beeinflussen (Antoni und Lutgendorf 2011; Isermann 2010). Dabei spielen Prozesse wie Tumorangiogenese, Tumorzellmigration und -invasion, Immunüberwachung des Tumors und Inflammation eine Rolle.

Das Immunsystem steht in engem funktionalem Zusammenhang mit dem Nervensystem und dem endokrinen System, diese Systeme beeinflussen und regulieren sich wechselseitig. Durch Angst/Stress werden zwei Systeme aktiviert, zunächst das sympatho-adrenomedulläre System (SAM). Dadurch wird u. a. die Ausschüttung der Katecholamine Noradrenalin und Adrenalin bewirkt mit den bekannten Folgen, besonders dem Anstieg von Herzrate und Blutdruck. Diese sehr rasche, in Sekundenbruchteilen einsetzende Reaktion, die oft erfolgt, bevor wir eine

Gefahrensituation bewusst wahrgenommen haben, kann überlebenswichtig sein, z. B. um schnell zu flüchten oder zu kämpfen.

Das zweite, langsamere System, ist die HPA-Achse (Hypothalamus-Hypophysen-Nebennierenrinden-Achse, auch »Stressachse« genannt). Durch deren Aktivierung wird letztlich das Glukokortikoid Kortisol, auch »Stresshormon« genannt, aus der Nebennierenrinde ausgeschüttet. Kortisol wirkt allerdings durch fein abgestimmte Rückkoppelungsprozesse letztlich auch wieder als »Stressbremse«.

Eine chronische »Überflutung« durch Glukokortikoide und Katecholamine beeinträchtigt nicht nur höhere kognitive Funktionen, besonders die des Hippocampus und des Präfrontalen Kortex, sie kann auch in vielfältiger Weise die Krebserkrankung beeinflussen v. a. durch Hemmung des Immunsystems und durch die Förderung inflammatorischer Prozesse. In den letzten Jahren gibt es zunehmend differenzierte Studien zur Wirkung dieser Mechanismen etwa auf DNA-Schädigung, Metastasierung, Tumor-Angiogenese, Zellwachstum oder Apoptose (Dai et al. 2020; Roche et al. 2023).

Auch zeigen Untersuchungen eine Reaktivierung residualer »schlafender« Tumorzellen unter der Wirkung von Stresshormonen (Noradrenalin und Kortisol). Die Reduktion der Stresshormone durch ß-Blocker konnte diese Reaktivierung verhindern (Perego et al. 2020). Die protektive Wirkung von ß-Blockern, die die Wirkung speziell von Adrenalin und Noradrenalin hemmen, auf die Tumorprogression wurde bereits vielfach nachgewiesen. Inzwischen werden diese Erkenntnisse in Studien mit Krebspatient:innen umgesetzt. In einer großen retrospektiven Studie hatten Ovarialkarzinom-Patientinnen, die regulär Blocker erhielten, eine hochsignifikant höhere Überlebenszeit. Dieser Effekt zeigte sich aber nur bei einem nicht-selektiven ß-Blocker wie Propanolol (Watkins et al. 2015). In einer prospektiven Studie hatten Brustkrebs Patientinnen, die sieben Tage präoperativ ß-Blocker (Propranolol) erhielten, signifikant niedrige Werte von Biomarkern für Metastasen (Hiller et al. 2020).

> »Die bidirektionalen Konnektoren zwischen Gehirn und Immunsystem sind mittlerweile gut bekannt. Sie dienen der Gefahrenabwehr und Energiebereitstellung. Sie werden durch das egoistische Gehirn und das egoistische Immunsystem dominiert. Im Kontext des Tumorgeschehens können dieselben Reaktionspfade durch den egoistischen Tumor aktiviert werden. Für die systemische Aktivierung spielt die Inflammation im Tumor oder sensible nozizeptive Nervenfasern im und um den Tumor eine Rolle. Sie sind dann auf direkte oder indirekte Weise an der Tumorprogression beteiligt, indem sie tumorproliferativ, immunsuppressiv und energiebereitstellend sind.
>
> Ein typisches Beispiel für einen Konnektor ist das sympathische Nervensystem, das auf vielfache Weise die Tumorprogression und Tumormetastasierung unterstützen kann. Stress fördert eindeutig die Tumorprogression, was durch eine Hemmung sympathischer Einflüsse unterbunden werden kann. Betablocker-Studien (β2) zeigen den epidemiologischen Zusammenhang zwischen Sympathikushemmung und Verminderung der Tumorprogression.« (Straub und Schedlowski 2022, S. 13)

Was ist die Konsequenz aus diesen Erkenntnissen für die psychoonkologische Praxis? Obwohl diese Forschungsergebnisse noch relativ neu sind und bezüglich der genauen Mechanismen noch erforscht werden, können sie wichtige Hinweise geben. Chronischer, langandauernder Stress, der als unbeeinflussbar erlebt wird, kann sich negativ auf den Verlauf einer Krebserkrankung auswirken. Bezüglich der Krebsgenese jedoch sind diese Ergebnisse noch mit Vorsicht zu sehen, da bei der Krebsentstehung, auch abhängig von der Krebsart, sehr viele Faktoren eine Rolle spielen und die genaue Entstehung von Krebs in großen Teilen noch unklar ist.

Chronischer oder traumatischer Stress oder extreme Gefühle von Angst und Hilflosigkeit spielen in der Psychoonkologie nicht nur wegen möglicher Auswirkungen auf den Krankheitsverlauf eine Rolle. Entscheidend ist, dass es zu Blockaden in der Informationsverarbeitung kommen kann. Aus der Traumatherapie wissen wir, dass bei starker Aktivierung der Angstzentren, vornehmlich der Amygdala im limbischen System, die auch als »Feuermelder« des Gehirns bezeichnet wird, die angemessene Weiterverarbeitung in »höheren« Regionen wie dem Hippocampus und dem Präfrontalen Kortex gestört wird. Wir handeln dann »kopflos«, können nicht auf unser gesamtes Erfahrungswissen zurückgreifen, weder angemessene Entscheidungen treffen noch differenzierte Bewältigungsstrategien entwickeln (Isermann und Diegelmann 2022).

Das erste Ziel in der psychoonkologischen Begleitung von Menschen, die von starker Angst »überflutet« sind, muss es folglich sein, das Angstsystem herunterzuregulieren, vereinfacht gesagt, die Amygdala »abzukühlen« und damit für ein funktionsfähiges Gehirn zu sorgen. Erst in dem »window of tolerance« (Siegel 1999) können dann Interventionen greifen, die den Blick wieder weiten und den Zugang zu individuellen Ressourcen öffnen und letztlich die Resilienz stärken. Die in diesem Buch vorgestellten Interventionen zur Resilienzstärkung könnten somit auch das Immunsystem und den Krankheitsverlauf beeinflussen.

> **Zusammenfassung: Stress und Krebs**
>
> 1. Die Psychoneuroimmunologie hat in den letzten Jahrzehnten viele wichtige Erkenntnisse zum Zusammenhang zwischen psychischen Faktoren und Funktionen des Immunsystems und des endokrinen Systems erbracht.
> 2. Auch Krebszellen können durch das Immunsystem erkannt und bekämpft werden. Solche Forschungsergebnisse haben bereits Eingang in die Krebsbehandlung, etwa in Form von Immuntherapien, gefunden.
> 3. Zur generellen Wirkung von Stress auf die Krebsgenese gibt es bisher noch keine eindeutigen Belege.
> 4. Angst- und Stresssymptome sind grundsätzlich nicht negativ, sie können auf mögliche Gefahren hinweisen und sogar kurzfristig Immunreaktionen stärken.
> 5. Erst, wenn die Angst-/Stressreaktionen lang anhalten oder gar chronisch werden, können die fein abgestimmten Prozesse »entgleisen«, was möglicherweise negative Folgen für den Verlauf einer Krebserkrankung und sogar für das Überleben haben kann.
> 6. Für die psychoonkologische Behandlung von Patient:innen, die anhaltend hohe Angst-/Stresssymptome zeigen, ist es deshalb zentral, zunächst gezielt auf diese Symptomatik zu fokussieren.

7. Dabei spielen ressourcenfokussierte Interventionen eine besondere Rolle, die das Stresssystem herunterregulieren, den Blick wieder weiten, Bewertungen verändern, das Selbstwirksamkeitsgefühl und insgesamt die Resilienz stärken.

1.3 TRUST: ein integrativer resilienzorientierter Ansatz

»Das Arbeiten mit den TRUST-Interventionen erweitert meinen therapeutischen Handwerkskasten, besonders auch in der psychoonkologischen Arbeit. Es ist verblüffend, dass selbst kleine Übungen die Handlungssicherheit von Patient: innen in unterschiedlichen Belastungssituationen der medizinischen Behandlung stärken und dadurch ein subjektives Gefühl von Kontrolle im Umgang mit der Krebserkrankung zurückgewonnen wird. Insgesamt erlebe ich in meiner psychoonkologischen Arbeit durch die Ressourcenorientierung einen beruflichen und auch persönlichen Zuwachs an Resilienz.«
(39-jährige Psychologische Psychotherapeutin und Psychoonkologin im Konsiliardienst)

TRUST (Techniken Ressourcenfokussierter Und Symbolhafter Traumabearbeitung) ist ein schulenübergreifender und methodenintegrativer Ansatz, der darauf zielt, die Resilienz explizit zu fördern. TRUST steht als Akronym für die Wurzeln der Entstehungsgeschichte aus der Traumatherapie und für die Bedeutung von Vertrauen für das ressourcenorientierte Vorgehen (Diegelmann 2010, 2018; Diegelmann und Isermann 2011; Diegelmann et al. 2020). Eine Besonderheit von TRUST ist die explizite Nutzung der Bilateralen Stimulation (BLS) zur Ressourcenstärkung, einem Element aus der Traumatherapie mit EMDR (Eye Movement Desensitization and Reprocessing) (Shapiro 2018).

Ressourcen- und resilienzorientierte Ansätze gewinnen in der Psychotherapie und Psychoonkologie immer mehr an Bedeutung (Bonnano et al. 2010; Breitbart 2022; Cloitre und Schmidt 2015; Grawe 2004; Reddemann 2001, 2004; Sachsse 2004). Entsprechend wächst auch der Bedarf an gezielten Interventionen und an kreativen Tools. Besonders neurobiologische Erkenntnisse und die biologischen Grundlagen von Stress- und Traumareaktionen ermöglichen inzwischen mehr Einblicke in die Wirkungsweisen psychologischer Interventionen.

Diese Ansätze berücksichtigt das TRUST-Konzept (Diegelmann 2018, Diegelmann und Isermann 2011, Diegelmann et al. 2020). Grundlegend waren dabei Erfahrungen aus der jahrzehntelangen psychotherapeutischen Arbeit, speziell mit traumatisierten Menschen und mit lebensbedrohlich erkrankten Menschen. Es zeigt sich, dass ressourcenorientierte Interventionen der Psychotraumatherapie und neurobiologische Prinzipien einschließlich der Erkenntnisse der Psychoneuroimmunologie wertvolle Impulse für die Arbeit mit an Krebs erkrankten Menschen geben.

Menschen mit einer Krebsdiagnose müssen während der medizinischen Behandlung fortlaufend mit Ereignissen klarkommen, die von unangenehmen Emotionen und Erfahrungen begleitet sind. Hierbei ist es wichtig sich klarzumachen, dass es nicht unbedingt die Ereignisse an sich sind, welche die belastenden Gefühle auslösen. Es hat viel mit der Bewertung der Ereignisse zu tun.

Theoretische Basis

Die theoretische Basis von TRUST bilden überwiegend die Forschungsergebnisse der Psychotraumatherapie, der Salutogenese, der Resilienzforschung, der Positiven Psychologie und der neurobiologischen Forschung. Die sich daraus ergebenden Interventionen sind auf der Basis der Kognitiven Verhaltenstherapie und vor allem der Psychotraumatherapie entwickelt worden. Zu den erwähnten Ansätzen der Grundlagen von TRUST gibt es zunehmend mehr wissenschaftliche Evidenz (Antonovsky 1997; Cloitre und Schmidt 2015; Fredrickson 1998, 2001, 2009; Heßler und Fiedler 2019; Howick et al. 2018; Joyce et al. 2018; Kölsch 2022; Seiler und Jennewein 2019; Shapiro 2018). Dieses theoretische Fundament bildet die Grundlage für eine therapeutische Haltung, die flexible, situationsangepasste Vorgehensweisen ermöglicht.

Bei TRUST geht es in allen Phasen der psychotherapeutischen Behandlung um:

- die Stärkung der Affektregulationskompetenz
- den gezielten Einsatz von ressourcenfördernden Imaginationen,
- die ressourcenfokussierte kognitive Arbeit an dysfunktionalen Überzeugungen,
- die gezielte kreative Arbeit mit Symbolen und Metaphern sowie
- körperbezogene Interventionen.

Das Resilienz-Stressbewältigungsmodell (RSB) (▶ Abb. 1.1) veranschaulicht die unterschiedliche Wirkung von TRUST-Interventionen.

Mit dem RSB-Modell soll die unterschiedliche Wirkung der vorgestellten TRUST-Interventionen veranschaulicht werden. Die X-Achse zeigt das Ausmaß an Angst bzw. Stress, die Y-Achse das individuelle Bewältigungspotential.

In dem Balancebereich, einem mittleren Angst-/Stressniveau, ist das Bewältigungspotential am höchsten, vergleichbar mit dem »window of tolerance« (Siegel 1999). Wenn Angst oder Stress diesen Bereich übersteigen, kommt es zunächst darauf an, auf diese Achse einzuwirken, also Interventionen zur unmittelbaren Angst-/Stressreduktion anzuwenden. Aber auch ein zu niedriger Wert auf dieser Achse kann vorkommen, beispielsweise in einem depressiven oder dissoziativen Zustand. Auch hier ist das Bewältigungspotential niedrig bis nicht vorhanden und es müssen zunächst Interventionen, z. B. zum Dissoziationsstopp, angewandt werden.

Das dargestellte »Resilienzpolster« markiert das individuelle Maß an Resilienz einer Person. Die meisten der in diesem Buch vorgestellten Interventionen zielen auf die Stärkung, also das Anheben dieses Resilienzpolsters, ab. Man kann dies bildlich

1.3 TRUST: ein integrativer resilienzorientierter Ansatz

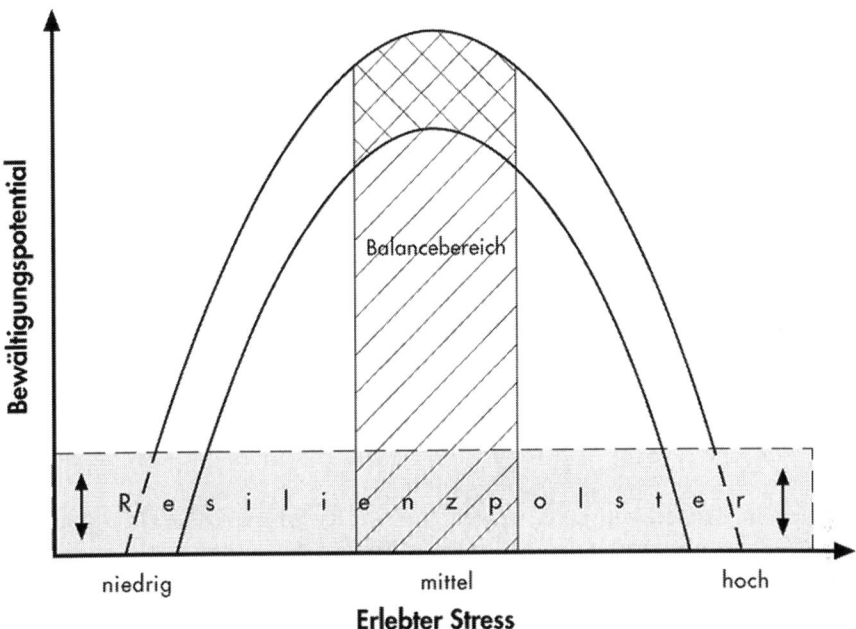

Abb. 1.1: Das Resilienz-Stressbewältigungs-Modell (RSB-Modell). Abbildung aus »*Trauma und Krise bewältigen. Psychotherapie mit TRUST* (3. Aufl. 2018)« von Christa Diegelmann mit Genehmigung des Klett-Cotta Verlags

anhand einer Metapher mit der Aussage von Gerald Hüther veranschaulichen: »Wenn man über das Eis läuft, kommt es bei der Frage, ob man einbricht, nicht darauf an, wie schwer das Gepäck ist, das man auf dem Rücken trägt, sondern vielmehr darauf an, wie dick das Eis ist, auf dem man geht.« (Hüther 2007, Beitrag Nr. 1). Das Resilienzpolster bezeichnet so gesehen die Dicke der Eisschicht.

Natürlich wirken viele der Interventionen sowohl auf die Angstbewältigung als auch auf die Resilienzstärkung. Es ist aber wichtig zu betonen, dass u. U. die Anwendung resilienzstärkender Interventionen außerhalb des Balancebereichs bzw. des »window of tolerance« (Siegel 1999) wenig wirkungsvoll bis wirkungslos sein kann.

Die stärkende Kraft von Imaginationen

Die stärkende Kraft von Imaginationen beruht auf ihrer Fähigkeit, neue mentale Bilder zu schaffen, indem gespeicherte Wahrnehmungsinformationen auf neuartige Weise kombiniert und modifiziert und diese Informationen in die eigene subjektive Sicht der Welt eingefügt werden. Imagination ist nicht einfach die Organisation, Identifizierung und Interpretation von Sinnesinformationen, um die Umwelt darzustellen und zu verstehen, sondern ein konstruktiver Prozess, der auf einem Repertoire von Bildern, Konzepten und autobiografischen Erinnerungen aufbaut und zur Schaffung (und kontinuierlichen Aktualisierung) einer persönlichen Sicht auf die Welt führt, die wiederum die Grundlage für die Interpretation zukünftiger Informationen liefert. Zusammenfassend könnte definiert werden, dass die Vorstellungskraft die Fähigkeit darstellt, neuartige »mentale Objekte« zu schaffen, die von der eigenen besonderen inneren Welt geformt werden (Agnati et al. 2013).

Ressourcenverankerung und Bilaterale Stimulation

Die Bilaterale Stimulation (BLS), ein Element der EMDR-Therapie (Eye Movement Desensitization and Reprocessing) (Shapiro 2018), wird bei vielen der TRUST-Interventionen zur Ressourcenstärkung und auch zur schonenden Traumabearbeitung oder zur Krisenintervention gezielt genutzt.

Im EMDR wird die BLS meist in Form von horizontalen Augenbewegungen angewandt oder durch eine taktile Stimulation durch abwechselnde Rechts-Links-Berührungen (Tapping bzw. Klopfen) oder auch durch abwechselnd rechts und links verabreichte Töne über Kopfhörer.

Obwohl dies auch für viele Therapeut:innen zunächst etwas bizarr klingt, hat sich EMDR als ein hochwirksames Verfahren der Traumatherapie erwiesen. Nach der S3-Leitlinie zur Posttraumatischen Belastungsstörung (Schäfer et al. 2019) gilt EMDR neben der Kognitiven Verhaltenstherapie als das einzige evidenzbasierte Verfahren. Trotzdem ist die genaue Funktion der Bilateralen Stimulation noch unklar.

Zunächst fällt die Parallele zum REM-Schlaf (Rapid Eye Movement), dem Traumschlaf, auf. Wir alle machen, wenn wir träumen, unter den geschlossenen Lidern schnelle Augenbewegungen. Der Traumschlaf hat u. a. die Funktion der Verarbeitung und Integration von Erlebnissen, besonders auch von belastenden Erlebnissen. Dabei treten wie im EMDR in rascher Folge Assoziationsketten, Bilder, Ereignisse, Emotionen, Körperwahrnehmungen oder Einsichten auf.

Weitere Erklärungen beziehen sich auf die begrenzte Kapazität des Arbeitsgedächtnisses und den doppelten Fokus der Aufmerksamkeit, einerseits auf den inneren Prozess und gleichzeitig auf den äußeren Stimulus. Die Bilaterale Stimulation hat zudem eine beruhigende Wirkung, weshalb sie ursprünglich als Technik der Desensibilisierung galt.

Ein weiterer Ansatz zielt auf die Integration von rechtshemisphärischen und linkshemisphärischen Prozessen. Sehr grob vereinfacht kann man sagen, dass der Schwerpunkt bei rationalen, logischen Prozessen eher auf der linken Hemisphäre und bei emotionalen, bildhaften Prozessen mehr auf der rechten Hemisphäre liegt. Die Bilaterale Stimulation soll hier zur Aufhebung von Blockaden und dadurch zu einer Integration der überschießenden negativen rechtshemisphärischen Aktivität führen. In Untersuchungen zum »affektiven Stil« hat sich gezeigt, dass negative Stimmung eher mit einer höheren Aktivierung im rechten Präfrontalen Kortex (PFC) und positive Stimmung eher mit einer höheren Aktivierung im linken PFC verbunden ist (Davidson 2000). Beispielsweise bildeten Versuchspersonen mit einer stärkeren Aktivierung im linken PFC nach einer Grippeimpfung signifikant mehr Antikörper als Menschen mit einem aktiveren rechten PFC (Rosenkranz 2003).

Im Rahmen der TRUST-Interventionen wird die BLS, auch »Schmetterlingsumarmung« genannt, vorwiegend zur Ressourcen-Verankerung und -Vertiefung genutzt i. S. der Verstärkung eines neuronalen »Ressourcen-Netzwerks«: Wird durch eine psychoonkologische Intervention, beispielsweise durch eine Imaginationsübung wie dem *Wohlfühlort*, ein Ressourcen-State erreicht, kann dieser durch das Hinzufügen der BLS vertieft und erweitert werden. Durch die BLS können Assoziationsketten aktiviert werden, es tauchen zusätzliche Bilder, Erinnerungen, Körperempfindungen oder Einsichten auf. Die BLS wird zur Ressourcenverankerung meist von den Patient:innen selbst ausgeführt, beispielsweise indem sie die Augen schließen und abwechselnd rechts und links auf die Oberschenkel oder mit überkreuzten Armen auf die Oberarme klopfen. Menschen, die schnell assoziieren, fühlen sich durch die BLS auch manchmal irritiert. Die BLS sollte grundsätzlich zur Ressourcenstärkung nur so lange angewandt werden, wie es sich angenehm anfühlt, ansonsten einfach die BLS beenden.

Die Ressourcenverankerung mit BLS kann selbstverständlich ebenfalls in anderen Bereichen, wie z. B. zur Burnout-Prophylaxe oder allgemein zur Stärkung der Selbstwirksamkeit angewandt werden. Nebenbei bemerkt sind auch das Gehen oder Joggen eine Form der BLS. Viele Menschen erleben, dass dies nicht nur eine beruhigende oder entspannende Wirkung hat, sondern, dass ihnen beim Laufen neue Ideen oder Einblicke kommen.

Kognitive Verhaltenstherapie und TRUST

Bezogen auf die allgemeinen Ziele der Kognitiven Verhaltenstherapie (KVT) ergeben sich folgende Modifikationen mit TRUST im psychoonkologischen Kontext:

- Die negativen Bewertungen der Angst/des Traumas und/oder der Folgen werden ressourcenorientiert identifiziert und verändert. Dazu werden vielfältige Strategien eingesetzt, wie z. B. Psychoedukation einschließlich des Resilienz-Stressbewältigungsmodells und dem Resilienzkreis der Angst (Isermann und Diegelmann 2022; siehe dazu auch ▶ Kap. 2.1). Therapeutische Techniken hierbei: Imaginatives Nacherleben zum Update für ein aktualisiertes Hier-und-Jetzt-Erleben. Schreiben/Skizzieren einer Angst-/Traumaschilderung zur Aufdeckung von Triggern und von Hot Spots, Sokratischer Dialog, Identifizieren von sog. kognitiven Fehlern, Verhaltensexperimente in sensu und in vivo.
Das Angst-/Krisen-/Traumagedächtnis wird schrittweise ausgearbeitet, nachdem zunächst Techniken der Affektregulation (z. B. Entspannungsübung *Atmen und Lächeln*, *Wohlfühlort*, *Innere Helfer*, *Tresor*, Distanzierungstechniken) eingeübt wurden.
- Hinzugefügte Bedeutungen werden mit Informationen aktualisiert, Korrektur von Eindrücken und Vorhersagen, lernen, Trigger von den realen Stimuli zu unterscheiden, in sensu-Rekonstruktion des Ereignisses und bildliche Veränderung, imaginatives Nacherleben einschließlich der aktualisierten Bedeutungen. Zur konkreten ressourcenorientierten Traumabearbeitung sind z. B. IRRT (Imagery Rescripting & Reprocessing Therapy) (Schmucker und Köster 2017),

CIPBS (Conflict Imagination, Painting and Bilateral Stimulation) (Diegelmann 2018) oder die Bildschirmtechnik (Sachsse 1998) empfehlenswert. Besonders bei krankheits- oder behandlungsbezogenen Intrusionen auch EMDR.
- Der Patient/die Patientin wird ermutigt, die aufrechterhaltenden Verhaltensweisen und kognitiven Strategien fallenzulassen und stattdessen darin bestärkt, die neuen Erfahrungen bewusst zu nutzen (differenzieren zwischen dort und damals und hier und heute). Diese Perspektivenvielfalt sorgt für eine Erweiterung des Verhaltensrepertoires und unterstützt die individuelle Stresstoleranz und erweitert das »window of flexibility« (Harris 2021). Die individuelle Resilienz und Selbstwirksamkeit verbessert mittel- und langfristig den konstruktiven Umgang mit Angst- und Belastungssituationen.

Das TRUST-Konzept zur Resilienzstärkung in der Psychoonkologie wird in (▶ Abb. 1.2) vorgestellt. Es beinhaltet im Überblick die theoretischen Grundlagen, die professionelle Haltung, eine Auswahl von bewährten Interventionsbeispielen und Zielen.

Auf einen Blick: Kognitive Verhaltenstherapie und TRUST

1. Ressourcen- und resilienzstärkende Interventionen können dazu beitragen, auch in extremen Belastungssituationen wieder einen »klaren Blick« und ein »arbeitsfähiges Gehirn« zu bekommen.
2. Die Aktivierung von positiven Emotionen spielt dabei eine entscheidende Rolle, um aus dem Angstmodus und dem oftmals eingeengten »Tunnelblick« hin zu Gelassenheit, Überblick und Selbstwirksamkeit zu kommen.
3. Diese Herangehensweise hat nichts mit Verdrängen, Vermeiden oder gar »Positivdenken« zu tun. Aus neurobiologischer Sicht geht es darum, im Gehirn neue Synapsen im Umgang mit der Belastung anzuregen.

Psychoedukation: Normalisierung von Angst- und Stresssymptomen

Bei den psychischen Folgen einer Krebserkrankung spielt die Angst mit ihren unterschiedlichen Facetten und Ausprägungen eine entscheidende Rolle. Allein die Diagnose »Krebs« aktiviert unmittelbar Assoziationen von Leiden, Sterben und Tod. Für viele Patient:innen kommt diese Diagnose zudem unverhofft, viele fühlen sich auch bis zur Diagnose körperlich relativ gesund. Diesem Diagnoseschock folgen dann in der Regel, etwa in Form von Operation, Chemo- und Strahlentherapie, sehr belastende und auch Angst auslösende Behandlungsmaßnahmen. Hinzu kommen Ängste bezüglich beruflicher, finanzieller, sozialer Folgen und allgemein des Lebens und der Identität als »Krebspatient:in«.

In der psychoonkologischen Begleitung stehen diese Ängste, bei denen es sich im Gegensatz zu den meisten Ängsten, mit denen wir es in der Psychotherapie an-

1.3 TRUST: ein integrativer resilienzorientierter Ansatz

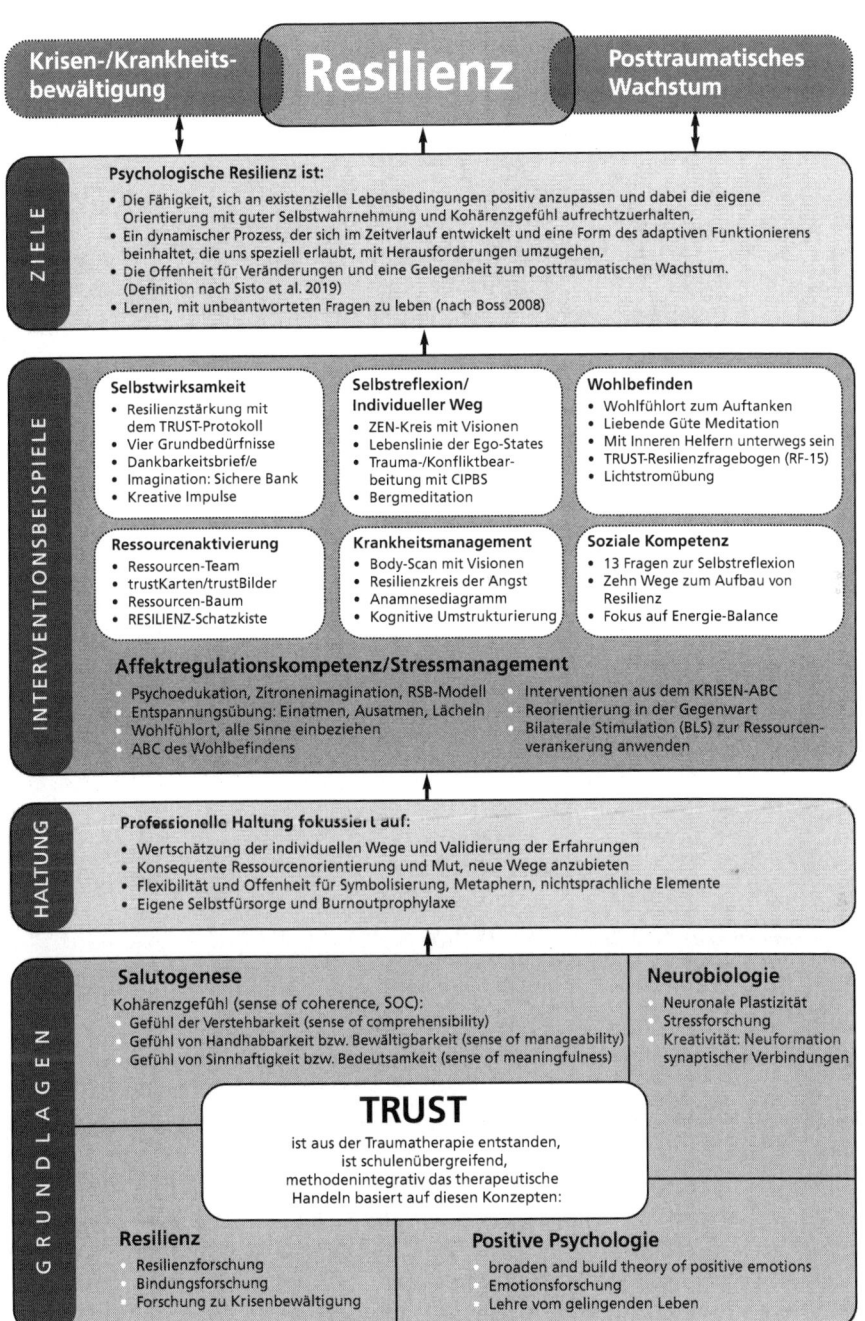

Abb. 1.2: TRUST-Konzept zur Resilienzstärkung in der Psychoonkologie (modifiziert nach: Diegelmann et al. 2020, S. 151)

sonsten zu tun haben, zu einem erheblichen Teil um Realängste handelt, meist im Mittelpunkt. Dies gilt vor allem in der ersten Phase der Erkrankung.

Viele Patient:innen erleben diese Ängste als so überflutend und sind emotional und kognitiv mit einem »Tunnelblick« so auf diese Ängste eingeengt, dass ihre eigentlich vorhandenen Bewältigungskompetenzen blockiert sind.

Im ersten Schritt geht es deshalb darum, die überschießenden Angstreaktionen auf ein mittleres Maß zu reduzieren, das Angstsystem zu »beruhigen« und damit diese Blockaden zu lösen und den Blick wieder zu weiten. Dazu gehört zunächst die Validierung der subjektiv erlebten heftigen Emotionen, gefolgt von der »Normalisierung« der Symptome durch eine eingängige Psychoedukation.

Zur Erklärung der von den Betroffenen oft als »Ich-fremd« erlebten Angst- und Stressreaktionen kann man beispielsweise ein aus der Traumatherapie bekanntes, vereinfachtes Modell in Anlehnung an van der Kolk et al. (2000, S. 237) benutzen (▶ Abb. 1.3).

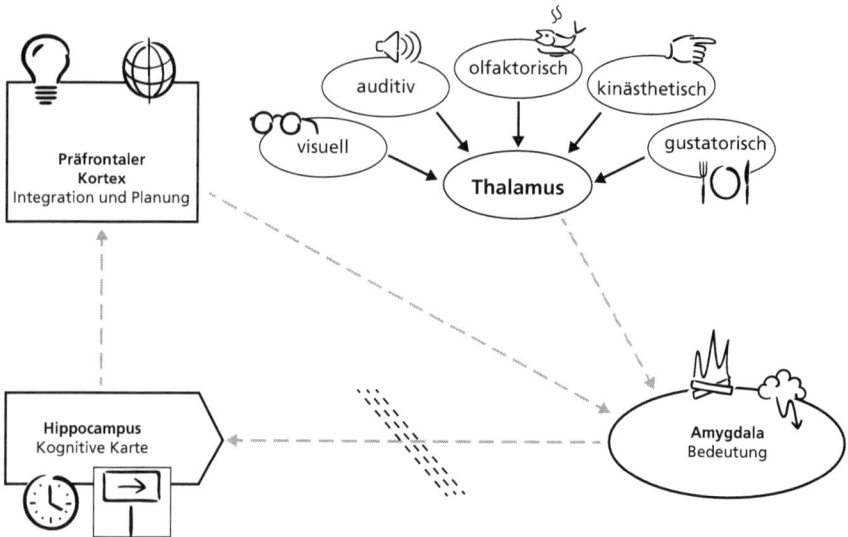

Abb. 1.3: Blockaden der Informationsverarbeitung durch Angst und Extremstress

In einer als bedrohlich erlebten Situation aktivieren die mit der Situation verbundenen Wahrnehmungen, etwa Bilder, Geräusche, Gerüche oder Körperwahrnehmungen auf unbewusster Ebene die Amygdala, eine eher »primitive« Struktur im limbischen System, die auch als »Angstzentrum« oder »Feuermelder« des Gehirns bezeichnet wird. Normalerweise wird die Information auf den höheren Ebenen des Gehirns weiterverarbeitet: Der Hippocampus hat eine Ordnungsfunktion, beispielsweise die räumliche und zeitliche Zuordnung und eine wichtige Funktion für Gedächtnisprozesse. Im Präfrontalen Kortex (PFC) schließlich ist unser gesamtes Selbst- und Weltwissen gespeichert. Der Zugriff auf diese Erfahrungen kann dazu beitragen, die Angst zu relativieren, Lösungen zu finden oder Bewältigungsmechanismen zu aktivieren. Entsprechend gibt es starke Verbindungen des PFC zur

Amygdala, wodurch diese in ihrer Übererregtheit gehemmt, quasi »abgekühlt« werden kann und wir uns wieder mit einem »kühlen Kopf«, also einem arbeitsfähigen Gehirn, den Herausforderungen stellen können. In einer als extrem bedrohlich oder traumatisch wahrgenommenen Situation kommt es jedoch häufig zu Blockaden in diesem System: Der Hippocampus wird in seiner Funktion eingeschränkt oder gar ausgeschaltet. Die mit der bedrohlichen Situation verbundenen Bilder, Körperwahrnehmungen, Gerüche oder Geräusche werden so auf der »primitiven« Ebene der Amygdala gespeichert. Sie können dann durch ähnliche, harmlose Alltagswahrnehmungen getriggert werden und überfallartig heftige Angstreaktionen auslösen, denen die Betroffenen sich oft hilflos ausgeliefert fühlen. Dies kann dann zu den bekannten posttraumatischen Stresssymptomen führen:

1. Intrusionen: Dies sind unvermittelt auftauchende Wahrnehmungen, die mit der beängstigenden oder traumatischen Situation zusammenhängen.
Beispielsweise wird einer Patientin bei einem entspannten abendlichen Zusammensein mit Freunden plötzlich übel, als man ihr ein Glas Rosé-Wein reicht. Es stellt sich später heraus, dass die Infusionsflüssigkeit bei ihrer Chemotherapie eine rötliche Farbe hatte.
2. Physiologische Übererregung (Hyperarousal): Eine erhöhte Alarmbereitschaft mit Schreckhaftigkeit, Konzentrations- und Gedächtnisstörungen.
Betroffene können sich beispielsweise schlecht auf das Lesen der Zeitung oder eines Buches konzentrieren oder eine Patientin kann sich nach dem ärztlichen Aufklärungsgespräch an nichts als an die gestreifte Krawatte des Arztes erinnern, d. h. der Präfrontale Kortex war durch die Angst »offline«.
3. Vermeidung: Dies ist eher eine Schutzfunktion.
Die Betroffenen vermeiden Orte, Situationen oder auch Informationen, die mit der Erkrankung oder der Behandlung verbunden sind, bis hin zur Gefühlsvermeidung, dem sog. »Numbing«.

Einzelne dieser Symptome sind bei Menschen mit einer Krebserkrankung häufig, selten ergeben sie jedoch das Vollbild einer Posttraumatischen Belastungsstörung (Mehnert 2005). Sie werden von den Betroffenen allerdings meist als sehr beängstigend wahrgenommen. Sie befürchten beispielsweise, dass sie »verrückt« werden oder bereits Hirnmetastasen hätten. Auch im sozialen Umfeld und sogar bei medizinischen Behandler:innen stoßen solche Symptome häufig auf Unverständnis. Deshalb ist es entscheidend, diese zu »normalisieren«, etwa zu betonen, dass es sich um ganz normale Stressreaktionen handelt, die jeder psychisch gesunde Mensch erleben kann, der mit einer als extrem bedrohlich wahrgenommenen Situation konfrontiert ist.

Das Verständnis für die eigene Symptomatik kann die Offenheit für Techniken fördern, die zunächst das Ziel haben, das Stresssystem herunterzuregulieren. Dies ist die Voraussetzung dafür, dass überhaupt weitere Interventionen greifen können, die ein »eingeschaltetes Gehirn« erfordern.

> »Im Rückblick auf meine psychotherapeutische Behandlung kann ich meine Arbeit wieder wertschätzen. Nach der Krebsdiagnose war ich davon überzeugt:

Ich muss meinen Job wechseln. Ich weiß inzwischen, ich muss keine Herzchirurgin sein, um wertvoll zu sein. Ich spüre, dass ich in meinem Beruf und einfach als Mensch wertvoll bin. Nach der Krebsdiagnose hatte ich gedacht: ›Wenn ich wieder arbeiten gehe, werde ich sterben‹, das war für mich gesetzt. Heute spüre ich: Ich hab's geschafft, das macht mich stolz, ich weiß mein Gehirn arbeitet gut, ich bin akzeptiert so wie ich bin, mein Team ist froh, dass ich wieder da bin. Es ist eine Kopfsache, es sind deine Gedanken – du kannst es auch anders denken. Ich verstehe, ich muss mein Hirn austricksen, es hat gefruchtet. Ich bin so froh darüber, dass ich lebe.«
(42-jährige Patientin mit Brustkrebs im Rückblick auf ihr erstes Jahr nach der Brustkrebsdiagnose)

Dieses persönliche Statement gibt im Überblick wieder, wie existenzielle Herausforderungen, beispielsweise durch eine Krebsdiagnose hervorgerufen, zunächst das Potential haben, den bisherigen Lebensweg komplett in Frage zu stellen. Es sind viele Momente der Neuorientierung erforderlich, um zu einer Stimmigkeit im Leben – im salutogenetischen Sinn: zu einem Kohärenzgefühl – zurückzufinden. Manchmal ermöglicht eine existenzielle Erfahrung sogar erstmals Klarheit für das eigene Lebensgefühl oder den Lebenssinn zu spüren. Gezielte Interventionen zur Resilienzstärkung, die eine positive Anpassung an die Krebserkrankung fördern, könnten ein wirksames Mittel zur Entwicklung von posttraumatischem Wachstum bei Krebspatient:innen sein (Seiler und Jenewein 2019).

> **Zusammenfassend bietet das Vorgehen nach dem TRUST-Konzept:**
>
> - Ein schulenübergreifendes und methodenintegratives professionelles psychoonkologisches Handeln.
> - Eine therapeutische Haltung, die individuelle Wege im Umgang mit der Krebserkrankung bewusstmacht, wertschätzt und validiert. Die emotionale Entlastung und psychische Stabilisierung stehen dabei im Vordergrund.
> - Eine Auswahl von Interventionen, die auf eine aktive Verbesserung der Affektregulationskompetenz und auf ein gezieltes Stressmanagement zielt.
> - Kernelemente sind dabei eine explizite Ressourcenaktivierung, die Stärkung der Selbstreflexion und Selbstwirksamkeit, das praktische Krankheitsmanagement und der Fokus auf soziale Kompetenzen.
> - Eine individuelle Resilienzstärkung bei den Patient:innen und bei den Behandler:innen und auch eine Sensibilisierung für prozesshafte Veränderungen im Leben, sowie eine Gelegenheit zum posttraumatischen Wachstum.

2 Resilienzfördernde Psychotherapie mit TRUST in der Psychoonkologie

»Psychotherapeutische Interventionen sollen Krebspatient*innen mit einer Anpassungsstörung oder einer subsyndromalen Belastung zur Reduktion von psychischer Belastung, Depressivität, Angst und Übelkeit sowie zur Verbesserung der Lebensqualität angeboten werden« (Weis 2022, S. 814).

»Patienten mit einer Krebserkrankung sollte bei entsprechendem Interesse und Motivation die Teilnahme an einer resilienzfördernden Intervention ermöglicht werden. Diese sollte unmittelbar nach der Diagnose, parallel zur somatischen Behandlung, erfolgen und, wenn möglich, mehr als zwölf Therapiesitzungen umfassen« (Ludolph et al. 2019, S. 865).

TRUST-Interventionen zielen darauf ab,

- das Gehirn aus dem Angstmodus wieder in Balance zu bringen,
- die Aufmerksamkeit auf konkrete (neue) Erfahrungen zu lenken,
- subjektive und objektive Ressourcen im Alltag zu entdecken und zu stärken,
- Bewertungsprozesse und Einstellungen zu erkennen, ggf. zu ändern und
- die emotionale Flexibilität im Umgang mit Belastungen explizit zu fördern.

2.1 Überblick: Basisinterventionen mit TRUST für Patient:innen mit akuten existenziellen Belastungen

Die Themen und Interventionsschwerpunkte der acht Basissitzungen (▶ Tab. 2.1) fokussieren auf einen idealtypischen Verlauf im psychoonkologischen Einzel-Setting. Einzelne Schritte und Interventionen können auch situationsspezifisch und in unterschiedlichen Settings angewandt werden, um den Behandlungsfokus resilienzorientiert auszurichten.

Tab. 2.1: TRUST-Basissitzungen für Patient:innen mit akuten existenziellen Belastungen[1]

Therapiesitzungen	Themen	Interventionsschwerpunkte und Interventionsbeispiele
1. Sitzung	Beziehungsaufbau Kurzdiagnostik/Screening Psychoedukation Kurzinterventionen zur Stabilisierung und Stressreduktion	Validierung der Lebenssituation und der krankheitsbezogenen Erfahrungen Screeninginstrument, z. B. Distressthermometer (DT) Erklärung und Normalisierung der psychischen Symptome, Stressmodell und neurobiologische Grundprinzipien, *Zitronenimagination* zur Psychoedukation, Stressbewältigung mit einfachen Übungen/Tricks für den Alltag zur Stärkung der Affektregulationskompetenz, z. B. *ABC des Wohlbefindens*, *Lichtstromübung*, Atem- und Entspannungsübung, z. B. *Atmen und Lächeln*
2. Sitzung	Anamnese Resilienz-/Ressourcendiagnostik Salutogenese Wohlbefinden	Kurzüberblick zum Krankheits-/Behandlungsverlauf und Lebenslinie, Risiko- und Schutzfaktoren explorieren, TRUST-Resilienzfragebogen (RF-15) oder alternativ Resilienzskala (RS-13) Kohärenzgefühl anschaulich erklären, Prinzip der Bilateralen Stimulation (BLS) einführen Imagination: *Wohlfühlort*
3. Sitzung	Ressourcenaktivierung Sensibilisierung für Ressourcen Lebensbiografische Perspektive	Imagination: *Mit inneren Helfern unterwegs sein* Assoziationen zum Lebensüberblick z. B. mit TRUST-Bildern und TRUST-Karten wecken
4. Sitzung	Stärkung der Selbstwirksamkeit	TRUST-Protokoll zur Resilienzstärkung Imagination: *Baumübung*
5. Sitzung	Soziale Kompetenz und »Road to Resilience«	10 Wege zum Aufbau von Resilienz 13 Fragen zur Selbstreflexion Imagination: *Ressourcenteam*
6. Sitzung	Krankheitsverarbeitung Sinnfindung/Selbstreflexion	Umgang mit spezifischen Belastungen wie Schmerzen, Progredienzangst, Fatigue, Body-Scan, ggf. CIPBS Resilienzkreis der Angst, Interventionen aus dem *Krisen-ABC*
7. Sitzung	Achtsamkeit Leben im Hier und Jetzt	Konkrete Beispiele sammeln Imagination: *Liebende-Güte* Imagination: *Zen-Kreis* mit Visionen
8. Sitzung	Selbstreflexion Würdigung der bisherigen Resilienzerfahrungen	Imagination: *Meine sichere Bank* Resilienzschatzkiste explorieren

---

[1] Diese Tabelle finden Sie auch online verfügbar unter dem Link vor dem Literaturverzeichnis.

2.2 Interventionsschwerpunkte und Interventionsbeispiele 1.–8. Therapiesitzung

1. Sitzung

In der ersten Sitzung ist es wichtig, den zeitlichen Rahmen einer Therapiesitzung (in der Regel 50 Min.) in einzelne Kommunikationsabschnitte einzuteilen, um von Beginn an Zeit für die Anregung von ressoucenorientierten Erfahrungen einzuplanen.

Der Erstkontakt dient dem Beziehungsaufbau, der durch eine Validierung der gegenwärtigen Lebenssituation und der krankheitsbezogenen Erfahrungen vertrauensvoll und zunächst überblicksartig erfolgen sollte. Dazu sind einfache Fragen hilfreich und die Kommunikation kann durch freundlichen Blickkontakt und Nachfragen unterstützt werden.

> **Beispielsätze für den Beginn:**
>
> »Der heutige Termin ist zum Kennenlernen gedacht. Ich möchte von Ihnen zunächst nur im Überblick erfahren, weshalb Sie psychotherapeutische Unterstützung möchten. Im Verlauf der weiteren Sitzungen haben wir dann noch ausreichend Zeit, um detaillierter auf Ihre Themen einzugehen. Beschreiben Sie bitte kurz: Warum kommen Sie gerade jetzt und haben Sie für die heutige Sitzung einen konkreten Wunsch? Im nächsten Schritt würde ich Ihnen dann in Stichworten mein Behandlungskonzept und meine Vorgehensweisen kurz vorstellen. Bereits in der ersten Sitzung, die etwa 50 Minuten dauert, möchte ich mit Ihnen noch zum Abschluss eine kleine Entspannungsübung durchführen und ich möchte Ihnen auch andere kurze »Tricks« zur Regulierung von Angst vorstellen. Dieses Vorgehen, gleich zu Beginn etwas an die Hand zu bekommen, was Sie dann selbstständig bis zu unserem nächsten Termin ausprobieren können, hat sich bewährt, da bekanntlich eine Krebserkrankung für viele Menschen auch psychisches Neuland bedeutet, was oft auch mit Ungewissheit und Angst einhergeht. Wäre dieser Ablauf so ok für Sie? Falls das so ist, möchte ich Sie bitten, mit einem kurzen Bericht über Ihre momentane Situation zu beginnen.«

Für diesen gemeinsamen Einstieg sollten etwa 10–15 Minuten Zeit vorgesehen werden.

Der zweite Abschnitt (insgesamt etwa 25 Min.) der ersten Sitzung beinhaltet ein kurzes Screening mit dem Distress-Thermometer (Mehnert et al. 2006)[2] (▶ Abb. 2.1) und Beispiele zur Psychoedukation.

---

2 Die Autorinnen haben sich bewusst für die deutsche Übersetzung des Distress-Thermometers von Mehnert et al. (2006) entschieden. Eine aktualisierte Version finden Sie unter www.nccn.org.

Anleitung:

ERSTENS: Bitte kreisen Sie am Thermometer rechts die Zahl ein (0-10) die am besten beschreibt, wie belastet Sie sich in der letzten Woche einschließlich heute gefühlt haben.

```
10 — Extrem belastet
 9 —
 8 —
 7 —
 6 —
 5 —
 4 —
 3 —
 2 —
 1 —
 0 — Gar nicht belastet
```

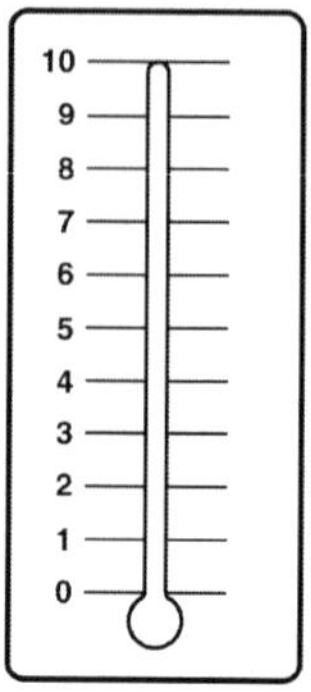

ZWEITENS: Bitte geben Sie an, ob Sie in einem der nachfolgenden Bereiche in der letzten Woche einschließlich heute Probleme hatten. Kreuzen Sie für jeden Bereich JA oder NEIN an.

JA	NEIN		JA	NEIN	
		Praktische Probleme			**Körperliche Probleme**
○	○	Wohnsituation	○	○	Schmerzen
○	○	Versicherung	○	○	Übelkeit
○	○	Arbeit/Schule	○	○	Erschöpfung
○	○	Beförderung (Transport)	○	○	Schlaf
○	○	Kinderbetreuung	○	○	Bewegung/Mobilität
○	○	Finanzielle Sorgen	○	○	Waschen, Ankleiden
○	○	Betreuung/Pflege Angehöriger	○	○	Äußeres Erscheinungsbild
			○	○	Atmung
		Familiäre Probleme	○	○	Entzündungen im Mundbereich
○	○	Im Umgang mit dem Partner	○	○	Essen/Ernährung
○	○	Im Umgang mit den Kindern	○	○	Verdauungsstörungen
			○	○	Verstopfung
		Emotionale Probleme	○	○	Durchfall
○	○	Sorgen	○	○	Veränderungen beim Wasser lassen
○	○	Ängste	○	○	Fieber
○	○	Traurigkeit	○	○	Trockene/juckende Haut
○	○	Depression	○	○	Trockene/verstopfte Nase
○	○	Nervosität	○	○	Kribbeln in Händen/Füßen
○	○	Verlust des Interesses an alltäglichen Aktivitäten	○	○	Angeschwollen/aufgedunsen fühlen
			○	○	Hitzewallungen/Schweißausbrüche
			○	○	Schwindel
		Spirituelle/religiöse Belange	○	○	Gedächtnis/Konzentration
○	○	In Bezug auf Gott	○	○	Sexuelle Probleme
○	○	Verlust des Glaubens			

Sonstige Probleme: _____

Reproduced with permission from the NCCN Clinical Practice Guidelines in Oncology (NCCN Guidelines®) for **NCCN Distress Management Guideline 1.2005.** © 2005 National Comprehensive Cancer Network, Inc. All rights reserved. The NCCN Guidelines® and illustrations herein may not be reproduced in any form for any purpose without the express written permission of NCCN. To view the most recent and complete version of the NCCN Guidelines, go online to NCCN.org. The NCCN Guidelines are a work in progress that may be refined as often as new significant data becomes available. NCCN makes no warranties of any kind whatsoever regarding their content, use or application and disclaims any responsibility for their application or use in any way.

Deutsche Version: Mehnert, Müller, Lehmann, Koch, (2005) Institut und Poliklinik für Medizinische Psychologie, Universitätsklinikum Hamburg-Eppendorf

Abb. 2.1: Deutsche Version des NCCN Distress-Thermometers mit Problemliste (Mehnert et al. 2006). Ein Wert auf dem Distress-Thermometer von 5 oder höher weist auf eine behandlungsbedürftige Symptomatik hin und kann zum Einstieg in konkrete Schritte der Psychoedukation hinzugezogen werden.

Psychoedukation

Erklärung und Normalisierung der psychischen Symptome anhand der neurobiologischen Grundprinzipien und des RSB-Modells (▶ Kap. 1.3) und Anwendung der beiden Kurzinterventionen: *ABC des Wohlbefindens*, *Zitronenimagination*.

ABC des Wohlbefindens

Eine einfache Übung zur unmittelbaren Angst-/Stressreduktion und zur Unterbrechung von Grübelschleifen ist das ABC des Wohlbefindens (Diegelmann 2018). Hintergrund ist die Erkenntnis, dass das Gehirn nicht gleichzeitig ein hohes Angst-/Stressniveau aufrechterhalten kann, wenn es gezwungen wird, Suchprozesse durchzuführen.

> **Instruktion *ABC des Wohlbefindens*[3]:**
>
> Wählen Sie zufällig einen Buchstaben aus dem ABC aus. Suchen Sie nach drei bis fünf Dingen oder Erfahrungen, die mit diesem Anfangsbuchstaben beginnen und für Sie mit Wohlbefinden verbunden sind; z. B. zu A: Apfelkuchen, Alpenwanderung, Am Meer sitzen … Dann machen Sie dasselbe mit einem zweiten Buchstaben. Sie werden sehen, dass das gar nicht so leicht ist, Sie müssen Ihr Gehirn schon sehr anstrengen. Aber genau das ist der Sinn dabei: Ihr Gehirn kann nicht ein hohes Maß an Angst aufrechterhalten oder in einer »Grübel-Schleife« hängenbleiben, wenn es gezwungen wird, solche Suchprozesse auszuführen. Dass dabei gleichzeitig angenehme Inhalte auftauchen, ist eher ein positiver Nebeneffekt. Sie können die Übung auch einfach z. B. mit Städtenamen, Automarken usw. durchführen oder in 8er Schritten von 1.000 rückwärts zählen.

Zitronenimagination

Je nachdem, womit unser Gehirn beschäftigt ist, werden unterschiedliche körperliche und emotionale Prozesse ausgelöst. Allein bildhaft vorgestellte Situationen verändern physiologische Reaktionen, daher ist Gedankenmanagement auch für die Verarbeitung von Traumata/Krisen/Belastungen so sinnvoll. Dabei haben nonverbale Reize eine besonders starke Wirkung auf emotionale Prozesse.

> **Instruktion *Zitronenimagination*:**
>
> »Stellen Sie sich bitte jetzt einmal bildhaft eine schöne, gelbe, saftige Zitrone vor. Stellen Sie sich vor, wie sie aufgeschnitten auf einem weißen Teller liegt, der Zitronensaft tropft auf den Teller, Sie riechen mal an der Zitrone und dann

---

[3] Diese und alle folgenden Instruktionen in diesem Werk finden Sie auch online verfügbar unter dem Link vor dem Literaturverzeichnis.

> stellen Sie sich vor, an der Zitrone zu lecken ... Beobachten Sie, was Sie wahrnehmen ... und beschreiben Sie es mir. Dies ist ein gutes Beispiel, wie man ganz schnell erleben kann, dass der Körper auf das reagiert, womit man gerade beschäftigt ist. Unsere Gedanken und Vorstellungen wirken sich unmittelbar auf den Körper aus.«

Im dritten Abschnitt der ersten Sitzung erfolgt die Atem- und Entspannungsübung *Atmen und Lächeln* (6 Min.) und die *Lichtstromübung* (etwa 2–4 Min.).

> **Instruktion Atem- und Entspannungsübung *Atmen und Lächeln* (in Anlehnung an Diegelmann und Isermann 2011):**
>
> »Ich möchte Ihnen eine kleine Übung vorstellen, die Sie zwischendurch immer mal zur Entspannung anwenden können. Machen Sie es sich so bequem wie möglich, schließen Sie wenn möglich Ihre Augen oder richten Sie Ihren Blick auf eine Stelle am Boden oder vor Ihnen. Spüren Sie Ihre Füße und wie Ihr Körper den Sitz/die Unterlage berührt. Konzentrieren Sie sich dann auf Ihren Atem. Atmen Sie mehrfach tief durch. Lassen Sie den Atem natürlich fließen. Spüren Sie, wie sich beim Einatmen Ihre Bauchdecke hebt und beim Ausatmen wieder senkt. Denken Sie dann innerlich bei jedem Einatmen das kleine Wörtchen »Ein« und bei jedem Ausatmen das kleine Wörtchen »Aus«. Lassen Sie Ihren Atem einfach geschehen, atmen Sie mehrfach tief durch ... und genießen Sie, wie es im Moment ist ... Einfach beim Einatmen »Ein« denken und beim Ausatmen »Aus« ...
>
> Im nächsten Schritt versuchen Sie einmal, sich zu erinnern, worüber Sie sich heute schon gefreut haben. Das kann irgendeine Kleinigkeit sein – vielleicht die zufällige Beobachtung eines Vogels oder die Freude am Frühstück, ein bestimmter Duft oder irgendetwas anderes ... und wenn Sie daran denken, dann lassen Sie bei jedem Ausatmen das kleinstmögliche Lächeln auf Ihren Lippen entstehen. Setzen Sie dies einige Male fort und genießen Sie das, worüber Sie sich freuen ...
>
> Jetzt beenden Sie die Übung mit einem tiefen Atemzug. Dann räkeln und strecken Sie sich, öffnen wieder Ihre Augen und kommen im eigenen Rhythmus wieder mit Ihrer Aufmerksamkeit in der Gegenwart an.«

Nach der Entspannungsübung können Sie nachfragen, was aufgetaucht ist. Alternativ zur Atemübung kann auch die *Lichtstromübung* zum Abschluss dieser ersten Sitzung angeboten werden. Die Lichtstromübung (Diegelmann 2018) kann ebenfalls gut zur Regulierung von Anspannung und Angst sowie zur Linderung von Schmerzerleben eingesetzt werden. Es gibt viele unterschiedliche Instruktionen zu der Lichtstromübung. In der Praxis mit akut belasteten Patient:innen hat sich eine kurze Version bewährt, die auch in 2 bis 4 Minuten ihre Wirkung entfaltet.

> **Instruktion *Lichtstromübung*:**
>
> »Machen Sie es sich so bequem wie möglich und genießen Sie es jetzt, Zeit zur Entspannung zu haben. Dazu stellen Sie sich bitte eine für Sie angenehme Farbe vor – es können auch mehrere Farben sein – und vielleicht ist diese Vorstellung einer angenehmen Farbe auch mit heilsamer Energie verbunden. Spüren Sie einfach, welche Farbe Ihnen im Moment gut gefällt und Ihnen guttut. Dann lassen Sie bitte in Ihrer Vorstellung ein Licht in dieser angenehmen Farbe, die vielleicht mit heilsamer Energie verbunden ist, von oben über Ihren Kopf, in Ihren ganzen Körper hineinströmen. Sie können dieses Licht überallhin schicken, vielleicht auch zu bestimmten Stellen in Ihrem Körper. Genießen Sie das und je mehr Licht in dieser angenehmen Farbe Sie verbrauchen, umso mehr ist für Sie da … Manchmal ändern sich die Farben … manchmal auch nicht. Genießen Sie einfach … und atmen Sie dabei einfach ganz natürlich ein und wieder aus … Stellen Sie sich jetzt bitte darauf ein, dass die Übung wieder zu Ende geht … Sie atmen noch einmal zum Abschluss ganz bewusst tief ein und wieder aus, öffnen Ihre Augen, räkeln und strecken sich ein wenig und kommen mit einem Lächeln auf Ihren Lippen wieder mit Ihrer Aufmerksamkeit zurück in den Raum.«
>
> Variation zur Aktivierung:
> »Zum Schluss können Sie sich auch vorstellen, dass Ihr Körper, wie unter einer Lichtdusche, angenehm von Farben umströmt wird. Genießen Sie dies und spüren Sie wohltuende Energie.«
>
> Variation zum Einschlafen:
> »Genießen Sie die für Sie angenehmen Farben und spüren Sie, wie Sie mit jedem Atemzug immer ruhiger werden und dass Sie dabei ganz allmählich einschlafen können.«

Sie können abschließend dazu ermutigen, diese kleinen Übungen regelmäßig anzuwenden, beispielsweise zwischendurch oder abends im Bett vor dem Einschlafen.

2. Sitzung

Update: Zu Beginn der zweiten Sitzung sollte der Therapeut/die Therapeutin nachfragen, mit welchem Gefühl die Patientin/der Patient wiederkommt und ob es in der Zwischenzeit etwas gab, das für die Therapie wichtig ist. Die zweite Sitzung widmet sich der Resilienz-/Ressourcendiagnostik bezogen auf den Krankheits- und Behandlungsverlauf und der Darstellung eines Anamnesediagramms oder einer Lebenslinie. Weiterhin wird das Prinzip der Bilateralen Stimulation (BLS) vermittelt und die Grundidee der Salutogenese. Als Imagination wird die Übung *Wohlfühlort* angeboten mit BLS zur Verankerung.

Anhand eines Anamnesediagramms/einer Lebenslinie (▶ Abb. 2.2) werden Risiko- und Schutzfaktoren exploriert. Diese überblicksartige Perspektive auf das eigene

Leben sollte in 5- oder bei älteren Menschen auch in 10-Jahres-Abschnitten veranschaulichen, welche subjektiven »Highlights« und welche individuellen Belastungserfahrungen im bisherigen Leben bereits zusammengekommen sind. Dies sollte nicht im Sinne eines klassischen Lebenslaufs geschehen, sondern auch subjektiv spontan erinnerte Erfahrungen, wie z. B. das erste Auto oder den ersten Kuss enthalten.

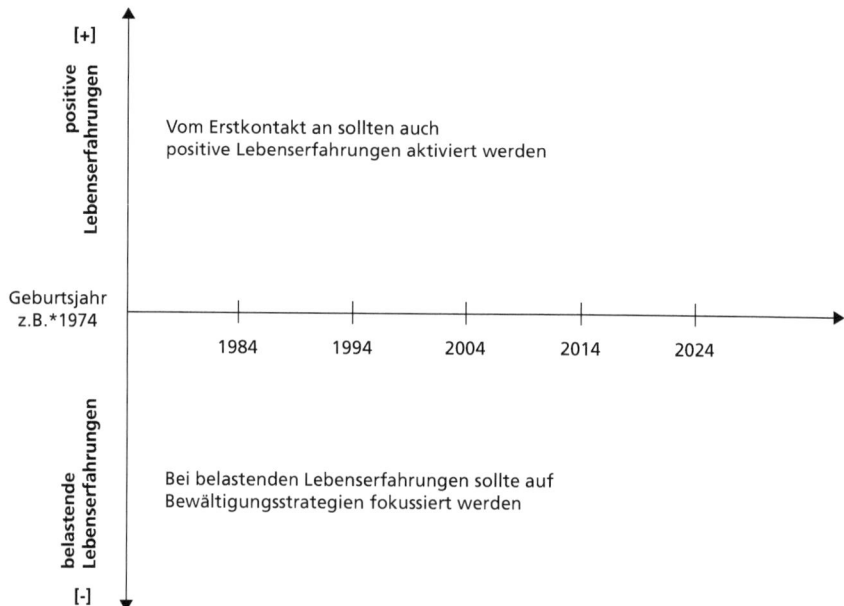

Abb. 2.2: Anamnesediagramm. Auf die Angaben im Anamnesediagramm kann auch im weiteren Therapieverlauf Bezug genommen werden. Abbildung aus »*Trauma und Krise bewältigen. Psychotherapie mit TRUST* (3. Aufl. 2018)« von Christa Diegelmann mit Genehmigung des Klett-Cotta Verlags

Mit Hilfe des TRUST-Resilienzfragebogens (RF-15) (Diegelmann und Isermann 2010, S. 117) können aktuelle Ressourcen und resilienzfördernde Aspekte oder auch Defizite bewusstgemacht werden. Anhand der Antworten können Bereiche thematisiert werden, die gut laufen und andererseits können Wege entwickelt werden, um Defizite zu beheben (▶ Abb. 2.3).

TRUST-Resilienzfragebogen (RF15)

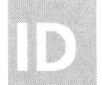

In diesem Fragebogen geht es um die psychische Widerstandskraft (Resilienz) im Alltag. Ihre Aufmerksamkeit soll damit auf resilienzfördernde Aspekte gelenkt werden. Wir wünschen Ihnen interessante Erfahrungen damit.

Instruktion: Bitte geben Sie an, wie Ihr momentanes Wohlbefinden in den nachfolgend genannten Bereichen ist (von 0 = gar nicht bis 10 = sehr). Stellen Sie sich dabei in etwa den Zeitraum der letzten Woche, einschließlich heute vor. Kreuzen Sie bitte spontan für jeden Bereich die am ehesten zutreffende Zahl an.

	gar nicht ▼									sehr ▼	
1. Ich kann mich freuen	0	1	2	3	4	5	6	7	8	9	10
2. Ich fühle mich mit Anderen verbunden	0	1	2	3	4	5	6	7	8	9	10
3. Ich vertraue auf „etwas Höheres"	0	1	2	3	4	5	6	7	8	9	10
4. Ich kann verschiedene Perspektiven einnehmen	0	1	2	3	4	5	6	7	8	9	10
5. Ich kann mein Leben genießen	0	1	2	3	4	5	6	7	8	9	10
6. Ich kann auf Anforderungen flexibel reagieren	0	1	2	3	4	5	6	7	8	9	10
7. Ich bin entschlussfreudig	0	1	2	3	4	5	6	7	8	9	10
8. Ich bewege mich ausreichend	0	1	2	3	4	5	6	7	8	9	10
9. Ich ernähre mich gut	0	1	2	3	4	5	6	7	8	9	10
10. Ich kann auf mein Leben Einfluss nehmen	0	1	2	3	4	5	6	7	8	9	10
11. Ich blicke hoffnungsvoll in meine Zukunft	0	1	2	3	4	5	6	7	8	9	10
12. Ich habe Vertrauen in das Leben	0	1	2	3	4	5	6	7	8	9	10
13. Ich nehme mir Zeit für mich	0	1	2	3	4	5	6	7	8	9	10
14. Ich beschäftige mich damit, was mir gut tut	0	1	2	3	4	5	6	7	8	9	10
15. Ich kann mich gut abgrenzen	0	1	2	3	4	5	6	7	8	9	10

Bitte summieren Sie alle angekreuzten Zahlen zum TRUST-Resilienz-Gesamtwert:

Bitte beantworten Sie die folgende Frage ebenfalls aus der Sicht der letzten Woche.

Wie zufrieden sind Sie zur Zeit mit Ihrem Leben allgemein?	völlig unzufrieden	0	1	2	3	4	5	6	7	völlig zufrieden

Abb. 2.3: TRUST-Resilienzfragebogen (RF-15) (Diegelmann und Isermann 2010, S. 117)[4]

---

[4] Diese Abbildung finden Sie auch online verfügbar unter dem Link vor dem Literaturverzeichnis.

Zur Einschätzung der Resilienz gibt es verschiedene Instrumente: Die Autoren der Original-Resilienzskala (RS) (Wagnild und Young 1993) fanden heraus, dass sich Resilienz in einem Zweifaktorenmodell gut abbilden lässt.

Die Resilienzskala liegt in deutscher Übersetzung als Langform mit 25 Items (Leppert et al. 2008) und in einer ökonomischeren Kurzform (11 Items) vor. Die Kurzform der RS kann als ein valides Messinstrument angesehen werden (Röhrig et al. 2006). Inzwischen gibt es eine überarbeitete Kurzform mit 13 Items (RS-13), die Resilienz im Sinne von emotionaler Stabilität mit Hilfe eines Fragebogens ökonomisch abbildet (Leppert et al. 2008).[5] Die RS-13 erfasst wesentliche Aspekte des Resilienzkonzeptes, wie z. B. Optimismus, emotionale Stabilität, Lebensfreude, Energie, Offenheit für Neues und die Fähigkeit zum Perspektivenwechsel. Die RS-13 bietet sich zur Erfassung von Resilienz im Sinne von emotionaler Stabilität an (Diegelmann et al. 2020).

Zum Austausch über Lebensbereiche, die Resilienz im Sinne von emotionaler Stabilität betrachten, kann auch Bezug zur RS-13 genommen werden.

Das Prinzip der Bilateralen Stimulation (BLS) einführen

> **Instruktion Bilaterale Stimulation (BLS) mit der *Schmetterlingsumarmung*:**
>
> »Wenn wir eine Übung machen, bei der Sie angenehme Gefühle oder Wohlfühl-Erfahrungen wachrufen, können Sie diesen angenehmen Zustand folgendermaßen verankern oder noch vertiefen: Sie schließen dazu Ihre Augen, überkreuzen Ihre Arme über der Brust und klopfen (tappen) mit den Händen abwechselnd rechts und links auf Ihre Oberarme oder Schultern.« (Demonstrieren!)
> »Dabei verstärkt sich das angenehme Gefühl noch oder es können auch neue stärkende Bilder, Gedanken oder Körpergefühle auftauchen. Sie sollten die Schmetterlingsumarmungen allerdings nur fortführen, solange es sich positiv anfühlt oder noch angenehmer wird«.
>
> Beispielsweise kann folgende Erklärung dazu gegeben werden:
> »Vereinfacht gesagt kann man sich vorstellen, dass es durch die abwechselnden Rechts-Links-Impulse zu einer stärkeren Verbindung zwischen den beiden Hirnhälften kommt, also einer verstärkten Verbindung zwischen Gefühl und Verstand. Dadurch können die mit einer Situation verbundenen Gefühle, Bilder, Körperempfindungen oder Gedanken intensiver miteinander verbunden und verankert werden.«
>
> Variation:
> »Statt der Schmetterlingsumarmung können Sie auch abwechselnd rechts und links auf Ihre Knie oder Oberschenkel klopfen.«

---

5 Der Fragebogen ist verfügbar unter https://www.uniklinikum-jena.de/mpsy_media/Downloads/Forschung/Resilienzskala_RS13_inklAuswertung-font-14.pdf.

Salutogenese: Wie kann ich mein Kohärenzgefühl stärken

Das Konstrukt des Kohärenzgefühls wurde von Aaron Antonovsky im Zusammenhang mit dem Salutogenese-Konzept (Antonovsky 1997) entwickelt. Die Salutogenese fokussiert im Gegensatz zur Pathogenese auf gesundheitsfördernde Faktoren. Nach Antonovskys Modell besteht zwischen Gesundheit und Krankheit ein Kontinuum: Menschen sind nie ganz gesund und nie ganz krank. Im Kontext einer Krebserkrankung kann das beispielsweise bedeuten, immer wieder dafür Sorge zu tragen, möglichst zu verstehen, was gerade geschieht, wie man das am besten handhaben kann und sich auch den Sinn einer medizinischen Behandlung vor Augen zu führen. Die Ausrichtung auf das Kohärenzerleben kann auch als Gesprächsimpuls für den Kontakt zu Ärzt:innen von den Patient:innen genutzt werden. Das Ziel dabei wäre, sich als Patient:in oder auch als Angehörige:r möglichst selbst im Umgang mit der Krebserkrankung immer wieder kohärent und stimmig fühlen zu können.

Das Kohärenzgefühl beinhaltet drei Elemente: Verstehbarkeit, Handhabbarkeit und Sinnhaftigkeit.

1. Verstehbarkeit meint, dass wir in der Lage sind, die Welt und das, was uns geschieht, zu verstehen.
2. Handhabbarkeit heißt, dass wir das Vertrauen haben, Einfluss auf unser Leben und die Dinge nehmen zu können, die uns geschehen, dass Probleme und Herausforderungen zu bewältigen sind.
3. Sinnhaftigkeit heißt, dass unser Leben und das, was wir tun einen Sinn hat und bedeutsam ist.

Inzwischen ist unbestritten, dass die Entwicklung des Kohärenzgefühls grundsätzlich ein lebenslang andauernder, dynamischer Prozess ist.

Wohlfühlort zur Resilienzstärkung

Das bewusste Wachrufen von stärkenden inneren Bildern hat in mehrerer Hinsicht Bedeutung im Kontext der Psychoonkologie. Zum einen kann eine gezielte Distanzierung zu den belastenden Erfahrungen dazu beitragen, Entspannungsreaktionen hervorzurufen, die zur Beruhigung der Stress- und Angstreaktionen führen. Manchmal ist es aus Krankheitsgründen nicht (mehr) möglich, reale Wohlfühlorte aufzusuchen. Daher kann das Wachrufen von inneren Wohlfühlorten umso wichtiger sein. Vorgestellte innere Bilder können entsprechendes Verhalten und Erleben auslösen, wie es echte Umweltreize tun (Kosslyn et al. 2001). Zusätzlich können zukünftige Erfahrungen auf diesem Hintergrund der Imaginationen neue Perspektiven ermöglichen, die für die Krankheitsbewältigung hilfreich sein können.

> **Instruktion *Wohlfühlort*:**
>
> »Setzen Sie sich ganz bequem hin, schließen Sie die Augen, spüren Sie dabei Ihren Körper ... vielleicht indem Sie darauf achten, wie Ihre Füße den Boden berühren ... Nehmen Sie sich einfach etwas Zeit zum Entspannen ... Nehmen Sie wahr, wie Ihr Atem ganz natürlich ein- und ausströmt, mit jedem Ausatmen entspannen Sie sich noch mehr ...
>
> Lassen Sie jetzt eine Situation auftauchen, in der Sie sich vollkommen wohl und entspannt fühlen .... Das kann eine Situation aus dem Alltag sein oder eine Urlaubssituation oder auch eine Fantasievorstellung ... oder vielleicht eine Kombination aus all dem ... Lassen Sie ein inneres Bild entstehen, in dem alles nur angenehm ist ... Spüren Sie dabei mit allen Sinnen, was Sie eigentlich brauchen, um sich vollkommen wohlzufühlen ... Spüren Sie, welche Sinneserfahrungen Ihnen dabei wichtig sind, vielleicht sind es bestimmte Farben oder ... Gerüche, vielleicht ist es ein bestimmter Geschmack, oder bestimmte Geräusche oder Klänge ... oder vielleicht bevorzugen Sie eine bestimmte Jahreszeit oder Temperatur zum Wohlbefinden ... Spüren Sie einfach spontan, was Sie gerade brauchen, um sich richtig gut zu fühlen ... Das Gute ist, Sie können sich alles so ausmalen, wie es für Sie angenehm ist ... Genießen Sie diesen Zustand von Wohlbefinden und spüren Sie, wie sich dieses Wohlgefühl in Ihrem ganzen Körper ausbreitet ... Genießen Sie es, wenn Sie möchten, lächeln Sie dabei ... Vielleicht spüren Sie, in welchen Bereichen Ihres Körpers es sich besonders gut anfühlt ...
>
> Wenn Sie möchten, können Sie diese angenehmen Erfahrungen mit BLS verankern. Sie können diesem inneren, ganz persönlichen Wohlfühlort auch einen Namen oder ein Motto geben ... Suchen Sie sich dann in Ihrer Vorstellung einen Platz aus, von wo aus Sie sich wieder von der Übung verabschieden können. Stellen Sie sich dann darauf ein, ganz allmählich wieder mit ihrer Aufmerksamkeit zurück in diesen Raum zu kommen, nehmen Sie die Entspannung zurück, indem Sie sich räkeln und strecken und dann wieder die Augen öffnen und wieder ganz hier sind.«

Zum Abschluss der zweiten Sitzung ermutigen Sie die Patientin/den Patienten dazu, das neu Gelernte anzuwenden und falls weitere Erkenntnisse oder Erinnerungen auftauchen, sich dazu Notizen zu machen, um diese in der nächsten Sitzung besprechen zu können.

3. Sitzung

Update: Zu Beginn der dritten Sitzung sollte der Therapeut/die Therapeutin nachfragen, was sich in der Zwischenzeit ereignet hat und ob noch weitere stärkende oder auch belastende Erinnerungsbilder aufgetaucht sind. Konkret sollte nach Erfahrungen mit dem *Wohlfühlort* und der Anwendung der BLS zur Ressourcenstärkung gefragt werden.

In der dritten Sitzung geht es um eine weitere Ressourcenaktivierung und um die Sensibilisierung für Ressourcen anhand eines kreativen Blicks auf das eigene Leben. Die Imagination: »Mit inneren Helfern unterwegs sein« lädt dazu ein, sich auch für schwierige Wegetappen stärkende Ressourcen bewusstzumachen.

Kreativer Blick auf das eigene Leben

Die Aktivierung einer lebensbiografischen Perspektive erfolgt mit zufällig ausgewählten Bildmotiven aus einem Set von 64 Bildern, den TRUST-Bildern (▶ Abb. 2.4) zu Vergangenheit, Gegenwart, Zukunft und noch zusätzlich einem Bild, das als »Joker« genutzt werden kann (www.trustandgo.de). Es können auch andere »Ressourcen-Bilder« oder Postkarten dazu genutzt werden. Zunächst werden vier Bilder nacheinander »gezogen« und verdeckt vor sich auf einen Tisch gelegt. Erst im zweiten Schritt sollen die vier gezogenen Bilder aufgedeckt werden, damit dann im Blick auf das »Lebenspanorama« individuelle Assoziationen, angeregt durch die Bildmotive, erfolgen können. In einem dritten Schritt werden aus einem Set von 50 Wortkarten, den TRUST-Karten (Diegelmann et al. 2020), sechs Karten zufällig ausgewählt, mit der Aufforderung, diese den einzelnen TRUST-Bildern/Lebensabschnitten zuzuordnen.

Wichtig ist hierbei, darauf hinzuweisen, dass ein Tausch der Bilder oder Wortkarten jederzeit möglich ist, um zu betonen, dass es dabei nicht um magische Vorhersagen geht, sondern darum, über einen ungewohnten und eher spielerischen Blick auf das eigene Leben neue Assoziationen anzuregen. Diese kreative Perspektivenerweiterung kann für neue oder bereits bekannte Ressourcenpotentiale sensibilisieren.

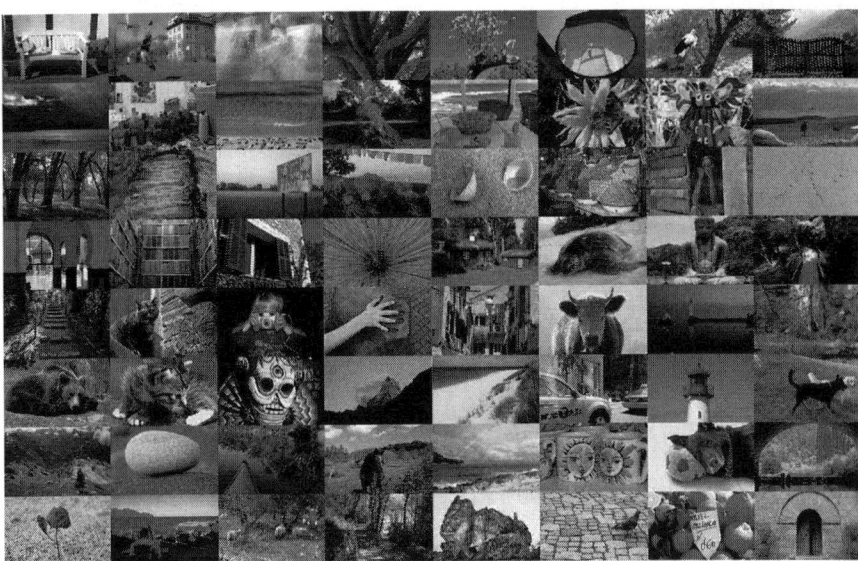

Abb. 2.4: Bildmotive der TRUST-Bilder

Imagination: Mit inneren Helfern unterwegs sein

Die Aktivierung von »*inneren Helfern*« ist eine gute Möglichkeit, sich in Belastungssituationen damit zu beschäftigen, welche Art von »Hilfs-Ichs« oder »Ego-States« auf dem momentanen Lebensweg begleiten und unterstützen.

> **Instruktion *Mit inneren Helfern unterwegs sein:***
>
> »Zu Beginn möchte ich Sie bitten, Ihre Augen möglichst zu schließen und sich in der Ihnen vertrauten Art und Weise zu entspannen. Das geht immer ganz gut, indem man sich auf den eigenen Atem konzentriert, einfach Ein- und wieder Ausatmen. Genießen Sie, wie sich das Gefühl von Entspannung in Ihrem Körper ausbreitet.
>
> Im nächsten Schritt möchte ich Sie bitten, sich irgendeine Wiese oder eine Landschaft vorzustellen; aber auch alles andere, was auftaucht, ist recht; und wenn ein Bild da ist, dann achten Sie einfach auf die Details, die für Sie angenehm sind ... Dann stellen Sie sich bitte vor, dass in der Nähe oder auch in der Ferne irgendein hilfreiches, freundliches Wesen – ein Tier oder ein Mensch oder auch ein Symbol – auftaucht ... und beobachten Sie, was Sie wahrnehmen. Lassen Sie alles auf die Art, in der es erscheint, kommen und akzeptieren Sie es so, wie es ist ...
>
> Indem Sie die Augen weiter geschlossen halten, beobachten Sie bitte, was Sie wahrnehmen. Jetzt können Sie dem hilfreichen Wesen, also dem, was aufgetaucht ist, in Ihrer Vorstellung von Ihrer momentanen Lebenssituation erzählen ... Stellen Sie Fragen zu dieser Situation ... und achten Sie dann sorgfältig auf die Antwort ... Sie stellen sich vielleicht vor, Ihr inneres hilfreiches Wesen redet mit Ihnen oder Sie haben einfach ein direktes Gefühl zu der »Botschaft« über eine andere Bedeutungsebene ... Erlauben Sie ihr oder ihm, es auszudrücken, auf welchem Weg auch immer ... Wenn Sie sich unsicher sind über die Bedeutung des Ratschlages oder wenn Sie andere Fragen haben, setzen Sie die »Unterhaltung« so lange fort, bis Sie das Gefühl haben, dass Sie alles erfahren haben, was Sie augenblicklich erfahren können ... Wenn Sie möchten, können Sie das auch mit dem sog. Tapping/BLS verankern.
>
> Wenn Sie das betrachten, was Ihr innerer Helfer Ihnen erzählt hat, stellen Sie sich einmal vor, wie Ihr Leben wäre, wenn Sie den Ratschlag annähmen, den Sie bekommen haben, ... Wenn Sie möchten, bedanken Sie sich bei Ihrem hilfreichen Wesen (oder dem Tier, oder je nachdem, was aufgetaucht ist) für das Treffen und fragen Sie nach der leichtesten, sichersten Methode, wieder mit ihr/mit ihm Verbindung aufzunehmen ... Denken Sie daran, dass Sie jederzeit ein neues Treffen haben können, wann immer Sie die Notwendigkeit für einen Ratschlag oder eine Unterstützung sehen ...
>
> Verabschieden Sie sich nun auf die Weise, die Ihnen geeignet erscheint und kommen Sie dann mit Ihrer Aufmerksamkeit zurück in diesen Raum ... Nehmen Sie die Entspannung zurück, indem Sie sich räkeln und strecken, noch einmal tief

> ein- und ausatmen, dann öffnen Sie wieder Ihre Augen und sind dann mit Ihrer Aufmerksamkeit wieder zurück in diesem Raum.«

Zum Abschluss der dritten Sitzung ermutigen Sie dazu, die Erfahrungen mit dem inneren Helfer/der inneren Helferin im Alltag oder in bestimmten Situationen, wie z. B. während der Chemotherapie, zu nutzen und ggf. auch weiterzuentwickeln. Falls weitere Erkenntnisse oder Erinnerungen zum Lebensüberblick auftauchen, können diese dann in der nächsten Sitzung weiter zur Ressourcenaktivierung genutzt werden.

4. Sitzung

Update: Zu Beginn der vierten Sitzung sollte der Therapeut/die Therapeutin Bezug zur letzten Sitzung herstellen: Kurze Fragen zu Erfahrungen mit dem inneren Helfer/der inneren Helferin oder zum kreativen Lebensüberblick anhand von Bildern und Begriffen sollten gestellt werden sowie nach aktuellen Themen oder Ereignissen in der Zwischenzeit gefragt werden.

Der Schwerpunkt der vierten Sitzung ist die gezielte Stärkung der Selbstwirksamkeit im Umgang mit Krisensituationen. Dazu wird das TRUST-Protokoll zur Resilienzstärkung vorgestellt und exemplarisch zu einem aktuellen, vergangenem oder in der Zukunft befürchteten individuellen Thema durchgeführt. Die vierte Sitzung schließt mit einer kurzen Version der Imagination *Baumübung* ab.

Selbstwirksamkeit

Unter Selbstwirksamkeit wird die Gewissheit und das Vertrauen einer Person verstanden, auch schwierige Situationen, Herausforderungen oder Probleme durch eigenes Handeln erfolgreich bewältigen zu können (Bandura 1997).

Bandura beschreibt vier Wege oder Quellen zur Steigerung von Selbstwirksamkeit und der sich daraus entwickelnden Selbstwirksamkeitserwartung

- Eigene Erfolge beachten und anerkennen
- Modell-Lernen mit Hilfe von Vorbildern
- Verbale Verstärkung durch andere
- Wahrnehmung und Bewertung von physiologischen und emotionalen Zuständen selbst beeinflussen

Die Arbeit mit dem TRUST-Protokoll zur Resilienzstärkung baut auf eigene Selbstwirksamkeitserfahrungen auf, die besonders in Belastungssituationen stabilisierend wirken. Dieser strukturierte Prozess erfolgt in fünf Schritten.

Instruktion *TRUST-Protokoll zur Resilienzstärkung*:

Die/der Therapeut:in erklärt zunächst den Ablauf des Vorgehens:
»Die Aktivierung persönlicher Ressourcen kann Sie darin unterstützen, neue Perspektiven im Umgang mit Ihrem Problem zu finden. Ich erkläre Ihnen, wie wir daran arbeiten, dass Sie diese neuen Erfahrungen machen können. Denken Sie bitte daran, es geht nicht darum, die Realität zu ändern, wohl aber darum, das Erleben Ihrer augenblicklichen Belastung zu verändern. Bitte beschreiben Sie mir jetzt Ihr gegenwärtiges Problem.«

Die einzelnen Schritte

1. **Beschreibung des gegenwärtigen Problems**
   Die/der Patient:in beschreibt eine gegenwärtige Belastung. Die/der Therapeut:in lässt auf einer Skala von 0 bis 10 das Ausmaß der Belastung, den SUD-Wert (Subjective Units of Disturbance) einschätzen, wobei »0« gar keine Belastung und »10« maximale Belastung darstellt.

2. **Exploration von hilfreichen Eigenschaften/Kompetenzen**
   Die/der Therapeut:in exploriert drei bis vier Eigenschaften oder Kompetenzen, die für den Umgang mit der Belastung hilfreich und sinnvoll erscheinen. Es werden empathisch hilfreich wirkende Kompetenzerfahrungen/Eigenschaften exploriert und die drei ausgewählt und notiert, die am besten geeignet erscheinen. Hinweis: Es ist hilfreich, die Suche nach passend erscheinenden Eigenschaften aktiv zu unterstützen.

3. **Ressourcenerfahrungen aus der Vergangenheit aktivieren und verankern**
   Nun soll die/der Patient:in nacheinander für jede Eigenschaft ein bis zwei Situationen erinnern, in der sie/er diese Eigenschaft oder Kompetenz in den letzten Jahren oder in der letzten Zeit erlebt hat. Die/der Patient:in wird dann gebeten, jede Situation/Erfahrung unter Einbeziehung aller Einzelheiten der Situation und Sinnesmodalitäten zu beschreiben, z. B. Bilder, Gerüche, Körpergefühle.
   Hinweis: Es ist wichtig, die Situation mit vielen Details anzureichern. Dadurch wird das Ressourcennetzwerk maximal stimuliert. Jede auftauchende Erinnerung wird anschaulich, möglichst mit allen Sinnesmodalitäten, »aktiviert« und dann jeweils mithilfe von BLS als Ressource verankert (Abwechselnd rechts und links tappen/klopfen auf die Knie/Oberschenkel oder tappen mit sog. *Butterfly-Hugs/Schmetterlingsumarmungen* durch Überkreuzen der Arme vor dem Brustkorb und Tappen auf die Schultern). Dies soll die/der Patient:in selbstständig jeweils nach der intensiven Aktivierung einer erinnerten Ressourcensituation durchführen. Dies soll nacheinander mit jeder Erinnerung an eine Situation/Kompetenz erfolgen.

4. **Validierung der neuen Erfahrung**
   Im vierten Schritt wird noch einmal auf die anfängliche Belastung/das Ausgangsthema Bezug genommen. Es wird exploriert, was jetzt dazu auftaucht, und es wird eine erneute Einschätzung des SUD-Wertes erfragt. Danach ist der

SUD-Wert in der Regel deutlich reduziert. Durch die Aktivierung von »Ego-States«, die mit Bewältigungskompetenz und Selbstwirksamkeitserfahrungen verbunden sind, verändert sich die Wahrnehmung des Problems. Die aktuelle Belastung reduziert sich oder das Problem erscheint möglicherweise aus der Erfahrung eines anderen Blickwinkels heraus weniger oder gar nicht mehr belastend. Dieses gestärkte Kompetenzerleben wird abschließend nochmals mithilfe der Bilateralen Stimulation verankert. Falls die Belastung noch relativ hoch ist, kann auch das Finden einer weiteren passenden Eigenschaft/Kompetenz mit der entsprechenden Erfahrung weiterer »Ego-States« aktiviert werden, die das Erleben der gegenwärtigen Belastung weiter verändern helfen.

5. **Symbolisierung des neuen Erlebens**
Zum Abschluss soll die/der Patient:in die Augen schließen und BLS anwenden und während des Tappens darauf achten, ob zu dem gestärkten Erleben, der neuen Perspektive spontan ein Bild oder eine Metapher, vielleicht ein Symbol oder ein Wort auftaucht. Das, was auftaucht, kann dann zukünftig als Ankerreiz in der konkreten Situation oder auch zwischendurch zur weiteren Bahnung des Kompetenzerlebens im Umgang mit der Belastung genutzt werden (Diegelmann 2010).

Die heilsame Kraft von Bäumen

Regelmäßige Aufenthalte in der Natur haben positive Auswirkungen auf das eigene Körpererleben und die Gesundheit (Swamia et al. 2018; Martin et al. 2020). Das sog. »Waldbaden«/»Forest-Bathing« ist vor allem in Japan weit verbreitet. Bereits nach einem zweistündigen Aufenthalt im Wald sinken Blutdruck, Blutzuckerspiegel und Immunabwehr, wohingegen Konzentrationsfähigkeit und Gedächtnisleistung zunehmen (Li 2022).

Auch ein imaginärer Waldspaziergang sollte positive Wirkung auf das Wohlbefinden haben. Die sog. *Baumübung* ist vor allem in der Traumatherapie eine weitverbreitete Imaginationsübung zum Auftanken von Lebensenergie und allgemein zur Verbesserung der Affektregulationskompetenz (Sachsse 2004; Diegelmann 2018).

Das Baum-Motiv kann sehr anschaulich ein Gefühl für Entwicklungsphasen wachrufen und auch längere Zeitspannen repräsentieren, die über ein einzelnes menschliches Leben hinausgehen. Der solidarische Zusammenhalt von Bäumen in der Natur kann zur wohltuenden Ermutigung für die Bewältigung von Herausforderungen werden (Wohlleben 2015). Es gibt sehr unterschiedliche Möglichkeiten, sich real oder imaginativ mit dem Baum-Motiv zu beschäftigen. Zum Abschluss dieser vierten Sitzung soll mit einer sehr kurzen Imagination die Neugier für die heilsame Kraft von Bäumen geweckt werden. Es kann eine Möglichkeit eröffnen, sich bis zur nächsten Sitzung auf die innere Suche nach wohltuenden Baumerfahrungen zu begeben.

> **Instruktion *Baumübung*:**
>
> »Machen Sie es sich bequem und schließen Sie Ihre Augen. Zum Abschluss dieser Sitzung möchte ich Sie bitten, sich an eine Erfahrung mit Bäumen oder einem bestimmten Baum zu erinnern. Das kann ein Baum sein, dem Sie real begegnet sind oder aber auch ein Baum, den es nur in Ihrer Fantasie gibt. Lassen Sie ein inneres Bild entstehen von einem Baum, der Ihnen gefällt ... Es kann auch eine Mischung aus realer Baumerinnerung und Fantasieerfahrung sein ... Es sollte ein Baum sein, mit dem Sie sich gerne zum Abschluss dieser Stunde beschäftigen möchten. Stellen Sie sich dazu vor, wie es wäre, wenn Sie sich diesem Baum annähern. Und vielleicht möchten Sie den Stamm und die Rinde des Baumes berühren ... oder Sie möchten sich einmal an den Baum anlehnen ... oder Sie betrachten den Baum aus der Ferne ... Genießen Sie einfach die stärkende Energie des Baumes ... Sie spüren vielleicht irgendetwas, das Ihnen gut gefällt, vielleicht das Rauschen eines angenehmen Windes oder die Farben oder Vogelgezwitscher oder irgendetwas ganz anderes, das Ihnen guttut. Genießen Sie es so, wie es gerade gut für Sie ist. Nach einer kurzen Zeit des inneren Auftankens mit Ihrem Baumerlebnis möchte ich Sie bitten, sich in Ihrer Vorstellung einen Platz auszusuchen, von wo aus Sie sich jetzt von dem kleinen Ausflug wieder verabschieden können ... Nehmen Sie dann in Ihrem eigenen Rhythmus die Entspannung wieder zurück; dazu öffnen Sie wieder Ihre Augen und räkeln und strecken sich ... und sind dann wieder ganz zurück in diesem Raum.
>
> Zum Abschluss der heutigen Sitzung möchte ich Sie ermutigen, sich bis zu unserer nächsten Sitzung auf die (innere) Suche nach weiteren schönen Bäumen zu begeben. Vielleicht achten Sie dabei auch einmal auf Bäume mit Narben und entdecken dabei vielleicht, wie ›selbstwirksam‹ den Bäumen das Überwachsen von Verletzungen gelingt.«

5. Sitzung

Update: Zu Beginn der fünften Sitzung sollte der Therapeut/die Therapeutin Bezug zur letzten Sitzung herstellen: Kurze Fragen zu Erfahrungen mit der *Baumübung* oder allgemein zum Erleben von Selbstwirksamkeit sollten gestellt werden sowie konkret nachgefragt werden, ob die Arbeit mit dem TRUST-Protokoll nachhaltig genutzt werden konnte. Grundsätzlich sollten auch aktuelle Themen und Erfahrungen angesprochen werden.

Das Thema »Soziale Kompetenz« wird in dieser Sitzung anhand der »13 Fragen zur Selbstreflexion« und der »Road of Resilience« und mit dem Ressourcenteam differenzierter in den Blick genommen.

13 Fragen zur Selbstreflexion

»Lassen Sie die Auswahl der 13 Fragen spontan auf sich wirken. Dann wählen Sie eine oder zwei Fragen aus, von denen Sie sich spontan angesprochen fühlen. Dazu können wir uns dann in dieser Sitzung genauer austauschen.«

1. Was möchte ich, was von mir erinnert wird, wenn es mich mal nicht mehr gibt?
2. Welche guten Zeiten in meinem Leben erinnere ich jetzt?
3. Was kann ich besonders gut?
4. Wann habe ich mich besonders lebendig gefühlt in meinem Leben?
5. Was erlebe ich als persönliche Grenze in meiner täglichen Arbeit/meinem Alltag?
6. Wem würde ich gerne ein Dankbarkeitsbrief schreiben?
7. Welche Personen haben mich in meinem bisherigen Leben inspiriert?
8. Was schiebe ich immer wieder auf in meinem Leben?
9. Welchen Traum kann ich mir als nächstes erfüllen?
10. Worauf bin ich stolz in meinem privaten und beruflichen Leben?
11. Wann hat mir ein Perspektivenwechsel bei einem Problem wirklich geholfen?
12. Welche Ereignisse, emotional bewegende Momente, Erfahrungen, die unter die Haut gehen, erinnere ich spontan (sowohl positive wie auch negative Erfahrungen)?
13. Wann fühle ich mich rundum zufrieden?

Die Beschäftigung mit den 13 Fragen und die spontane Auswahl von einer oder zwei Fragen kann gut als Überleitung für die Beschäftigung mit den individuellen Wegen zur Stärkung der eigenen Resilienz genutzt werden.

Instruktion *The Road to Resilience*:

Besonders anschaulich werden zehn Wege zur Stärkung von Resilienz von der APA (American Psychological Association) vorgestellt (nach: American Psychological Association 2009).
Nutzen Sie diese Wege, um Impulse für Ihren Alltag daraus abzuleiten.
Hier die Liste der »Zehn Wege zum Aufbau von Resilienz« in Stichworten:

1. **Soziale Beziehungen pflegen:**
   Beziehungen und Kontakte zu Familienmitgliedern, Freund:innen oder anderen können wesentlich zur psychischen und physischen Gesundheit beitragen. Kommunikation in stabilen sozialen Netzwerken stärkt die Resilienz. Allgemein kann soziale Unterstützung zu geben und anzunehmen dabei helfen, Hoffnung und Zuversicht zurückzugewinnen. Welche sozialen Be-

ziehungen stärken Sie? Wie können Sie diese Beziehungen noch intensivieren?

2. **Krisen nicht als unüberwindbar ansehen:**
Sie können die Tatsache, dass sehr belastende Ereignisse passieren, nicht ändern, aber Sie können ändern, wie Sie diese Ereignisse interpretieren und darauf reagieren. Versuchen Sie, über die Gegenwart hinauszuschauen – wie könnten zukünftige Umstände ein wenig besser sein? Welche kleinsten Schritte können dabei hilfreich sein? Welche Krisen haben Sie bereits in Ihrem Leben bewältigt?

3. **Veränderungen als Teil des Lebens akzeptieren:**
Die Akzeptanz von Veränderungen im Leben, die nicht beeinflusst werden können, kann dabei helfen, sich auf Umstände zu konzentrieren, die Sie ändern können. Was fällt Ihnen dazu spontan ein? Was könnten Sie heute einmal anders machen?

4. **Eigene Ziele anstreben:**
Entwickeln Sie realistische Ziele. Tun Sie regelmäßig etwas – auch wenn es nur wie eine kleine Errungenschaft erscheint – das es Ihnen ermöglicht, sich Ihren Zielen zu nähern. Anstatt sich auf Aufgaben zu konzentrieren, die unerreichbar erscheinen, fragen Sie sich: »Was ist eine Sache, von der ich weiß, dass ich sie heute erreichen kann und die mir hilft, in die Richtung zu gehen, in die ich gehen möchte?« Was wäre der kleinste Schritt in diese Richtung?

5. **Aktiv werden:**
Reagieren Sie so gut wie möglich auf belastende Situationen oder Gedankenschleifen. Ergreifen Sie entschlossene kleine Maßnahmen, anstatt sich vollständig von Problemen und Belastungen überfluten zu lassen oder zu wünschen, dass sie einfach verschwinden würden. Jeder kleinste Schritt ist ein Schritt. Was könnten Sie jetzt tun?

6. **Belastungen als Gelegenheit zum inneren Wachstum ansehen:**
Suchen Sie nach Gelegenheiten zur Selbstfindung. Menschen lernen oft etwas über sich selbst und stellen möglicherweise fest, dass sie in gewisser Hinsicht als Ergebnis ihres Kampfes mit den Belastungen innerlich gewachsen sind. Viele Menschen, die existenzielle Belastungen erlebt haben, berichten von besseren Beziehungen, einem größeren Gefühl der Stärke (selbst, wenn sie sich verletzlich fühlen), von einem gesteigerten Selbstwertgefühl, einer stärker entwickelten Spiritualität und einer gesteigerten Wertschätzung für das Leben. Welche Herausforderungen in Ihrem bisherigen Leben haben zu innerem Wachstum beigetragen?

7. **Ein positives Selbstbild pflegen:**
Entwickeln und pflegen Sie eine positive, wertschätzende Sicht auf sich selbst. Das Entwickeln von Vertrauen in die eigene Fähigkeit, Probleme lösen zu können und das Vertrauen in die eigene Selbstwirksamkeit hilft dabei, Resilienz aufzubauen. Beschäftigen Sie sich mit der Frage »Was kann ich gut, was macht mir Freude (beruflich oder privat)«

8. **Eine breitere Perspektive behalten:**
Versuchen Sie auch bei sehr schmerzhaften Ereignissen, die belastende Situation in einem größeren Zusammenhang zu betrachten und eine weitere Perspektive zu bewahren. Vermeiden Sie es, das schmerzhafte Ereignis im Tunnelblick zu erleben. Versuchen Sie, aus der Vogelperspektive oder aus der Distanz auf Ihr Problem zu blicken. Was verändert sich dadurch?

9. **Optimistisch und hoffnungsvoll bleiben:**
Behalten Sie eine hoffnungsvolle Perspektive bei. Eine optimistische Einstellung lässt Sie erwarten, dass gute Dinge in Ihrem Leben passieren werden. Versuchen Sie, sich vorzustellen, was Sie wollen, anstatt sich Gedanken über das zu machen, was Sie befürchten. Versuchen Sie, sich regelmäßig statt mit »Worst-Case-Szenarien« immer wieder gezielt mit »Best-Case-Szenarien« zu beschäftigen.

10. **Für sich sorgen:**
Achten Sie auf Ihre eigenen Bedürfnisse und Gefühle. Nehmen Sie an Aktivitäten teil, die Ihnen Spaß machen und die Sie als entspannend empfinden. Regelmäßig Sport treiben und sich um sich selbst kümmern hilft, Körper und Geist darauf vorzubereiten, mit Situationen fertig zu werden, die Resilienz erfordern. Welche Themen fallen Ihnen dazu ein?

Joker: Zusätzliche Möglichkeiten zur Stärkung der Resilienz können darüber hinaus hilfreich sein. Einige Menschen führen zum Beispiel ein Tagebuch und notieren darin ihre Gedanken und Gefühle. Manche entwickeln wohltuende Rituale, hören bestimmte Musik oder nutzen Meditation und spirituelle Praktiken, um Verbundenheit zu erleben und dabei Hoffnung wiederherzustellen. Der Schlüssel liegt darin, Wege zu identifizieren und zu nutzen, die wahrscheinlich als Teil der eigenen persönlichen Strategie zur Förderung der Resilienz gut umsetzbar sind. Denken Sie dabei daran, dass es immer mehrere Schlüssel gibt, die man ausprobieren kann, um neue Erfahrungsräume zu öffnen.

Die ▶ Tab. 2.2 lädt zur Reflexion der individuellen Resilienzwege ein.

Tab. 2.2: Individuelle Wege zum Aufbau von Resilienz[6]

Wege zum Aufbau von Resilienz	Was fällt mir dazu ein? Was könnte ich dafür tun?
1. Weg: Soziale Beziehungen pflegen	
2. Weg: Krisen nicht als unüberwindbar ansehen	
3. Weg: Veränderungen als Teil des Lebens akzeptieren	

---

6 Diese Tabelle finden Sie auch online verfügbar unter dem Link vor dem Literaturverzeichnis.

Tab. 2.2: Individuelle Wege zum Aufbau von Resilienz – Fortsetzung

Wege zum Aufbau von Resilienz	Was fällt mir dazu ein? Was könnte ich dafür tun?
4. Weg: Eigene Ziele anstreben	
5. Weg: Aktiv werden	
6. Weg: Belastungen als Gelegenheit zum Wachstum ansehen	
7. Weg: Ein positives Selbstbild pflegen	
8. Weg: Eine breitere Perspektive behalten	
9. Weg: Optimistisch und hoffnungsvoll bleiben	
10. Weg: Für sich sorgen	
Joker: Eigene neue Wege entdecken	

Das Ressourcenteam zur Resilienzstärkung

Es werden dazu drei hilfreiche Ressourcen, die für eine spezifische Situation hilfreich sein könnten, nacheinander im Dialog »entdeckt« und jeweils mit Bilateraler Stimulation (BLS) (Tapping) verankert. Zum Schluss werden alle Ressourcen als gesamtes »Team« etabliert und ebenfalls mit BLS verankert.

> **Instruktion TRUST-Ressourcenteam:**
>
> »Die Aktivierung persönlicher Ressourcen/Kraftquellen kann Sie unmittelbar darin unterstützen, neue Perspektiven im Umgang mit einer belastenden oder herausfordernden Lebenssituation zu finden. Ich erkläre Ihnen, wie wir daran arbeiten, dass Sie diese neuen Erfahrungen machen können. Denken Sie bitte daran, es geht nicht darum, die Realität zu ändern, wohl aber darum, das Erleben Ihrer augenblicklichen Belastung/Herausforderung zu verändern. Bitte beschreiben Sie mir jetzt, wozu Sie die Unterstützung durch ein Ressourcenteam gut gebrauchen können«.
>
> Wir beginnen damit, unterschiedliche Ressourcen, die für diese spezifische Situation hilfreich sein können, nacheinander im Dialog, quasi zu »entdecken«. Insgesamt hat es sich bewährt, mindestens drei unterschiedliche Ressourcen/Teammitglieder zu finden. Diese werden dann einzeln jeweils mit BLS (Tapping) verankert. Zum Schluss wird das gesamte Ressourcenteam nochmals zusammen mit BLS verankert. Hilfreiche Ressourcen können z. B. sein: eine Fantasyfigur, Schutzengel, innere Weisheit, TRUST-Karte als Fokus, Wohlfühlort, innerer Helfer, Krafttier, Symbol für Geborgenheit, ein Familienmitglied oder ein Baum.
>
> Die einzelnen Schritte:

1. **Beschreibung des gegenwärtigen Problems/der gegenwärtigen Lebenssituation**
   Die/der Patient:in beschreibt eine gegenwärtige Belastung/Lebenssituation, in der eine Unterstützung durch ein Ressourcenteam gebraucht wird.
2. **Testen der Bilateralen Stimulation (BLS)**
   Das Ressourcenteam kann selbstverständlich auch ohne BLS exploriert werden. In der Praxis hat sich gezeigt, dass die Verankerung der Ressourcen durch die/den Therapeut:in eine besonders stärkende Wirkung entfaltet. Dazu setzen sich Therapeut:in und Patient:in gegenüber und die/der Therapeut:in fragt zu Beginn, ob es ok ist, die Knie der/des Patient:in zur Anwendung der BLS zu berühren. Verschiedene Aspekte der BLS werden »getestet«: Geschwindigkeit, Stärke des Klopfens, oben auf den Knien oder seitlich.
3. **Exploration und Verankerung mit Bilateraler Stimulation von drei hilfreichen Ressourcen**
   Die/der Therapeut:in exploriert insgesamt drei Ressourcen, die für den Umgang mit der Belastung/Lebenssituation hilfreich und sinnvoll erscheinen. Diese werden nacheinander empathisch hilfreich exploriert und notiert und einzeln nacheinander mit BLS verankert.
   Hinweis: Es ist hilfreich, die Suche nach passend erscheinenden Ressourcen aktiv zu unterstützen und offene ermutigende Anregungen dazu auszusprechen, wenn von der/dem Patient:in keine Einfälle kommen. Bei der Verankerung kann die/der Therapeut:in dazu auffordern, das Stärkende des jeweiligen Ressourcenteam-Mitglieds mit allen Sinnen zu spüren.
   Hinweis: Es ist wichtig, die einzelnen Ressourcen mit vielen Details zu beschreiben. Dadurch wird das Ressourcennetzwerk maximal stimuliert. Die BLS wird jeweils nach der intensiven Aktivierung einer Ressource/eines Teammitglieds durchgeführt.
4. **Validierung der neuen Erfahrung/Verankerung des gesamten Ressourcenteams**
   Zum Schluss wird das gesamte Ressourcenteam nochmals mit BLS verankert. Die/der Therapeut:in benennt hierzu nochmals alle Ressourcen nacheinander anhand der eigenen Notizen. Durch die Aktivierung von »Ego-States«, die mit Bewältigungskompetenz verbunden sind, verändert sich meist unmittelbar die Wahrnehmung des Problems, der Lebenssituation. Die aktuelle Belastung reduziert sich oder das Problem erscheint möglicherweise aus der Erfahrung eines anderen Blickwinkels heraus gar nicht mehr belastend. Dieses gestärkte Kompetenzerleben wird abschließend nochmals mithilfe BLS verankert. Falls die Belastung dennoch relativ hoch ist, kann auch das Finden einer weiteren passenden Ressource noch passendere symbolhafte Ego-States aktivieren, die das Erleben der gegenwärtigen Belastung/Lebenssituation weiter verändern helfen.
5. **Abschluss und ggf. Symbolisierung des neuen Erlebens**
   Zum Abschluss ermutigt die/der Therapeut:in noch dazu, spontan ein Motto, ein Symbol oder ein Wort für das gesamte Ressourcenteam zu finden. Dies kann dann als Ankerreiz in der konkreten Situation oder auch zwischendurch

zur weiteren Bahnung des Kompetenzerlebens im Umgang mit der Belastung/ der Lebenssituation genutzt werden. Diese Symbolisierung der neuen Erfahrung kann dann abschließend nochmals durch Bilaterale Stimulation verankert werden.

Bitte denken Sie daran, dass in Krisenzeiten oder extremen Belastungssituationen die Exploration und Stärkung durch ein Ressourceteam besonders achtsam und liebevoll mit Neugier und viel Freude am hilfreichen Perspektivenwechsel erfolgen sollte.

Fallbeispiel:

Die 47-jährige Patientin kommt mit heftigen Kopfschmerzen zur Psychotherapie. Sie berichtet davon, dass ihr Onkologe, den sie wegen der starken Kopfschmerzen kontaktiert hatte, ihr empfohlen habe, dies zunächst ein paar Tage zu beobachten, und falls sich nichts an der Symptomatik ändert, bzw. wenn die Schmerzen schlimmer würden, weitere Diagnostik zu veranlassen. Die Patientin äußert große Angst, vielleicht schon Hirnmetastasen zu haben. Zur kurzfristigen Unterstützung wird das Ressourceteam durchgeführt und zum Abschluss gemalt. Zunächst ist die Patientin sehr skeptisch, doch bereits bei der Verankerung, der ersten hilfreichen Ressource, einem Schutzengel, spürt sie etwas Erleichterung und ihr Interesse an weiteren Ressourceteam-Mitgliedern ist geweckt. Als zweite Ressource taucht die Vorstellung von einem kleinen Kind auf, das sie freundlich anschaut. Auch diese Ressource wird mit BLS verankert. Bei der »Suche« nach einem weiteren Teammitglied erinnert sie spontan, dass ihre Mutter ihr als kleines Kind, wenn sie krank war, immer eine Kraftsuppe zur Stärkung gekocht habe. Zur Validierung der unerwarteten hilfreichen Erfahrung hat die Patientin ihr Ressourceteam noch spontan mit Wachsmalkreide zum Abschluss der Sitzung gemalt (▶ Abb. 2.5).

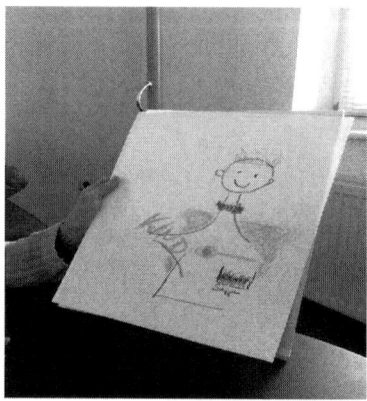

Abb. 2.5: Ressourceteam einer 47-jährigen Patientin mit metastasiertem Brustkrebs: Der Schutzengel schenkt dem Kind Geborgenheit und füttert es mit Kraftsuppe.

6. Sitzung

Update: Zu Beginn der sechsten Sitzung stellt die/der Therapeut:in zunächst wieder den Bezug zur letzten Sitzung her: Kurze Fragen zu Erfahrungen mit den individuellen Wegen zur Resilienzstärkung werden gestellt. Zudem werden aktuelle Themen und Erfahrungen erfragt. In dieser Sitzung geht es um Krankheitsverarbeitung und den Umgang mit spezifischen Belastungen wie Schmerzen, Progredienzangst und Fatigue.

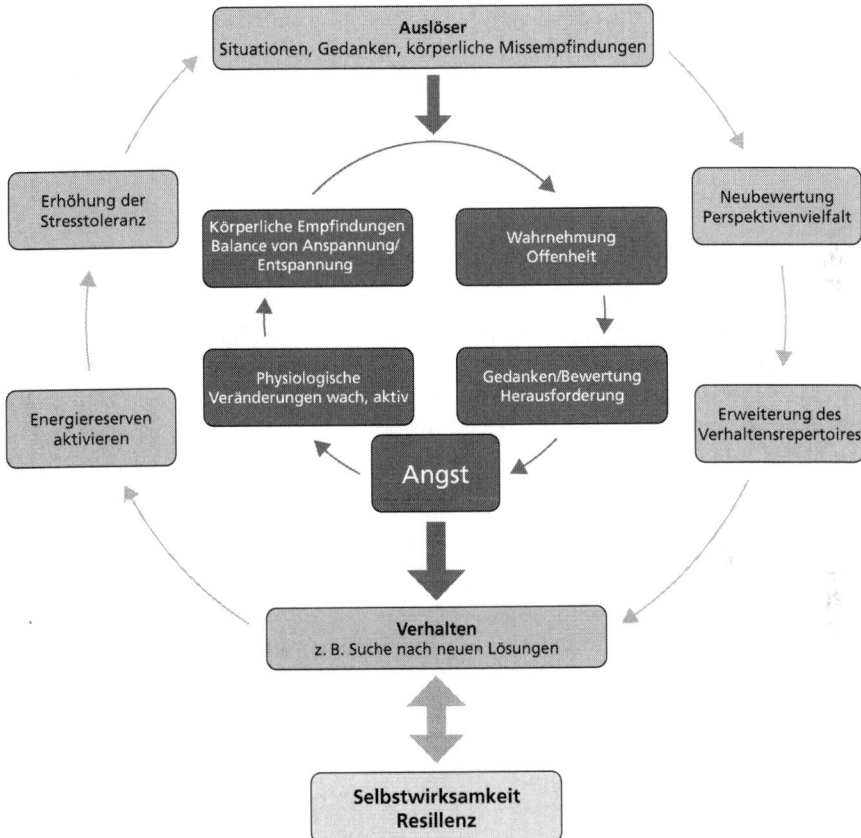

Abb. 2.6: Der Resilienzkreis der Angst (Isermann und Diegelmann 2022, S. 52)

Dazu wird der »Resilienzkreis der Angst« (▶ Abb. 2.6) vorgestellt und auf den Umgang mit eigenen Herausforderungen bezogen. Im Unterschied zum Teufelskreis der Angst (Margraf und Schneider 2008) wird durch gezielte Fragen dafür sensibilisiert, anhand des persönlichen Resilienzkreises den Zusammenhang von körperlichen Symptomen, Gedanken und Verhalten resilienzorientiert zu identifizieren. Durch gezieltes Nachfragen und »achtsames Entdecken« können sich neue, alternative Sichtweisen erschließen (Diegelmann et al. 2020). Besonders der Fokus auf Selbstwirksamkeit und Optimismus sollte bei den Interventionen zur Angstbewältigung im Vordergrund stehen (Gallagher et al. 2019).

Das Resilienzkreismodell lädt dazu ein, das komplexe Wechselspiel zwischen Auslösesituationen für Angst und gefühlter Resilienz mit einem ressourcenorientierten Fokus zu betrachten. Gezielte Fragen und Interventionen sollen dafür sensibilisieren, alternative Sichtweisen zu entdecken:

- Auslöser (Situationen, Gedanken, körperliche Missempfindungen) als Gelegenheit zur Neubewertung und Perspektivenvielfalt identifizieren
- Gedanken als Herausforderung identifizieren und als Einladung für eine erforderliche Erweiterung des bisherigen Verhaltensrepertoires annehmen
- Physiologische Veränderungen beobachten (Arousal als wach und aktiv betrachten, Energiereserven werden aktiviert)
- körperliche Empfindungen als Gelegenheit nutzen, um zu einer erhöhten Stresstoleranz zu kommen (für eine Balance von Anspannung und Entspannung sorgen)

Es geht darum, Angst und Auslösesituationen als Impuls für die Suche nach neuen Lösungen zu nutzen, mit dem Ziel, die Selbstwirksamkeit und Resilienz zu stärken. Auf dieser Grundlage lassen sich dann einzelne Behandlungsschritte konkret ableiten. Die neuen Sichtweisen/Erkenntnisse sollen durch gezielte Verhaltensexperimente in sensu und in vivo überprüft werden. Zur Orientierung für konkrete Interventionen bietet sich auch die Arbeit mit dem *Krisen-ABC* an (Diegelmann und Isermann 2011).

Fallbeispiel Angst vor MRT:

Die 47-jährige Patientin (metastasierter Brustkrebs) äußert in der Sitzung große Angst vor einer Kontrolluntersuchung/Magnetresonanztomografie (MRT). Sie könne nicht mehr richtig schlafen und könne keinen klaren Gedanken mehr fassen. Anhand des Resilienzkreises der Angst wird die Patientin dazu ermutigt, neue Erfahrungen mit ihrer Angst zu machen. Dazu bekommt sie Wachsmalkreide und wird gebeten, auf einem Blatt Papier spontan ihre Angst darzustellen (▶ Abb. 2.7).

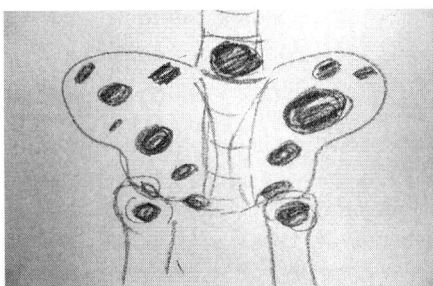

Abb. 2.7: Bild 1: Die Patientin malt ihre Angst vor der MRT und skizziert dazu ihre Vorstellung von ihren Knochenmetastasen

Im nächsten Schritt wird die Patientin gebeten, dieses erste Bild zur Seite zu legen. Sie bekommt ein neues Blatt Papier mit der Aufforderung, ein neues Bild entstehen zu lassen: »*Welches innere Bild könnte Ihnen helfen, mit weniger Angst zur MRT zu gehen? Schließen Sie dazu Ihre Augen und beginnen zu tappen (BLS) und sobald eine hilfreiche Idee dazu auftaucht, malen Sie diese spontan auf das zweite Blatt.*« (▶ Abb. 2.8).

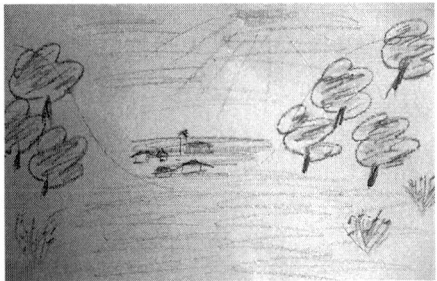

Abb. 2.8: Bild 2: Die Patientin malt den neuen Umgang mit ihrer Angst vor der MRT nach gezielter Ressourcenaktivierung mit BLS

Es entsteht ein inneres Bild mit blühenden Apfelbäumen, Sonnenschein, blauem Himmel und grüner Wiese. In der Ferne sieht sie ein Dorf mit einer Kirche. Diese tröstliche Vorstellung stärkt sie unmittelbar; sie kann daraufhin entspannter, angstfreier und optimistischer an die MRT-Untersuchung denken. Es fällt auf, dass in dem zweiten Bild die Form ihres Beckenumrisses auftaucht und sie dort hinein für sie wichtige Ressourcen gemalt hat: Heimatdorf, Kirche, Natur. Es ist nicht erforderlich und auch nicht unbedingt ratsam, dies zu deuten. Empfehlenswert ist es, darauf zu vertrauen, dass diese unbewusste Darstellung ihrer Ressourcen in dem vormals angstbesetzten Bereich ihre stärkende Wirkung entfaltet. Gegebenenfalls kann in späteren Sitzungen darauf noch Bezug genommen werden.

Body Scan zur Perspektivenerweiterung

Als weitere konkrete Intervention in dieser sechsten Sitzung kann die Arbeit mit dem *Body Scan* eine Möglichkeit sein, konkrete neue Perspektiven zu wecken. Über diesen kreativen Weg des Malens lassen sich neue Erfahrungen mit Progredienzangst, Schmerzen oder allgemein mit Belastungen anregen. Über die Identifikation mit dem eigenen Körper entsteht ein ungewohnter, neuer Erfahrungsraum auf der Bildebene. Das Malen mit Wachsmalstiften wirkt oftmals wie eine »eingebaute« Distanzierung zu den Belastungen. Durch die therapeutische Begleitung währenddessen erfolgt eine Validierung des inneren Erlebens. Durch die explizite Aufforderung, nach einem ersten gemalten Body Scan ein weiteres Bild entstehen zu lassen zu dem Fokus »Was kann dieser Körper gut gebrauchen«, wird die Perspektive im Umgang mit dem Körpererleben erweitert. Die Erlaubnis, angenehme und wohltuende Erfahrungen für den belasteten Körper zu spüren, kann gleichzeitig ressourcenorientierte Handlungsimpulse für die Zukunft wachrufen.

> **Instruktion *Body Scan*:**
>
> »Die folgende Übung kann Ihnen dabei helfen, wieder neue Ideen oder einen hilfreichen Fokus im Umgang mit Ihrem Körper für die nächste Zeit zu bekommen. Die Übung erfolgt in mehreren Schritten. Sie bekommen dazu als erstes ein großes Blatt Papier und Wachsmalkreide zum Malen. Es geht darum, dass Sie quasi spielerisch einen neuen Blick auf das Erleben Ihres Körpers bekommen.«
>
> Schritt 1: »Lassen Sie dazu in Ihren Gedanken eine Vorstellung von Ihrem Körperumriss entstehen. Diesen Körperumriss malen Sie dann bitte spontan mit einer Farbe auf das Blatt. Es entsteht dadurch eine Innenfläche und eine Außenfläche Ihres Körpers auf dem Papier.«
>
> Schritt 2: »Jetzt gestalten Sie die Innenfläche des Körpers. Sie können mit Farben oder mit Symbolen oder mit Worten dort spontan Ihre Themen, Symptome oder auch Fragen darstellen.«
>
> Schritt 3: Im dritten Schritt bittet die/der Therapeut:in darum, das erste Bild zur Seite zu legen und reicht ein neues Blatt mit den Worten: »Schließen Sie bitte jetzt Ihre Augen, beginnen Sie zu tappen (BLS) und lassen Sie dabei eine Vorstellung auftauchen, was für diesen, Ihren Körper angenehmer wäre. Was können Sie momentan gut gebrauchen? Das kann wieder ein Körperbild sein, aber auch etwas ganz anderes. Was spontan auftaucht malen Sie dann auf das neue Blatt.«

Die/der Therapeut:in begleitet den gesamten Malprozess aufmerksam, aber zurückhaltend, ohne Kommentare oder Deutungen.

Zum Abschluss können beide Bilder nebeneinandergelegt werden und es können Assoziationen und Erfahrungen und Wünsche dazu ausgesprochen werden. Durch den Malprozess entstehen oft spontan ganz neue Sichtweisen oder eine Sensibilisierung für bisher möglicherweise unbewusste Ressourcen oder Bedürfnisse (Diegelmann 2018).

2.2 Interventionsschwerpunkte und Interventionsbeispiele 1.–8. Therapiesitzung

Fallbeispiel:

Eine 83-jährige Patientin mit Darmkrebs hat Angst vor einem Rezidiv. Im ersten *Body Scan* (▶ Abb. 2.9) malt sie in ihrem Bauchraum die Narben nach der Darmkrebs-OP als schwarzes Kreuz, sie meint dazu, es drücke ihre Angst vor dem Sterben aus und ihre Hilflosigkeit. Sie malt spontan zusätzlich, was ihr in ihrem Umfeld guttut: Sie habe eine schöne Wohnung und ausreichend Freunde und sie liebe Spaziergänge in der Natur. Die Diagnose Darmkrebs habe ihr allerdings »den Boden unter den Füßen weggezogen«.

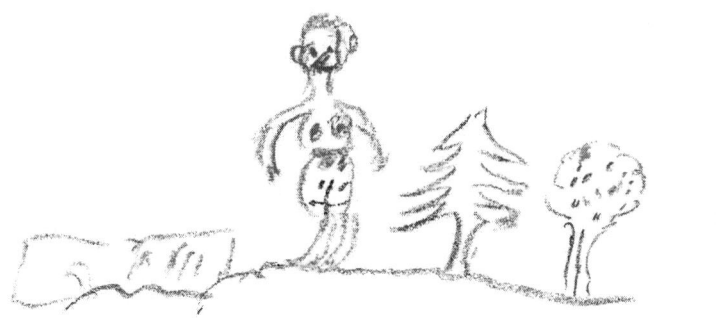

Abb. 2.9: 83-jährige Patientin mit Darmkrebs, Body Scan 1

Die Patientin beginnt nach Aufforderung unter BLS darauf zu achten, was sie braucht, was ihr Körper gut gebrauchen kann. Als neue Vorstellung/Bild taucht wieder ein Body Scan (▶ Abb. 2.10) auf. Jetzt sagt sie dazu: »Alles im Bauchraum ist im ›grünen Bereich‹, es fühlt sich wie eine runde Sache an, die OP ist gelungen, das zu spüren ist wirklich gut. Ich habe plötzlich das Gefühl, wieder mit beiden Beinen auf dem Boden zu stehen.«

Im Nachgespräch äußert sie ihre Freude über diese Erkenntnis und ist erstaunt über das damit veränderte Körpergefühl. Ihre Ängste seien wie verschwunden. Sie sei allerdings noch etwas misstrauisch, ob diese Veränderung wohl anhalten wird.

Zum Abschluss der Sitzung ermutigt die Therapeutin die Patientin dazu, diesen veränderten Gefühlen zu vertrauen, da ja die OP wirklich gelungen sei. In den folgenden Therapiesitzungen erlebt sich die Patientin gestärkt und zunehmend als selbstwirksam. Sie kann darauf vertrauen, dass sie in guter medizinischer Behandlung ist, auf die sie auch in Krisensituationen zurückgreifen kann.

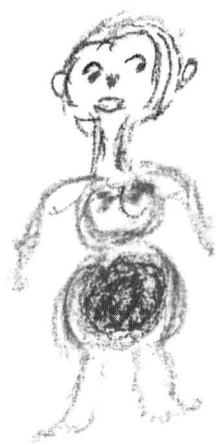

Abb. 2.10: 83-jährige Patientin mit Darmkrebs, Body Scan 2

Bei spezifischen Problemen und Symptomen sollten auch die entsprechenden Interventionen aus ▶ Kap. 3 berücksichtigt werden.

7. Sitzung

Update: Zu Beginn der siebten Sitzung wird zunächst auf Erkenntnisse und Erfahrungen seit der letzten Sitzung fokussiert. Veränderungen in der Zwischenzeit werden erfragt.

Grundsätzlich soll auch immer auf aktuelle Themen und Wünsche eingegangen werden. Diese Sitzung beinhaltet konkrete Impulse zur Achtsamkeit.

Jon Kabat-Zinn (2015), der Begründer der MBSR -Programme (Mindfulness Based Stressreduction) definiert Achtsamkeit (Mindfulness) folgendermaßen:

Achtsamkeit ist eine Form der Aufmerksamkeit, die

- absichtsvoll ist,
- sich auf den gegenwärtigen Moment bezieht und
- nicht wertend ist.

Der MBSR-Ansatz geht auf buddhistische Traditionen zurück und zielt auf ein nicht wertendes Gewahrsein dessen, was jeden Augenblick im Hier und Jetzt geschieht. Eine klassische Übung aus dem MBSR-Programm ist die sogenannte *Liebende-Güte-Meditation*.

Hierbei wird ähnlich wie in anderen imaginativen Übungen die Kraft der bildlichen Vorstellungen genutzt, um in Kontakt mit Gefühlen von Ruhe und Liebe zu kommen. Das Üben von Achtsamkeit kann durch tägliche Meditationsübungen vertrauter werden.

Liebende-Güte-Meditation: *Übung zur Resilienzstärkung*

Instruktion *Liebende-Güte-Meditation*:

»Zum Einstieg lenken Sie zunächst die Aufmerksamkeit auf Ihren Atem. Wenn Sie das Gefühl haben, in Kontakt mit Ihrem Atem und Ihrem Körper zu sein, dann richten Sie in diesem Augenblick einmal Ihre Aufmerksamkeit darauf, an jemanden zu denken für den oder die Sie Wärme und zärtliche Gefühle empfinden. Das kann ein Baby sein, ein kleines Kind, Ihr Partner/Ihre Partnerin oder vielleicht auch Ihr Haustier ... Es geht darum, dass Sie in diesem Moment einmal in sich warmherzige und liebevolle Gefühle zu jemandem wecken, es kann auch ganz allgemein Ihre Beziehung zur Natur sein, die Sie liebevoll in sich wachrufen ... Genießen Sie diese zärtlichen Momente und wenn Sie mögen, lächeln Sie dabei ...

Stellen Sie sich jetzt einfach einmal vor, wie es ist, wenn Sie mit dieser Person oder mit dem, was Sie sich vorstellen in Kontakt sind ... Spüren Sie, was diese Vorstellung in Ihnen auslöst ... Wenn die Gefühle von Liebe und positiver Stimmung in Ihnen spürbar sind, dann können Sie einmal diese Wahrnehmung von Liebe in einem nächsten Schritt auf sich selbst anwenden ... Spüren Sie, wie gut es tun kann, sich selbst mit liebevoller Aufmerksamkeit zu beachten ... Fragen Sie sich vielleicht, wann Sie selbst diese liebevolle Zuwendung gebrauchen können ... und schenken Sie sich in diesem Moment diese Zuwendung ...

In der Meditationsübung der liebenden Güte werden dazu traditionelle Formeln/Affirmationen angewandt, die Sie auch variieren können, z. B.:

- Möge ich (oder wir/er/sie) sicher und liebevoll wahrgenommen werden
- Möge ich sicher und liebevoll geborgen sein
- Möge ich glücklich sein
- Möge ich neugierig wie ein Kind sein
- Möge ich immer wieder einen Weg finden und Vertrauen spüren

Sie können diese Formeln im Stillen mehrmals wiederholen ...

Im nächsten Schritt können Sie diese wohlwollende und liebevolle Aufmerksamkeit von sich selbst wieder auf ein weiteres Umfeld oder auf einen Kreis von Menschen ausdehnen, z. B.:

- Mögen alle Menschen in meiner Nachbarschaft sicher und liebevoll geborgen sein
- Mögen alle Menschen auch in Krisenzeiten wieder frei werden von innerer oder äußerer Not

Zum Abschluss der Liebende-Güte-Meditation können Sie mit Ihrer Aufmerksamkeit nochmal zurück zum Ausgangsbild gehen. Nehmen Sie wahr, wie wohltuend es ist, diese Übung mit wohlwollenden und zärtlichen Gefühlen abzuschließen. Denken Sie daran, dass Sie diese Gefühle, wann immer Sie es möchten, wieder hervorrufen können.«

Zen-Kreis mit Visionen

Das übergeordnete Ziel im Zen-Buddhismus ist das Leben im Hier und Jetzt. Für das Erleben des Hier und Jetzt kann die folgende Übung mit dem *Zen-Kreis* ein Weg der Achtsamkeit sein, um spontan in Kontakt mit einem Zustand von innerer Ruhe, Gelassenheit und Stille zu kommen. Die Gestaltung eines Zen-Kreises wird in der japanischen Tradition »Ensó« genannt, es ist das japanische Wort für Kreis. Das Malen eines Ensó gilt als Ausdruck für den gegenwärtigen Moment, in dem das ganze individuelle Leben sich ausdrückt.

Instruktion *Zen-Kreis* mit Visionen:

»Sie bekommen ein Blatt Papier zum Malen und Wachsmalkreide. Bitte wählen Sie drei für Sie im Moment angenehme Farben davon aus.
Beginnen Sie auf dem Blatt mit der ersten Farbe sieben Kreise übereinander zu malen. Danach nehmen Sie die zweite Farbe und malen wiederum über die ersten Kreise nochmal sieben Kreise. Jetzt malen Sie mit der dritten ausgewählten Farbe über die Kreise nochmal sieben Kreise. Achten Sie einmal darauf, ob Sie beim Malen der Kreise mit dieser dritten Farbe eine innere Botschaft, ein Motto oder irgendein Wort oder Gefühl wahrnehmen, das Ihnen guttut. Notieren Sie das, was aufgetaucht ist, auf der Rückseite Ihres Zen-Kreises. Legen Sie dann das Bild mit den Kreisen zur Seite. Sie bekommen ein neues Blatt. Schließen Sie jetzt Ihre Augen und beginnen Sie zu tappen (BLS). Dabei achten Sie darauf, was eine noch schönere Vision für die nächste Zeit wäre. Lassen Sie alles auftauchen, ohne es zu bewerten, und malen Sie das, was aufgetaucht ist, auf das neue Blatt. Das können wieder Kreise sein oder auch etwas ganz anderes. Sie können dazu auch gerne alle Farben nutzen.«

Zum Abschluss werden die beiden Bilder nebeneinandergelegt und es können noch ein paar Gedanken dazu ausgetauscht werden.

Fallbeispiel:

56-jährige Patientin nutzt die Arbeit mit dem *Zen-Kreis* als Impuls für Entspannung im Hier und Jetzt. Im Zen-Kreis 1 malt sie die 3 x 7 Kreise (in Gelb, Blau und Violett) nacheinander in freier Form verteilt übereinander (▶ Abb. 2.11). Als Gefühl, das dabei aufgetaucht sei, beschreibt sie »Ruhe und Entspannung«. Sie möchte dies allerdings nicht auf die Rückseite schreiben.

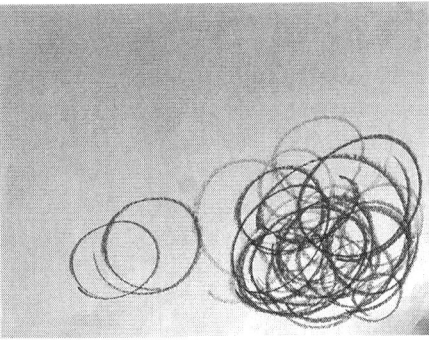

Abb. 2.11: 56-jährige Patientin mit Bauchspeicheldrüsenkrebs, Zen-Kreis 1

Sie bekommt ein neues Blatt, schließt ihre Augen und beginnt zu tappen (BLS) mit der Aufforderung, dabei darauf zu achten, was eine noch schönere Vision für die nächste Zeit wäre. Sie malt spontan mehrere Klangschalen in blauer Farbe und beschreibt, dass sie Töne von Klangschalen wahrgenommen habe und dies habe sich wie ein schöner Klangteppich angefühlt, von dem sie sich wie umhüllt gefühlt habe. Diese Klarheit und meditative Ruhe tue ihr sehr gut (▶ Abb. 2.12).

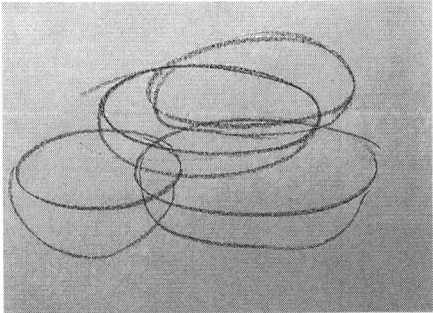

Abb. 2.12: 56-jährige Patientin mit Bauchspeicheldrüsenkrebs, Zen-Kreis 2

Im Nachgespräch äußert sie ihre Freude über diese unerwarteten Gefühle von Ruhe, Entspannung und Geborgenheit. Sie möchte sich daraufhin tagsüber mehr kleine Auszeiten gönnen und dabei darauf achten, was ihr Klarheit und Ruhe schenke.

8. Sitzung

Update: Zu Beginn dieser achten Sitzung werden zunächst Erkenntnisse und Erfahrungen seit der letzten Sitzung erfragt. Veränderungen in der Zwischenzeit sowie aktuelle Themen und Wünsche werden besprochen. Diese Sitzung lädt anfangs dazu ein, sich frühere Erfahrungen von Selbstwirksamkeit mit Hilfe einer Imagination bewusstzumachen. Im weiteren Verlauf der Sitzung werden die bisherigen Resilienzerfahrungen konkret identifiziert und unter Hinzunahme einer Resilienzschatzkiste explizit gewürdigt.

Die Idee, eine Bank-Imagination als Möglichkeit zur Selbstreflexion anzubieten, geht auf die Übung: »*Eine sichere Bank*« von Bea Engelmann (2019, S. 86–87) zurück. Die Redewendung »Jemand oder etwas ist eine sichere Bank« beschreibt umgangssprachlich das Gefühl, sich auf jemanden verlassen zu können oder ein Projekt mit erwartbarem (wünschenswerten) Ausgang: etwas Verlässliches (www.dwds.de 2022). Diese Metapher ist gut geeignet, sich mit einer Auswahl von Erfahrungen des eigenen Lebens zu beschäftigen, die persönliche Beispiele von gelungenem Selbstwirksamkeitserleben sind.

Meine sichere Bank/Selbstwirksamkeit spüren

Instruktion *Meine sichere Bank*/Selbstwirksamkeit spüren:

»Ich möchte Ihnen eine Übung vorstellen, in der es darum geht, dass Sie sich einmal ganz bewusst damit beschäftigen, welche drei bis fünf Erinnerungen zu bestimmten Lebensphasen auftauchen, in denen Sie sich selbstwirksam gefühlt haben. Dazu möchte ich Sie bitten, dass Sie sich in Gedanken auf eine schöne Bank setzen und diesen Moment des Ausruhens nutzen, um die ein oder andere Erinnerung zu dem Thema: »Wann in meinem Leben war ich selbstwirksam« auftauchen zu lassen.

Suchen Sie sich in Gedanken eine Bank dazu aus, die Ihnen gefällt, das kann eine Bank sein, die Sie kennen, es kann aber auch eine Bank in Ihrer Fantasie sein. Vielleicht fallen Ihnen dann spontan dazu einige Beispiele ein – Sie können aber auch dazu Ihr Leben in größeren Zeitabschnitten betrachten und entdecken auf diesem Spaziergang durch Ihr Leben Beispiele aus Ihrer Kindheit, Jugend, oder bestimmte Zeiten in der Partnerschaft, oder im Berufsleben, in der Freizeit, im Sport usw ... Sicher gab es in Ihrem Leben schon viele Momente, die da zusammenkommen können. Versuchen Sie jetzt einfach einmal, drei bis fünf Erlebnisse auszuwählen, in denen Sie sich selbstwirksam erlebt haben.

Das können persönliche Erfolge sein, Zeiten, in denen Sie etwas hinbekommen haben, was Sie sich vorgenommen haben oder in denen Sie ein persönliches Ziel erreicht haben. Oder auch Zeiten, in denen Sie sich stark gefühlt haben.

Wählen Sie drei bis fünf solcher Beispiele aus und wählen Sie dann dazu ein passendes Stichwort aus, mit dem Sie Ihre »sicheren Bänke« beschreiben können. Sie können sich auch vorstellen, dass Sie kleine Schildchen an der Bank anbringen mit dem stellvertretenden Motto/Stichwort für die Auswahl von Zeiten, in den Sie sich selbstwirksam erlebt haben. Notieren Sie auf dem Arbeitsblatt neben den »Bänken« Ihre Stichworte. In Zukunft können Sie sich dann auf Ihrer jeweils passenden »inneren Bank« ausruhen und mit einem Lächeln genießen, was Sie schon alles in Ihrem Leben hinbekommen haben«.

2.2 Interventionsschwerpunkte und Interventionsbeispiele 1.–8. Therapiesitzung

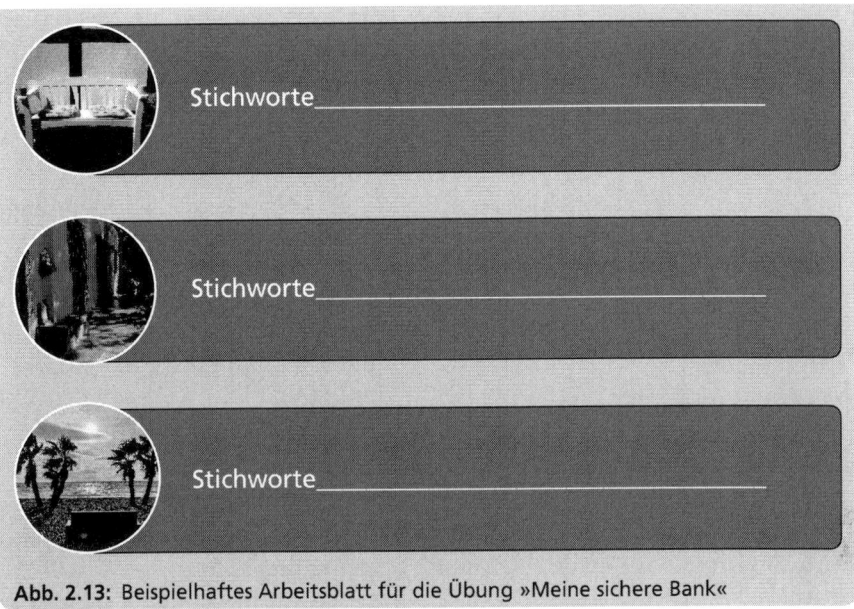

Abb. 2.13: Beispielhaftes Arbeitsblatt für die Übung »Meine sichere Bank«

Die Beschäftigung mit Erfahrungen der erinnerten Selbstwirksamkeit kann besonders auch in Zeiten hilfreich sein, in denen Patient:innen sich eher passiv und vielleicht auch hilflos und überfordert fühlen, um diesen Gefühlen entgegenzuwirken.

Fallbeispiel:

Eine 48-jährige Patientin mit Bauchspeicheldrüsenkrebs hat bereits die meisten Zyklen ihrer Chemotherapie hinter sich gebracht. Bei den vergangenen Zyklen hatte sie zunehmend belastende Nebenwirkungen. Jetzt, bei der bevorstehenden elften Chemotherapie äußert sie große Zweifel, ob sie weiterhin die Kraft aufbringen könne, dies weiter durchzustehen. Zur Unterstützung für die bevorstehende Chemotherapie wird die *Meine sichere Bank*-Übung zur Vorbereitung durchgeführt.

Erste Erinnerung zum Thema Selbstwirksamkeit: Sie erinnert eine Situation als Auszubildende, in der sie über lange Zeit sehr enttäuscht über das Verhalten ihres damaligen Chefs war. Schließlich habe sie sich gewehrt und ihm ihre Kündigung überreicht und ihm bei der Gelegenheit ihre Begründung dazu mitgeteilt. Dies habe dazu geführt, dass er sein Verhalten ihr gegenüber überdacht und geändert habe. Danach habe sie eine sehr gute Zeit gehabt und dort weiter gerne gearbeitet.

Stichworte 1. Bank: Mut und Belohnung.

Stichworte 2. Bank: Durchhaltevermögen und klare Ziele (Erinnerung an ihren berufsbegleitenden Besuch des Abendgymnasiums).

Stichworte 3. Bank: Risikobereitschaft und Selbstvertrauen (Gründung des eigenen Unternehmens).

Diese »inneren Bänke« konnte die Patientin gut während ihrer Chemotherapie nutzen; sie berichtet danach davon, dass ihr noch weitere »Bänke« aus ihrem Leben eingefallen seien. Die Beschäftigung mit Erfahrungen von Selbstwirksamkeit haben ihr gut geholfen, die Phasen des Zweifelns und der Ambivalenz mit einer anderen Perspektive zu erleben. Ihre Selbstwirksamkeitserwartung habe sich daraufhin insgesamt verbessert.

Würdigung der bisherigen Resilienzerfahrungen mit der Resilienzschatzkiste

Das Erleben von Resilienz ändert sich fortlaufend im Leben. Krisen und Krankheiten sind oft auch Impulsgeber für die Stärkung der eigenen psychischen Widerstandskraft, der Resilienz. Die Beschäftigung mit der Resilienzschatzkiste kann Patient:innen dafür sensibilisieren, was sie in ihrem Leben oder im Verlauf der bisherigen Psychotherapie bereits an Erfahrungsschätzen gesammelt haben. Den Inhalt dieser Schatzkiste können sie für einen konstruktiven Umgang mit ihren Erfahrungen im Kontext der Krebserkrankung, quasi als »Backup«, nutzen. Um die Resilienzschatzkiste zu füllen, brauchen Patient:innen etwas Zeit zur Reflexion (Diegelmann et al. 2020). Dazu kann ein schönes Heft oder ein Blatt Papier genommen werden und die einzelnen Buchstaben des Wortes »Resilienz« werden dann untereinandergeschrieben oder gemalt – oder jeweils auf eine Seite geschrieben.

Instruktion zur *Resilienzschatzkiste:*

»Nehmen Sie sich etwas Zeit, um sich Ihre eigene Resilienzschatzkiste zusammenzustellen. Dazu benennen Sie zu jedem Begriff eigene Erfahrungen oder Assoziationen:

- **R**essourcen: Welche Kraftquellen kenne ich?
- **E**ntspannung: Welche Möglichkeiten der Entspannung kenne ich und nutze ich?
- **S**oziale Kontakte: Wer oder was fällt mir dazu ein?
- **I**magination: Welche stärkenden inneren Bilder fallen mir ein?
- **L**iebe/Selbstliebe: Mit wem oder mit was fühle ich mich liebevoll verbunden? Was mag ich an mir?
- **I**nnehalten: Welche Momente oder Rituale schenken mir im Alltag kleine Auszeiten?
- **E**nthusiasmus: Was begeistert mich? Wofür engagiere ich mich mit Freude?

- **Natur:** Welche schönen Naturerfahrungen fallen mir ein?
- **Zeit:** Wofür nehme ich mir Zeit? Welche stärkenden Lebenszeiten fallen mir ein?

Variation:
Die Patient:innen können sich auch in einem weiteren Schritt damit beschäftigen, was sie gern in fünf Jahren in ihrer Resilienzschatzkiste zusätzlich haben möchten. Anschließend kann thematisiert werden, was sie heute dafür tun können, dass dies auch möglich werden kann.

Zum Abschluss der achten Sitzung wird nochmals der Grad der Belastung anhand des Distress-Thermometers erfragt.

Der Bezug zu individuellen Aspekten der eigenen Road to Resilience (5. Sitzung) kann aufgegriffen und ggf. zur Planung weiterer psychotherapeutischer Sitzungen genutzt werden. Im Rahmen einer ambulanten psychotherapeutischen Kurzzeittherapie (KZT 1) könnten die zusätzlichen vier Sitzungen genutzt werden, um die bisherigen Themen und Interventionen der acht TRUST-Basissitzungen zu vertiefen. In einer Übersichtsarbeit zu resilienzfördernden Interventionen bei Krebserkrankten zeigte sich, dass Interventionen mit einem Umfang von mindestens zwölf Therapiesitzungen und einer kumulativen Dauer von mindestens 24 Stunden die größten Effekte auf Resilienz und posttraumatische Reifung erzielten (Ludolph et al. 2019). Eine Umwandlung der KZT 1 in eine KZT 2 mit weiteren 12 Sitzungen könnte also sinnvoll sein.

Zusammenfassend:

- Die Themen und Interventionsschwerpunkte der acht TRUST-Basissitzungen fokussieren auf einen idealtypischen Verlauf im psychoonkologischen Einzel-Setting. Einzelne Schritte und Interventionen können auch situationsspezifisch und in unterschiedlichen Settings flexibel angewandt werden, um den Behandlungsfokus resilienzorientiert auszurichten.
- Das Resilienzkreismodell lädt dazu ein, das komplexe Wechselspiel zwischen Auslösesituationen für Angst und gefühlter Resilienz mit einem ressourcenorientierten Fokus zu betrachten. Gezielte Fragen und Interventionen sensibilisieren dafür, alternative Sichtweisen zu entdecken und können Impulse zur Krankheitsakzeptanz geben.
- Die Interventionen sind ressourcenorientiert, praxiserprobt und orientieren sich an den Prinzipien der Kognitiven Verhaltenstherapie, der Psychotraumatherapie, der Positiven Psychologie und beinhalten achtsamkeitsbasierte Vorgehensweisen.
- Konkrete Instruktionen und Interventionen zu resilienzfokussierenden Themen, wie z. B. 10 Individuelle Wege zur Resilienz, Selbstwirksamkeitserwartung, Kohärenzgefühl werden praxisnah auch anhand von anschaulichen Fallbeispielen vorgestellt.

3 Psychoonkologische Konzepte und Interventionen für spezifische Situationen

3.1 Resilienz und posttraumatisches Wachstum in der Psychoonkologie

In der psychoonkologischen Praxis erleben wir häufig, dass Menschen durch ihre Krebserkrankung neben allem Leid letztlich Impulse für eine persönliche Reifung erhalten haben. Zur Frage, wie und wodurch Menschen belastende Situationen überwinden und gar noch daran reifen können, gibt es sowohl in der Psychoonkologie als auch in der Traumatherapie eine Vielzahl von Konzepten.

In der Psychoonkologie spielten über viele Jahre Coping-Konzepte eine große Rolle.Im Rahmen dieser Forschung wurden unterschiedliche Coping-Stile postuliert und unterschiedliche Fragebögen entwickelt, die zwischen fünf und bis zu dreißig »Coping-Stile« ergaben. Zu so ermittelten »hilfreichen« Coping-Strategien wurden dann auch spezifische Kurse für Krebserkrankte (»coping skills trainings«) angeboten, in denen beispielsweise der Kampfgeist (»fighting spirit«) trainiert werden sollte (Schwarz 1997; Isermann 2006). Letztlich erwiesen sich die anfangs vielversprechenden Forschungsergebnisse bezüglich der Überlebensvorteile bestimmter Coping-Strategien in späteren Studien als nicht haltbar.

Mehr auf persönliche Eigenschaften und Haltungen zielt das Salutogenese-Konzept von Antonovsky (1987) ab. Zentral ist dabei das Konzept des Kohärenzgefühls (sence of coherence), das sich aus den drei Dimensionen der Verstehbarkeit (comprehensibility), der Handhabbarkeit (manageability) und der Sinnhaftigkeit (meaningfulness) zusammensetzt. Obwohl Antonovsky selbst das Kohärenzgefühl eher als relativ statisches, überdauerndes »Trait-Konzept« oder Wahrnehmungsmuster angesehen hat, können die drei Dimensionen besonders auch für die psychoonkologische und auch die traumatherapeutische Praxis einen plausiblen Rahmen bieten. In einer schwedischen prospektiven Studie über zehn Jahre mit 478 Patientinnen mit invasivem Brustkrebs zeigten Patientinnen mit hohem Kohärenzgefühl ein um 63 % geringeres Risiko der Krebs-Progression und sogar ein um 80 % geringeres krebsbezogenes Sterberisiko. Die Autorinnen folgern, dass das Kohärenzgefühl einen guten Rahmen bietet, um individuelle Unterstützungskonzepte für Patient:innen während ihrer Behandlung zu entwickeln (Lindblad et al. 2018).

Das Konzept der posttraumatischen Reifung oder des posttraumatischen Wachstums (Posttraumatic Growth, PTG) bezieht sich darauf, dass Menschen die Fähigkeit haben, Traumata und andere existenziell bedrohliche Lebensereignisse zu überwinden und dadurch sogar zu reifen und zu wachsen (Tedeschi und Calhoun

2004). Tatsächlich berichten die meisten Menschen nach einem traumatischen Ereignis, daran gewachsen zu sein (Tedeschi et al. 2018). Dies kann sich auch bei Krebserkrankten in verschiedenen Bereichen zeigen. Die Sicht auf die Welt und auf das eigene Leben kann sich in Richtung von mehr Wertschätzung und Dankbarkeit ändern und neue Präferenzen und Lebensziele können entwickelt werden. Allerdings zeigt die Forschung zu dem psychologisch plausiblen Konstrukt des posttraumatischen Wachstums Grenzen, zumal PTG meist subjektiv und retrospektiv gemessen wird (Maercker und Zoellner 2004; Infurna und Jayawickreme 2019). Das Konzept des posttraumatischen Wachstums kann durchaus positive Erwartungen und Hoffnung wecken. Allerdings kann dadurch aber gerade in der Psychoonkologie ein unangemessener Druck erzeugt werden. Auch angesichts der sehr heterogenen Forschungslage zur posttraumatischen Reifung schlagen Zöllner und Maercker (2006) ein Zweikomponentenmodell vor (Januskopfmodell):

»Danach haben Aussagen zum subjektiven Wachstum nach der Traumatisierung zwei Seiten, die unter Berücksichtigung zeitlicher Aspekte beide adaptiv sein können:
1. Positive psychische Anpassung im Sinne des ursprünglichen Konzepts posttraumatischer Reifung.
2. Illusorische Komponente, bei der sich eine posttraumatische Reifung als Wunschdenken zur Selbsttäuschung oder -beruhigung ausdrückt (›Es muss doch für etwas gut gewesen sein‹).

Die zweite Komponente scheint ... jedoch längerfristig als Form kognitiver Vermeidung die Auseinandersetzung mit dem Erlebten zu behindern.« (Maercker et al. 2019, S. 97)

Die Autoren weisen auch darauf hin, »dass zwischen einer Krisenfokussierung einerseits und einer Wachstumsorientierung andererseits nicht polarisiert werden sollte, vielmehr handelt es sich bei den psychopathologischen Folgen traumatischer Erfahrungen einerseits und der posttraumatischen Reifung andererseits um unabhängige Dimensionen, die nicht aufeinander bezogen werden können« (Maercker et al. 2019, S. 96). Die individuelle Resilienz (Kap. 1.1) ist ein wichtiger protektiver Faktor, der einen entscheidenden Einfluss auf die Bewältigung einer Krebserkrankung haben kann. Resilienz kann sich aus vielfältigen Quellen speisen, dazu gehören u. a. Selbstwirksamkeitserwartung, Optimismus, positive Gefühle, kognitive Flexibilität, Lebenssinn, Spiritualität, positive Coping-Erfahrungen, Kohärenzsinn oder soziale Unterstützung. Resilienz ist dynamisch und verändert sich u. a. durch Umwelt, Lebensumstände und situative Faktoren (Seiler und Jenewein 2019). In der Übersichtsarbeit von Seiler und Jenewein (ebd.) wird neben den Resilienzfaktoren die Beziehung zwischen Resilienz und posttraumatischem Wachstum untersucht. Sie schlagen die theoretische Unterscheidung zwischen zwei Resilienz-Wegen vor: Einem direkten Pfad über Persönlichkeitseigenschaften oder bestimmte Coping-Strategien sowie einen zweiten, indirekten Weg über Anpassungsprozesse bezogen auf das Selbst, persönliche Werte und persönliches Wachstum (PTG). Sie ziehen aber auch das Resümee, dass Krebspatient:innen vielfältige, oft unerwartete Wege zur Resilienz finden. Und obwohl es sehr unterschiedliche Wege der Krankheitsbewältigung bei Krebs gibt, nimmt die Erkenntnis zu, dass Resilienz bei lebensbedrohlichen Erkrankungen häufiger ist als erwartet und dass die Förderung von

Resilienz und posttraumatischem Wachstum bereits während der Akutbehandlung letztlich zu einer besseren Krankheitsbewältigung führen kann.

Im Rahmen von Krankheiten äußert sich posttraumatisches Wachstum häufig in einer Dankbarkeit im Hinblick auf den Krankheitsverlauf und die Behandlungsmöglichkeiten, einer größeren Wertschätzung verschiedener Lebensaspekte, mehr Sinn für Spiritualität, einer Stärkung und Neusortierung von Beziehungen und Freundschaften, positiven Erfahrung im Rahmen der medizinischen Betreuung und einer veränderten Prioritätensetzung im Leben (Diegelmann et al. 2020). Am häufigsten werden *intensivere Beziehungen* erlebt, die sich durch eine stärkere Verbundenheit mit anderen, Mitgefühl, dem Bewusstsein, dass menschliche Verbindungen wichtig sind, der Erfahrung, dass andere gut zu mir sind und der Akzeptanz, andere zu brauchen, äußern. Betroffene berichten häufig einen tieferen Lebenssinn, indem sie bemerken, was wirklich wichtig ist im Leben, das Leben mehr wertschätzen und auch kleine Dinge zu würdigen wissen (Diegelmann et al. 2020).

Zur Förderung von posttraumatischem Wachstum können positive Emotionen unterstützt werden und eine Sinnfindung im Erlebten angeregt werden. Positive Emotionen ermöglichen einen Zugang zu neuen Lösungswegen und Perspektiven. Sie erleichtern zudem den Aufbau neuer Beziehungen und dämpfen die Wirkung negativer Emotionen. Die Unterstützung von positiven Emotionen kann somit die psychoemotionale Grundlage für die Förderung posttraumatischen Wachstums schaffen (Diegelmann 2006, 2010a; Mangelsdorf 2020).

Die Unterstützung bei der Sinnfindung durch den Versuch, einen Sinn in einer als schmerzvoll und zugleich sinnlos erlebten Situation zu finden, kann hilfreich sein. Folgende Fragen können dabei unterstützen (Mangelsdorf 2020):

- Aus heutiger Sicht: Wofür war es gut?
- Wie können die Erfahrungen heute für die eigene Person oder andere nutzbar gemacht werden?
- Wozu hat die Erfahrung die Person befähigt?

Die Beantwortung dieser Fragen kann Betroffenen dabei helfen, einen Perspektivenwechsel zu erreichen, der die Integration der Belastung erleichtern und Wachstum positiv beeinflussen kann (Mangelsdorf 2020).

Zum Verhältnis von Resilienz und posttraumatischem Wachstum benutzen Lepore und Revenson (2006) eine Baum-Metapher für drei Facetten von Resilienz:

- Recovery: Bei einem Sturm biegt sich der Baum und wenn der Wind sich legt, kehrt er in seine vorherige Form zurück. Diese Elastizität ist ein wichtiger Aspekt von Resilienz.
- Resistance: Der Baum lässt sich durch den Sturm nicht verbiegen, er hält stand (Methapher der Eiche, die nichts umhaut).
- Reconfiguration: Der Baum passt sich nicht nur vorübergehend dem Sturm an. Er kehrt nicht zurück zu der vorhergehenden Form. Stattdessen passt er seine Gestalt an die aktuelle Situation an und ist damit gegen spätere Stürme besser gewappnet.

Sie folgern aus ihrer Analyse, dass posttraumatisches Wachstum als ein mögliches positives Ergebnis des Rekonfigurationsprozesses beschrieben werden kann: »In summary, we conceive of resilience as a multidimensional construct that encompasses a variety of adaptive processes and outcomes. Resilience is evident when individuals are able to resist and recover from stressful situations, or reconfigure their thoughts, beliefs, and behaviors or adjust to ongoing and changing demands (Lepore und Ravenson 2006, S. 27).

Ähnlich argumentieren Ludolph et al. (2019): »Resilienz und posttraumatisches Wachstum sind eng miteinander verwandte Konzepte, vor allem im Sinne von Rekonfiguration, da zahlreiche Resilienzfaktoren auch mit posttraumatischem Wachstum assoziiert sind (Ludolph et al. 2019)«. Sie untersuchten, welche resilienzfördernden Interventionen bei erwachsenen Patienten mit Krebs wirksam sind. In der Arbeit werden Resilienz und posttraumatische Reifung gleichwertig behandelt. Größtenteils positive Effekte erzielten Interventionen auf der Grundlage der Positiven Psychologie, der supportiv-expressiven Gruppentherapie sowie verhaltenstherapeutische oder achtsamkeitsbasierte Maßnahmen (Ludolph et al. 2019, S. 864). Die Stärkung von Resilienz durch gezielte Interventionen, wie sie in diesem Buch vorgestellt werden, ist ein wichtiger Beitrag in der Behandlung von Krebserkrankten. Angesichts der sehr unterschiedlichen persönlichen, situativen und sozialen Bedingungen der Betroffenen in jeweils spezifischen Situationen der Krebserkrankung bedarf es – ähnlich wie in der zunehmend individualisierten medizinischen Krebstherapie – dazu einer breiten Palette von resilienzorientierten psychoonkologischen Herangehensweisen und Tools, um den individuellen Bedürfnissen gerecht zu werden.

Zusammenfassend:

- Zur Frage, wie und wodurch Menschen existenziell belastende Situationen überwinden und gar noch daran reifen können, gibt es sowohl in der Psychoonkologie als auch in der Traumatherapie eine Vielzahl von Konzepten.
- Die individuelle Resilienz ist ein wichtiger protektiver Faktor, der einen entscheidenden Einfluss auf die Bewältigung einer Krebserkrankung haben kann.
- Resilienz kann sich aus vielfältigen Quellen speisen; dazu gehören u. a. Selbstwirksamkeitserwartung, Optimismus, positive Gefühle, kognitive Flexibilität, Lebenssinn, Spiritualität, positive Coping-Erfahrungen, Kohärenzsinn oder soziale Unterstützung. Resilienz ist dynamisch und verändert sich u. a. durch Umwelt, Lebensumstände und situative Faktoren.
- Das Konzept der posttraumatischen Reifung oder des posttraumatischen Wachstums (Posttraumatic Growth, PTG) bezieht sich darauf, dass Menschen die Fähigkeit haben, Traumata und andere existenziell bedrohliche Lebensereignisse zu überwinden und dadurch sogar zu reifen und zu wachsen.
- Eine Folge einer belastenden Situation kann posttraumatisches Wachstum mit einer Erweiterung der persönlichen Ressourcen darstellen.
- Im Rahmen von Krankheiten äußert sich posttraumatisches Wachstum häufig in einer Dankbarkeit im Hinblick auf den Krankheitsverlauf und die Be-

> handlungsmöglichkeiten, einer größeren Wertschätzung verschiedener Lebensaspekte, mehr Sinn für Spiritualität, einer Stärkung und Neusortierung von Beziehungen und Freundschaften, positiven Erfahrung im Rahmen der medizinischen Betreuung und einer veränderten Prioritätensetzung im Leben

3.2 Krisenintervention und Traumabearbeitung in der Psychoonkologie

Im Rahmen der Aktualisierung der S3-Leitlinie »Psychoonkologische Diagnostik, Beratung und Behandlung von erwachsenen Krebspatienten« wurde erstmals die psychoonkologische Krisenintervention aufgenommen, um die Versorgung von Patient:innen mit einer Krebserkrankung zu verbessern. Es wird dabei darauf hingewiesen, dass das Risiko einer psychischen Störung oder akuten Krisenreaktion durch krankheitsbezogene Stressoren besonders bei Patient:innen mit reduzierten Bewältigungsressourcen, mit früheren traumatischen Erfahrungen, bei fehlender sozialer Unterstützung und bei multiplen somatischen Problemkonstellationen sowie zusätzlichen krankheitsunabhängigen Stressoren steigt (Weis et al. 2022; Wickert 2020).

»Entgegen früherer Annahmen zeigen prätraumatische und biografische Aspekte weniger große Zusammenhänge mit der späteren Entwicklung von Traumafolgestörungen als peri- und v. a. als post-traumatische Einflüsse« (Bengel et al. 2019a, S. 376). Dies unterstreicht die Bedeutung der psychoonkologischen Interventionen von Anfang an.

Es geht darum, von Beginn an durch gezielte Krisenbewältigungsimpulse einer Chronifizierung von dysfunktionalen psychischen Reaktionen vorzubeugen. Eine Krisenintervention sollte in der Regel drei Phasen durchlaufen: Emotionale Entlastung, Reflektion des Krisenanlasses und Reintegration. Belastungen und existenzielle Herausforderungen führen nicht zwangsläufig zu Krisen im Leben. Erst, wenn das individuelle Bewältigungspotential nicht mehr als ausreichend empfunden wird, um Lösungswege entstehen zu lassen, können sich Krisen manifestieren. Bedeutsame Lebensziele werden durch belastende existenzielle Erfahrungen oder äußere Lebensumstände schnell in Frage gestellt. Das Gefühl der Selbstwirksamkeit ist beeinträchtigt. Gewohnte Problemlösestrategien reichen oftmals nicht aus.

> »Seit meiner Kontrolluntersuchung am letzten Dienstag bin ich völlig durcheinander. Der Arzt hat mir bei der Sonographie gesagt, dass es einen auffälligen Befund gibt, der mit Hilfe einer MRT-Untersuchung abgeklärt werden sollte. Er hat auch gleich einen Termin für mich vereinbart, allerdings ist der Termin erst in der übernächsten Woche. Es gab keinen früheren Termin. Als der Arzt gesehen hat, wie geschockt ich war, hat er versucht, mich zu beruhigen. Er meinte, dass es sich wahrscheinlich um Narbengewebe handeln würde, was völlig

harmlos sei. Aber mich hat das völlig aus der Bahn geworfen. Ich kann nicht mehr schlafen, mich bei der Arbeit kaum noch konzentrieren, in meinem Kopf dreht sich ständig das Gedankenkarussell: Gerade schien doch endlich alles wieder gut, ich fühlte mich gesund. Was soll aus meinen Kindern werden, wenn ich wieder krank werde und vielleicht sterbe? Ich halte das nicht mehr aus. Ich habe mich krankschreiben lassen, weil es bei der Arbeit einfach nicht mehr ging, aber zu Hause drehe ich völlig durch. Ich fühle mich plötzlich auch körperlich krank, habe Rückenschmerzen und denke, das sind wahrscheinlich schon Knochenmetastasen.«
(Patientin, 42 Jahre, drei Jahre nach ihrer Brustkrebs-Diagnose und -Behandlung.)

Was ist zu tun, um ein konstruktives Bewältigungsverhalten anzuregen? Zur Verhinderung eines dysfunktionalen Krisenbewältigungsverhaltens können folgende Tools für alle Settings der Behandlung von an Krebs erkrankten Menschen handlungsleitende Impulse geben (▶ Tab. 3.1).

Tab. 3.1: Bewährte Tools zur Krisenintervention

Tools	Erläuterung
Explizite Validierung der Ausnahmesituation	z. B. Blickkontakt aufnehmen, Zeit geben, Verständnis äußern, Normalisieren der psychischen Reaktionen, »Affect Labeling« zur Emotionsregulation nutzen (Torre und Lieberman 2018).
Psychoedukation anschaulich und praxisnah vermitteln.	z. B. mit Hilfe der *Zitronenimagination* (allein die Vorstellung einer Zitrone löst körperliche Reaktionen aus) die Bedeutung von Gedankenmanagement hervorheben; Erläuterung, z. B. anhand des van der Kolk-Modells (Kap. 1.3): Was kann ich selbst tun, um ein »arbeitsfähiges Gehirn« zu bekommen?
Frage nach früheren Krisenerfahrungen und Bewältigungswegen	Hilfreiche Fragen: Haben Sie bereits Krisen erlebt? Was hat Ihnen dabei geholfen, diese zu bewältigen? Es ist völlig normal zunächst keinen Weg zum Umgang mit der Diagnose Krebs zu sehen, wenn Sie diese Erfahrung bisher nicht kennen. Erlauben Sie sich, darauf zu vertrauen, dass Sie Ihren eigenen Weg damit finden werden und auch Wegweiser dafür erfragen und entdecken können.
Je nach individueller Krisensituation und Krankheitsphase unterschiedliche Tools anwenden.	z. B. Interventionen aus dem Krisen-ABC anbieten (Diegelmann und Isermann 2011): Keep cool: das Stresssystem herunterfahren, das Gehirn mit Hilfe von Entspannung, Aufmerksamkeitslenkung etc. in einen »arbeitsfähigen« Zustand versetzen, um Zugang zu eigenen Bewältigungspotenzialen finden zu können. Ressourcen aktivieren: an stärkende individuelle Erfahrungen anknüpfen. Innehalten: Achtsamkeitsübungen, im Hier und Jetzt gegenwärtig sein. Sinn finden: eigene Ziele und Werte entwickeln.

Tab. 3.1: Bewährte Tools zur Krisenintervention – Fortsetzung

Tools	Erläuterung
	Engagement: soziale Beziehungen aktiv pflegen, Dankbarkeitstagebuch führen. **Neues entdecken:** neue Wege gehen, im Alltag neue Erfahrungen machen. **Aktiv werden:** Bewegung praktizieren, Ernährungsverhalten gestalten und stärkende Gedanken entwickeln, Rituale nutzen, positive Erfahrungen archivieren. **Bewertungen hinterfragen:** stärkende Leitsätze, Metaphern und innere Bilder entwickeln, Wege aus dem Teufelskreis negativer Erwartungen identifizieren. **Chancen erkennen:** neue Lebensthemen entdecken, einen neuen Blick auf die Welt und das eigene Leben entwickeln, dysfunktionale Gedankenschleifen unterbrechen und auch kleinste Erfolge bemerken und selbst würdigen.
An stärkende individuelle Erfahrungen anknüpfen, objektive Ressourcen erfragen und benennen: z. B. biografische, soziale, materielle, kulturelle, spirituelle Erfahrungen. In Belastungssituationen werden diese oftmals nicht bewusst von allein wahrgenommen.	Haben Sie ein stabiles soziales Netz, fühlen Sie sich in Ihrer Wohnung, in Ihrem Zuhause gut aufgehoben, welche Ressourcen/Lebensbereiche nutzen Sie zum Auftanken? Was kann Sie momentan ermutigen, diese Lebensherausforderung anzunehmen? TRUST-Protokoll zur Resilienzstärkung (Kap. 2.2).
Fragen nach Bedürfnissen, Erfahrungen und speziellen Lebensthemen	Was sollte ich von Ihnen wissen, damit ich Sie gut behandeln kann (nach Chochinov 2017)? Worüber haben Sie sich, trotz allem, heute schon gefreut?

Traumatherapeutische Interventionen in der Psychoonkologie

Ist eine Krebserkrankung ein Trauma? Eine lebensbedrohliche Erkrankung wurde gemäß DSM-IV ausdrücklich als Trauma definiert (A-Kriterium), aufgrund dessen eine Posttraumatische Belastungsstörung (PTBS) diagnostiziert werden kann, wenn die entsprechenden Symptome vorliegen. In der neuen Fassung (DSM-5), in der erstmals »Trauma and Stress-Related Disorders« eine eigene Kategorie bilden, wurde dies relativiert. Studien hatten ergeben, dass viele Krebsbetroffene zwar typische Symptome einer PTBS zeigten, aber nicht das Vollbild (z. B. Einzelne Symptome: 33 %, Vollbild: 3 % (Green et al. 1998)). In einer Übersichtsarbeit (Mehnert 2005) zeigten Krebspatient:innen in unterschiedlichen Studien zwar PTBS-Einzelsymptome (Intrusionen: 16–49 %, Hyperarousal: 14–30 %; Vermeidung: 7–35 %), aber nur wenige zeigten das Vollbild einer PTBS, sodass die Diagnose nicht gestellt werden konnte. Entsprechend niedrig ist auch die Prävalenz in den entsprechenden Metaanalysen. Es wird deshalb stattdessen in der Regel eine Anpassungsstörung diagnostiziert. Nach DSM-5 erfüllen körperliche Erkrankungen das Traumakriterium nur noch, wenn es sich um ein plötzliches, katastrophales Ereignis handelt (Kangas 2013). In der aktuellen ICD-11 wird die PTBS (6B40) in der neuen Kategorie der stressassoziierten Störungen (6B4) aufgeführt (Maercker und Eberle 2022).

Abgesehen davon erholen sich die meisten Menschen, die ein Trauma erleben, ohnehin davon, ohne eine PTBS oder eine andere Traumafolgestörung zu entwickeln.

In der S2k-Leitlinie »Diagnostik und Behandlung von akuten Folgen psychischer Traumatisierung« heißt es: »Als traumatisch werden solche Ereignisse bezeichnet, die eine außergewöhnliche Belastung oder extreme Bedrohung darstellen, die den tatsächlichen oder drohenden Tod oder eine ernsthafte Verletzung umfasst. Dies schließt auch die Bedrohung anderer Personen mit ein« (Schäfer et al. 2019, S. 6). Die Leitlinie bezieht sich auf die psychologische, psychosoziale, psychotherapeutische und pharmakologische Versorgung nach einem kritischen oder traumatischen Ereignis innerhalb eines nachfolgenden Zeitraums von bis zu drei Monaten.

Bei einer Krebserkrankung ist das traumatische Ereignis im Gegensatz beispielsweise zu einem Überfall, einem Verkehrsunfall oder einer Vergewaltigung nicht vorbei, sondern die erlebte Bedrohung besteht auch objektiv weiterhin über eine lange Zeit. Auch die Situationen, die Menschen im Rahmen ihrer Krebserkrankung als traumatisch erleben, können ganz unterschiedlich sein. Es kann beispielsweise die Mitteilung der Diagnose, die Operation oder eine andere belastende Behandlungssituation sein, das Auftreten eines Rezidivs, aber auch eine verletzende Reaktion einer wichtigen Bezugsperson auf die Erkrankung. Es besteht langfristig im Verlauf einer Krebserkrankung immer die Gefahr einer Retraumatisierung. Dies kann auch erhebliche Auswirkungen auf die Bewältigung der körperlichen und sozialen Herausforderungen einer Krebserkrankung haben. Deshalb sollten spezifische posttraumatische Symptome frühzeitig beachtet und behandelt werden.

Die Symptome der Posttraumatischen Belastungsstörung betreffen drei Bereiche:

- Intrusionen: Unwillkürliche, sich aufdrängende Erinnerungen an das Trauma, Wiedererleben von Aspekten der traumatischen Situation, auch in Form von Flashbacks oder Albträumen.
- Physiologische Übererregung (Hyperarousal): Extreme Wachsamkeit, Schreckhaftigkeit, Konzentrations- und Schlafstörungen und auch erhöhte Reizbarkeit.
- Vermeidungsverhalten: Vermeidung von Orten, Situationen, Informationen etc., die mit der Erkrankung verbunden sind, bis hin zur Gefühlsvermeidung (Numbing).

Ein Beispiel für Intrusionen:
»Als ich neulich völlig entspannt in der Straßenbahn saß, um mich mit meiner Freundin zu treffen, fiel mein Blick auf den Mann, der mir gegenübersaß. Plötzlich war ich voller Panik, hatte Herzklopfen und bekam sofort Schmerzen im Unterleib. Nachdem der Mann ausgestiegen war, brauchte ich noch lange, bevor ich mich wieder ganz gefangen hatte. Ich merkte dann, dass ich schon drei Stationen zu weit gefahren war. Ich konnte mir das alles nicht erklären, der Mann sah eigentlich ganz freundlich aus. Später fiel mir ein, dass er eine auffallende gelb und blau gestreifte Krawatte anhatte und genau so eine hatte auch der Arzt

an, der mir damals meine Diagnose mitgeteilt hat. Ich denke manchmal schon, dass ich verrückt werde, wenn ich so reagiere.«
(Patientin, 64 Jahre, Diagnose: metastasiertes Zervix-Karzinom)

Ein Beispiel für Hyperarousal:
»Seit meiner Diagnose bin ich ständig unruhig und schreckhaft, kann kaum schlafen und bei jedem kleinsten Geräusch zucke ich zusammen. Ich kann mich auch kaum noch konzentrieren, auch bei Gesprächen, ich vergesse alles. Wenn ich versuche, ein Buch zu lesen, weiß ich oft nach einer halben Seite nicht mehr, was ich gelesen habe. Ich glaube manchmal, dass ich schon Hirnmetastasen habe.«
(Patientin, 38 Jahre, Diagnose: Pankreaskarzinom)

Ein Beispiel für Vermeidung:
»Ich bin immer zur Chemotherapie mit dem ICE gefahren. Dazu hatte ich mir eine schicke rote Lederjacke ‚gegönnt'. Nach Ende der Chemotherapie konnte ich diese schicke und teure Jacke nicht mehr anziehen. Schon, wenn ich sie im Kleiderschrank gesehen habe, wurde mir richtig übel. Ich habe sie dann meiner Freundin geschenkt, aber sie gebeten, sie in meiner Gegenwart nie anzuziehen.«
(Patientin, 54 Jahre, Diagnose: Brustkrebs)

Bei traumatherapeutischen Maßnahmen in den ersten drei Monaten wird häufig von sog. Frühinterventionen gesprochen. Die empirische Forschung zu psychologischen Frühinterventionen ist insgesamt von geringem Umfang. Entsprechend sind die meisten Behandlungskonzepte für akut Traumatisierte derzeit nur eingeschränkt evidenzbasiert. Die traumafokussierte Kognitive Verhaltenstherapie soll als spezifische Frühintervention bei der Akuten Belastungsstörung eingesetzt werden. Sie umfasst Informationsvermittlung, ggf. Exposition in sensu und in vivo, Stressbewältigung, kognitive Umstrukturierung und Angstmanagement (Bengel et al. 2019b).

Traumabearbeitung mit kognitiven und verhaltenstherapeutischen Ansätzen (KVT)

Allgemeine Behandlungsbausteine der Traumabearbeitung in der KVT sind:

- Psychoedukation: Vermittlung eines Störungs- und Behandlungsmodells und Normalisierung der PTBS-Symptome.
- Angstbewältigung: Erwerb von Fertigkeiten zur Unterstützung der Konfrontation in sensu und in vivo.
- Die Konfrontation (exposure) mit den traumatischen Erfahrungen in sensu und/oder in vivo zielt auf: Habituation, Angstbewältigung statt Vermeidungsverhalten und auf eine Stärkung des Selbstwirksamkeitserlebens durch erfolgreiche Konfrontation.

- Kognitive Neubewertung: Identifikation, Elaboration und Modifikation traumarelevanter dysfunktionaler Kognitionen.

Ressourcenorientierung mit TRUST

Besonders bei der Konfrontation mit traumatischen oder besonders belastenden Erfahrungen zielen TRUST-Interventionen auf eine schonende Bearbeitung. Bei der Bearbeitung der traumatischen Erfahrungen sollen die Betroffenen so wenig wie möglich von unkontrollierbarem Distress überflutet werden. Es geht darum, das Erlebte durch schrittweise Verarbeitungsprozesse zu ordnen, zu rekonstruieren, zu reflektieren und mit gefühlter Sinnhaftigkeit und gestärkter Resilienz anders erleben zu können. Resilienzstärkende Interventionen tragen auch dazu bei, die Toleranz und Mentalisierungsfähigkeit gegenüber den Unwägbarkeiten des Lebens insgesamt zu erweitern.

Eine Resilienz- und Ressourcenperspektive zur Vorbereitung auf die Traumabearbeitung sollte beinhalten:

1. Wertschätzung, Anerkennung der »Ausnahmesituation«
2. Ambivalenzgefühle thematisieren und ausdrücklich »erlauben«
3. Interventionen zur Stressregulation anbieten
4. Risiko- und Schutzfaktoren explorieren
5. psychoedukative Interventionen anschaulich vermitteln
6. Patient:innen als kompetente »Expert:innen« für ihre Lebenssituation wahrnehmen
7. Schuldgefühle als normale Reaktion einordnen lernen
8. Probleme und Ängste benennen, dadurch werden sie externalisiert und können schrittweise geordnet und weiterbearbeitet werden
9. Das individuelle »window of tolerance« für den Umgang mit Gefühlen thematisieren
10. Das »Traumanetzwerk« nur kurz aktivieren

Emotionale Neubewertung der Gegenwart durch gezielte Ressourcenaktivierung

Es geht bei der schonenden Traumabearbeitung nicht um Erfahrungsvermeidung von schmerzlichen, negativen Affekten. Das Gegenteil von Vermeidung wäre Akzeptanz, worauf beispielsweise auch die Acceptance- and Commitment-Therapie (ACT) zielt (Hayes et al. 2014). Bekanntermaßen haben imaginative Interventionen eine besonders starke Wirkung auf emotionale Prozesse (Holmes et al. 2009).

Das Konzept des imaginativen Überschreibens von negativen inneren Bildern geht davon aus, dass zusätzlich zur Konfrontation mit belastenden oder traumatischen Erinnerungsbildern daran gearbeitet wird neue, korrigierende Erfahrungen imaginativ anzuregen, so dass dadurch eine emotionale Neubewertung in der Gegenwart erlebt werden kann (Holmes und Mathews 2010).

Bei dem ressourcenorientierten Vorgehen mit TRUST wird dieses Prinzip ähnlich angewandt. Hierbei geht es vor allem darum, Krisen- oder Traumanetzwerke eher aus der Distanz einer bildhaften, imaginativen, Metaphern-aktivierenden oder symbolhaften Aktivierung heraus kreativ zu bearbeiten. Dabei werden die belastenden autobiografischen Erinnerungsspuren nur kurzfristig aktiviert und gezielt ein Verarbeitungsprozess durch emotionales Überschreiben – oder besser gesagt: durch emotionales und imaginatives, teilweise auch durch Malen gestaltetes, Weiter- oder Umschreiben der Erfahrungen angeregt. Dadurch können neue Sichtweisen und Erlebnisqualitäten unmittelbar gespürt werden. Das bedeutet, die kurzfristige Aktivierung von belastenden Erfahrungen zielt nicht auf Habituation oder Löschung, sondern darauf, das Prinzip des »state dependend learning« im Ressourcen-State gezielt zu nutzen, um Stressverarbeitungsstörungen oder Traumafolgestörungen zu wandeln in Hier-und-Heute-Erfahrungen.

Es kann so gelingen auch Patient:innen, die gewohnt sind, eher Gefühle zu vermeiden, zu grübeln oder fehlende Selbstwirksamkeit im Krankheitsfall zu erleben, dazu anzuregen, wirklich neue, auch unerwartete Erfahrungen im Umgang mit existenziellen Problemen spüren zu können.

Kreative Suchprozesse regen ungewohnte Ego-States (Ich-Zustände) im Kontext einer Belastung an, was eben auch kognitiv-emotionale Neubewertungen von Situationen erlebter Hilf- oder Hoffnungslosigkeit ermöglicht. Die Annahme und Bewältigung dessen, »was ist«, kann so eher erfolgen.

Constant Installation of Present Orientation and Safety (CIPOS)

Zum Umgang mit Flashbacks und Triggern und zur Vorbereitung auf die konkrete Traumabearbeitung oder auch zum Abbau von Vermeidungsverhalten kann das Vorgehen mit CIPOS (Rost 2008) als Baustein zur Entängstigung hilfreich sein. Es handelt sich dabei um eine »Sekunden-Konfrontation«.

> **Instruktion CIPOS:**
>
> Zu Beginn kann die aktuelle Belastung erhoben werden: SUD (Subjective Unit of Disturbance) von »0« bis »10«. Dann beginnt die dreimalige Sekunden-Konfrontation: »Wie lange von drei bis zehn Sekunden können Sie sich vorstellen, jetzt an die schlimmste Situation (Ihre schlimmste Befürchtung/Ihre größte Angst) zu denken?«
>
> Nach der Antwort – z. B. »Fünf Sekunden«: »Bitte schließen Sie jetzt Ihre Augen und stellen Sie sich vor, dass …« Die/der Therapeut:in zählt laut von eins bis fünf. Danach: »Bitte öffnen Sie jetzt Ihre Augen, schauen Sie sich um und beschreiben Sie mir, was Sie sehen.« Die Beschreibung der aktuellen Wahrnehmung in der Gegenwart wird mit BLS verankert.

»Wie lange möchten Sie jetzt an ... denken?« Dieser Wechsel von Sekundenkonfrontation und Reorientierung in der Gegenwart mit BLS wird insgesamt dreimal durchgeführt. Zum Schluss kann dann der aktuelle SUD-Wert erhoben werden.

Info: Länger daran denken ist nicht »besser«. Es können beispielsweise auch nur drei mal drei Sekunden sein. Es geht darum, das subjektive Kontrollgefühl im Umgang mit der Belastung zu erhöhen.

Eine positive Erfahrung mit der Sekundenkonfrontation und anschließender Reorientierung kann Betroffenen, die häufig ungewollt von heftigen krankheitsbezogenen Gefühlen und Befürchtungen überfallen werden, auch im Alltag helfen. Sie machen die Erfahrung, dass sie solchen Situationen nicht hilflos ausgeliefert sind und bewusst die Reorientierung nutzen können, was letztlich auch das Gefühl der Selbstwirksamkeit stärkt.

Ähnlich wirkt auch die *5–4–3–2–1-Übung* aus der Traumatherapie im Sinne einer Gegenwartsorientierung und Selbstberuhigung:

Instruktion 5–4–3–2–1-Übung:

»Schauen Sie sich im Raum um und benennen Sie fünf Dinge, die Sie sehen, dann benennen Sie fünf Dinge, die Sie hören, dann fünf Dinge, die Sie spüren (im Sinne sensorischer Wahrnehmung, etwa: meine Füße auf dem Boden, meine Uhr am Handgelenk, den Luftzug im Raum ...). Dann nennen Sie vier Dinge, die Sie sehen, vier Dinge, die Sie hören, vier Dinge, die Sie spüren usw. Das können auch jeweils dieselben Dinge sein.«

Variation:
Die noch einfachere Variante einer Reorientierungsübung ist es, einfach fünf bis acht rote Dinge im Raum zu benennen, dann fünf bis acht blaue Dinge etc.

Ressourcenfokussiertes EMDR-Protokoll für körperliche Erkrankungen

EMDR (Eye Movement Desensitization and Reprocessing, Shapiro 2018) ist ein sehr strukturiertes Verfahren der Traumakonfrontation und das neben der Kognitiven Verhaltenstherapie einzige leitliniengerechte Verfahren zur Behandlung der Posttraumatischen Belastungsstörung. Für die Psychoonkologie kann EMDR besonders dann hilfreich sein, wenn Patient:innen Intrusionen erleben, also überfallartiges Wiedererleben belastender Aspekte oder Erlebnisse im Zusammenhang mit der Erkrankung oder der Behandlung, auch in Form von Flashbacks, heftigen Emotionen oder Körpersensationen.

Die Traumakonfrontation mit EMDR ist aber oft mit intensiven emotionalen und körperlichen Reaktionen verbunden. Für Menschen mit einer schweren körperlichen Erkrankung kann dies möglicherweise überfordernd sein. Deshalb sollte möglichst ein ressourcenorientiertes EMDR-Protokoll (Diegelmann 2018) angewandt werden oder, wie nachfolgend vorgestellt, eine Traumakonfrontation mit CIPBS.

Auf die allgemeinen EMDR-Behandlungsschritte soll in diesem Rahmen nicht eingegangen werden, da EMDR nur von speziell ausgebildeten Therapeut:innen angewandt werden darf Hier sollen nur einige Unterschiede zum Standard-Protokoll genannt werden.

Zu *Phase 1:* Die Anamnese kann relativ kurz sein, wobei immer gleichzeitig eine Ressourcenanamnese erhoben werden sollte, beispielsweise mit dem Anamnesediagramm (Kap. 2.2). Dabei sollten besonders frühere Erfahrungen mit körperlichen Erkrankungen – auch bei nahen Angehörigen – erfasst werden. Traumatische, krankheitsbezogene Erfahrungen sollten möglichst pauschal, ohne Details, erfragt werden.

Phase 2: Auch die Vorbereitungsphase kann relativ kurz sein, wenn die Aktivierung von Ressourcen gut möglich ist. Allerdings muss hier auf die aktuelle körperliche Stabilität vor einer Traumakonfrontation geachtet werden.

Phase 3: Bewertung. Bei Menschen mit einer Krebserkrankung ist, wie oben erwähnt, das eigentliche Trauma nicht so offensichtlich. Deshalb ist es wichtig, für die Traumakonfrontation die konkrete Situation so genau wie möglich zu definieren (etwa die Diagnosevermittlung, das Erwachen aus der Narkose etc.). Die Emotionen, die Lokalisierung der Körperempfindungen, die negative Kognition und der SUD-Wert werden erhoben (in dieser Reihenfolge, nach dem modifizierten Protokoll von Parnell 2007), aber auf die positive Kognition und die VoC-Skala (Validity of Cognition) wird verzichtet.

Phase 4: In der Desensibilisierungsphase wird möglichst eng am konkreten Fokus gearbeitet bzw. zu diesem zurückgekehrt, wenn sich die Assoziationsketten zu weit vom ursprünglichen Fokus entfernen. Charakteristisch ist auch, dass der SUD-Wert zum Schluss nicht immer bei »0« ist, angesichts der Unklarheit über den weiteren Krankheitsverlauf.

Phase 5: Die positive Kognition, die hier »natürlich« aus dem Prozess entsteht, wird verankert, aber der VoC-Wert wird nicht unbedingt erhoben.

Alternativ zu diesem Vorgehen kann man – je nach Situation – auch mit einem EMDR-Akutprotokoll arbeiten, beispielsweise R-TEP (Recent Traumatic Episode Protocol, Rost 2008). Dabei wird auf die traumatische Episode fokussiert – also vom traumatischen Ereignis bis zur Gegenwart. Dies geschieht in Form eines Narrativs: Die/der Patient:in beschreibt das Geschehen von Beginn an bis heute wie in einem Film unter kontinuierlicher Bilateraler Stimulation (BLS). Anschließend wird die traumatische Situation wie mit einer »Suchmaschine« ohne zu sprechen unter kontinuierlicher BLS auf Belastungen überprüft. Wenn eine Belastung auftaucht, wird gestoppt, darüber berichtet und diese Belastung wird dann jeweils prozessiert.

Ein solches Vorgehen kann besonders für Menschen mit einer Krebserkrankung hilfreich sein. Viele Betroffene haben das Bedürfnis, ihre Krankheitsgeschichte mitzuteilen, was aber leicht zu emotionaler Überflutung führen kann. Der Beginn mit einem distanzierten Bericht unter permanenter BLS schützt davor und bewirkt gleichzeitig eine erste Integration des Erlebten.

Ein anderes traumatherapeutisches Tool mit einer sehr schonenden Traumakonfrontation ist CIPBS (Diegelmann 2018), verkürzt ausgedrückt handelt es sich dabei um »gemaltes EMDR«.

Conflict Imagination, Painting and Bilateral Stimulation (CIPBS)

CIPBS ist eine ressourcenaktivierende Technik der Trauma- und Konfliktexposition, die Grundelemente aus unterschiedlichen Ansätzen, besonders aus EMDR, enthält. Die Traumabearbeitung erfolgt durch Malen in einem strukturierten Ablauf.

Elemente von EMDR und CIPBS:

- Traumanetzwerke werden aktiviert
- die Bilaterale Stimulation unterstützt den Prozess
- neue Assoziationsketten entstehen
- Blockaden lösen sich auf
- gefühlte Stimmigkeit der neuen Sichtweisen
- regelmäßig auftretende emotionale Entlastung
- in die Zukunft gerichtete individuelle Lösungen tauchen spontan auf

Das Malen der inneren Bilder und der Gefühle in einem strukturierten Malprozess unterstützt die ressourcenorientierte Konfrontation und emotionale Neubewertung. So kommt es regelmäßig zu oft unerwarteten neuen Erkenntnissen und zu Perspektivenerweiterungen, die sich stimmig anfühlen.

Bei CIPBS gibt es einen dreifachen Fokus während des Prozessierens von traumatischen Erfahrungen:

- die Aufmerksamkeit ist auf innere Prozesse gerichtet (innere Bühne),
- auf die Bilaterale Stimulation (Tapping) als externen Stimulus während der Bearbeitung und
- der innere Prozess wird durch das Malen im Außenraum gestaltet und in gewisser Weise dokumentiert (äußere Bühne).

Zum praktischen Vorgehen: Für das praktische Vorgehen mit CIPBS empfiehlt es sich, DIN A3-Zeichenblock-Blätter sowie verschiedenfarbige Wachsmalkreide zu benutzen. Die meisten Menschen sagen nämlich »ich kann nicht malen«. Mit der Wachsmalkreide kann man gar nicht »schön« malen. Es kommt lediglich darauf an, darzustellen, was man empfindet, was spontan auftaucht. Es empfiehlt sich auch, bereits in einer früheren Sitzung einen *Wohlfühlort* etabliert zu haben.

Auf einem großen Blatt wird dann zunächst der *Wohlfühlort* dargestellt. Dieser wird dann zur Seite gelegt und ein neues Blatt wird (von der/dem Patient:in) zweimal gefaltet. Wenn es wieder aufgefaltet wird, entstehen so vier Felder. Die/der Therapeut:in kann dies an einem DIN A4-Blatt demonstrieren, das sie/er dann als

Protokollbogen für spontane Äußerungen der/des Patient:in während des Prozesses benutzt.

> **Instruktion *CIPBS*:**
>
> »Stellen Sie sich bitte die belastende Situation/die Angst/das Trauma/den Konflikt/ das, was Sie bearbeiten wollen, mit allen Sinnen vor, um so Ihr Erinnerungsnetzwerk maximal zu stimulieren. Wenn dazu ein Bild auftaucht, dann malen sie dies spontan in das obere linke Feld, entweder ganz realistisch oder abstrakt oder einfach mit Symbolen oder Farben oder Worten. Danach lehnen Sie sich zurück, schließen die Augen und beginnen zu tappen.« (BLS, z. B. in Form von Schmetterlingsumarmungen)
>
> »Lassen Sie zu, was immer passiert, ohne es zu bewerten. Es ist eine Art freie Assoziation. Es ist sehr wichtig, dass Sie Ihre Erfahrungen nicht beurteilen, beobachten Sie einfach, was Sie erleben. Wenn ein neues Bild auftaucht, dann malen Sie das bitte spontan in das nächste Feld oben rechts.
>
> Danach schließen Sie wieder die Augen und beginnen wieder zu tappen und beobachten, was geschieht. Wenn Sie möchten, können Sie mir auch kurz zwischendurch berichten, was Sie wahrnehmen, oder ich frage und Sie berichten mir ganz einfach davon. Wenn ein neues Bild oder eine Farbe oder irgendetwas anderes auftaucht, dann malen Sie das wieder in das nächste Feld. Diesen Wechsel von Malen und tappen sollen Sie so lange fortsetzen, bis die Erinnerung, mit der Sie gestartet sind, nicht mehr belastend für Sie ist bzw. die Belastung stark zurückgegangen ist. Wenn Sie mehrere Blätter brauchen, bekommen Sie diese von mir.«

Nach dem Malen im ersten Feld kann die/der Therapeut:in nach dem subjektiven Ausmaß der Belastung fragen, dem SUD-Wert (Subjective Units of Disturbance): »Wie belastend empfinden Sie das jetzt auf einer Skala von »0« bis »10«, auf der »0« keine Belastung bedeutet und »10« den höchsten vorstellbaren Grad der Belastung?«

Je nach Bedürfnis der/des Patient:in kann die/der Therapeut:in während einer Abfolge von Tappen und Malen unterstützend kommentieren, ohne inhaltlich oder bewertend auf das Gemalte einzugehen: »Mmh, gut so.« In besonders belastenden Phasen oder während einer Abreaktion kann man auch aktiver unterstützen: »Lassen Sie es vorüberziehen, atmen Sie tief durch und gehen Sie damit weiter.« Auf keinen Fall sollte der Prozess durch Nachfragen oder gar Deutungen gestört werden. Wenn es nötig ist, kann man eher offene Fragen stellen, im Sinne von »Was ist jetzt?« oder »Was bemerken Sie jetzt?« Nach dem Malen und/oder Kommentar der/des Patient:in kann man sie jeweils bitten, den Prozess fortzusetzen: »Möchten Sie damit weiterschauen?« Oder auch: »Gehen Sie damit mal weiter.«

Falls der Prozess nicht weitergeht, z. B. die Bilder sich wiederholen, starke körperliche Abreaktionen die Weiterverarbeitung blockieren oder keine neuen Bilder auftauchen, können sog. kognitive Einwebungen einen neuen Aspekt aktivieren, beispielsweise durch Fragen wie »Was wäre dabei jetzt hilfreich?« oder »Was brauchen sie jetzt?« (jeweils bezogen auf den Prozess auf der Bildebene).

Wenn sich auf der Bildebene und im Verhalten der/des Patient:in zeigt, dass sich eine neue Sichtweise ohne Belastung eingestellt hat, fragt man: »Wie belastend fühlt sich das jetzt an auf einer Skala von »0« bis »10«, wobei »0« keine Belastung und »10« die höchste Belastung ist, die man sich vorstellen kann?«.

Wenn der SUD-Wert bei »0« oder ggf. bei »1« oder »2« liegt, bzw. die Belastung deutlich verändert ist, wird die/der Patient:in gebeten, aus der Perspektive des Schlussbildes noch einmal das Ausgangsbild anzuschauen, nochmals die Augen zu schließen und zu tappen, um zu überprüfen, ob die neue Sichtweise »stabil« bleibt oder sich sogar noch vertieft oder ob etwas Neues auftaucht. In der Regel bleibt die gespürte neue Erfahrung im Umgang mit der Ausgangsbelastung entlastend und stärkend. Wenn eine neue, erleichternde Erfahrung intensiv gespürt wird, kann man die/den Patient:in evtl. auch einladen, dies auf einem neuen, großen Blatt darzustellen und es danach nochmals mit einigen wenigen Tapps zu verankern.

Falls noch ein neues Thema auftaucht und noch Zeit ist, kann damit der Prozess weitergeführt werden. Wenn die Zeit nicht ausreicht, kann vereinbart werden, damit die CIPBS-Verarbeitung beim nächsten Termin fortzusetzen.

Vorgehensweisen zum Abschluss von sog. »inkompletten Sitzungen«

Zum Abschluss von inkompletten Sitzungen (wenn der SUD-Wert noch sehr hoch ist, bzw. weitere Themen auftauchen) eignen sich verschiedene Vorgehensweisen. Wichtig ist, die/den Patient:in darin zu bestärken, was sie/er erreicht hat und sie/ihn gut zu »erden«, bevor sie/er die Therapiesitzung verlässt: »Die Zeit geht zu Ende und wir werden bald aufhören müssen. Wie ist es für Sie, wenn wir jetzt aufhören?«, »Sie haben sehr gute Arbeit geleistet. Wie fühlen Sie sich?«, »Was denken Sie jetzt über sich?« oder »Was haben Sie heute gelernt?« Man kann zum Abschluss eine Entspannungsübung, eine *Lichtstromübung* oder eine kurze Imaginationsübung machen, an den *Wohlfühlort* zurückkehren oder Kontakt zu *inneren Helfer:innen* anregen.

Der Transfer der im CIPBS-Prozess aufgetauchten Lösungen, Metaphern, der emotionalen, körperlichen oder kognitiven Erfahrungen in den weiteren therapeutischen Prozess geschieht oft spontan noch unmittelbar in der Sitzung. Die/der Therapeut:in macht darauf aufmerksam, dass auch nach dieser Bearbeitungsphase weitere Einsichten, Träume, Assoziationen oder Gefühle auftauchen können und dass diese dann in der nächsten Therapiesitzung besprochen werden können. Die/der Patient:in bekommt auch noch die Empfehlung, nach der Arbeit mit CIPBS besonders achtsam und liebevoll mit sich umzugehen.

Fallbeispiel:

Entscheidungskonflikt: 38-jährige Patientin, ein Jahr nach Brustkrebs-Diagnose, Operation und sehr belastender Chemo- und Strahlentherapie, aktuell in antihormoneller Therapie.

Im CIPBS-Prozess geht es um den Konflikt der Patientin bzgl. der bevorstehenden Weihnachtsfeiertage: Sie hat das starke Bedürfnis, das Weihnachtsfest nur mit ihrem Ehemann und ihren beiden 5- und 7-jährigen Töchtern zu verbringen. Gleichzeitig ist aber ihre Schwiegermutter ebenfalls an Krebs erkrankt und es könnte für diese das letzte Weihnachtsfest sein, was der Patientin erhebliche Schuldgefühle machen würde.

Hier der CIPBS-Prozess in der Zusammenfassung:

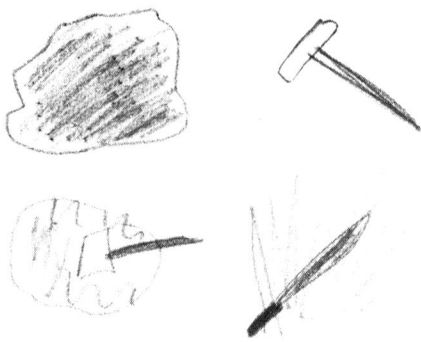

Abb. 3.1: Fallbeispiel CIPBS-Prozess: Bild 1–4

Bild 1–4 (▶ Abb. 3.1): Sie empfindet den Konflikt wie einen riesigen, schweren Felsbrocken, der auf ihr lastet. Nach der ersten BLS taucht zunächst ein Hammer auf, wiederum nach BLS eine Axt, die jeweils versuchen, den Felsbrocken zu zerschlagen. Als viertes Bild taucht eine Sichel auf, die versucht, das Dickicht zu lichten.

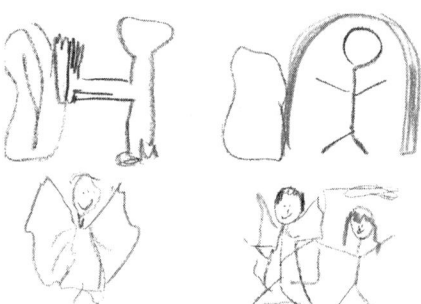

Abb. 3.2: Fallbeispiel CIPBS-Prozess: Bild 5–8

Zum fünften Bild (▶ Abb. 3.2) sagt die Patientin: »Ich brauche Abstand«, während sie, wieder nach einer Phase der BLS mit *Schmetterlingsumarmungen*, das sechste Bild malt, bemerkt sie: »Ich brauche auch Schutz«; im siebten Bild taucht dann ein Schutzengel auf, der im achten Bild plötzlich neben ihr steht. Die

Patientin ist daraufhin ziemlich irritiert (Sie ist Naturwissenschaftlerin und hat, wie sie sagt, eigentlich mit Engeln »nichts am Hut«). Sie bemerkt auch, dass sie doch eigentlich keinen Schutzengel brauche, den könnten doch andere Menschen viel mehr gebrauchen. Nach einer kognitiven Einwebung der Therapeutin – »*Es ist doch genug Schutzengel-Energie für alle da*« – wird die Patientin gebeten, aus der Perspektive des letzten Bildes nochmals auf ihr erstes Bild zurückzublicken und nochmals zu tappen. Daraufhin bemerkt die Patientin: »*Jetzt hält der Schutzengel seinen Flügel über mich*«, was sie in das achte Bild einfügt.

Die Patientin ist über die unerwartete Begegnung mit ihrem Schutzengel sehr berührt. Sie nimmt ihn als Hinweisreiz, sich selbst mehr wahrzunehmen und erstmals ein tiefes Gefühl für die eigene Bedürftigkeit zuzulassen. Für den »Weihnachtskonflikt« findet sie eine pragmatische Besuchslösung. Der Prozess hatte auch zur Folge, dass sich die Patientin mit Schutzengel-Symbolen umgab, um auch im Alltag daran erinnert zu werden, die eigenen Bedürfnisse stärker zu schützen.

Imagery Rescripting and Reprocessing (IRRT) und Bildschirmtechnik

Weitere Verfahren aus der Traumatherapie erlauben ebenfalls eine relativ schonende Konfrontation mit traumatischen Erfahrungen. Dazu gehört IRRT, ein kognitiv-verhaltenstherapeutisches Therapieverfahren, das eigentlich für die Behandlung von Erwachsenen entwickelt wurde, die in der Kindheit körperliche oder sexuelle Traumatisierungen erlitten haben (Smucker et al. 1995). Die Konfrontation mit den traumatischen Erinnerungen erfolgt in sensu in Verbindung mit der gezielten Entwicklung von Bewältigungsimaginationen (Schmucker und Köster 2017). IRRT kann aber auch in der Psychoonkologie hilfreich sein, besonders dann, wenn immer wieder sehr belastende Schlüsselerinnerungen auftauchen. Dazu werden gezielt alternative Bewältigungsbilder entwickelt, um die katastrophisierende Bedeutung zu modifizieren, die traumatischen Erfahrungen quasi zu überschreiben. Die neue Sichtweise kann – anders als im »Original«-IRRT – zudem mit Bilateraler Stimulation verankert werden.

Fallbeispiel:

Eine Patientin hat die Situation im Aufwachraum nach der Operation als traumatisch erlebt: Ihr wird von dem Arzt im Vorübergehen mitgeteilt, dass entgegen der ursprünglichen Erwartung bei der Operation ihre Brust doch amputiert wurde. Sie fühlt sich in der Situation völlig verzweifelt und allein gelassen. Immer wieder taucht bei ihr das Bild der Decke des Aufwachraums auf mit dem Gefühl, in ein bodenloses Loch zu fallen.

Die Patientin wird angeleitet, ein alternatives Bild zu entwickeln, um eine korrigierende Erfahrung mit diesem belastenden Bild anzuregen. Sie stellt sich vor, wie beim Aufwachen Schwester Petra an ihrem Bett sitzt (eine sehr fürsorgliche Krankenschwester, die sie später kennengelernt hat). Diese hält ihre

Hand, nimmt sich Zeit für sie und beantwortet ihre Fragen. Diese Vorstellung wird bilateral verankert und dabei noch ausgearbeitet. Danach taucht das Bild von der Decke des Aufwachraums mit den damit verbundenen Gefühlen des Ausgeliefertseins nicht mehr auf. Die Patientin ist nachfolgend auch in der Lage, ihre Narbe im Spiegel anzusehen und später auch liebevoll einzucremen.

Bildschirmtechnik oder Screentechnik

Die Bildschirmtechnik oder Screentechnik (in Anlehnung an Sachsse 1998) ist ebenfalls ein eher »sanftes« Verfahren der Traumakonfrontation. Es kann auch bei der Schilderung der Krankheitsgeschichte zu Beginn der Therapie genutzt werden, wenn die/der Patient:in befürchtet, ungewollt von unkontrollierbaren Emotionen überflutet zu werden. Die/der Patient:in soll das Geschehen wie auf einer imaginativen Leinwand bzw. einem Bildschirm als neutrale:r Berichterstatter:in schildern. Sie/er kann dabei auch mit einer imaginären Fernbedienung auf das Geschehen Einfluss nehmen, beispielsweise den Ton oder die Farbe ausschalten. Dabei kann man, je nach Situation, unterschiedliche Variationen anwenden. Damit erhält die/der Patient:in ein Maximum an Kontrollgefühl.

> **Zusammenfassung:**
> - Bei der Aktualisierung der S3-Leitlinie »Psychoonkologische Diagnostik, Beratung und Behandlung von erwachsenen Krebspatienten« wurde erstmals die Bedeutung psychoonkologischer Krisenintervention hervorgehoben.
> - Es geht darum, von Beginn an durch gezielte Krisenbewältigungsimpulse einer Chronifizierung von dysfunktionalen psychischen Reaktionen vorzubeugen.
> - Zur Verhinderung einer dysfunktionalen Krisenbewältigung können unterschiedliche Tools für alle Settings der Behandlung von an Krebs erkrankten Menschen handlungsleitende Impulse geben.
> - Menschen mit einer Krebserkrankung erleben häufig einzelne posttraumatische Stresssymptome (Intrusionen, Hyperarousal: physiologische Übererregung oder Vermeidungsverhalten), auch wenn meist nicht das Vollbild einer Posttraumatischen Belastungsstörung mit allen drei Symptombereichen vorliegt.
> - Im Gegensatz zu den meisten anderen Traumatisierungen ist das traumatische Ereignis bei einer Krebserkrankung nicht »vorbei«, sondern die erlebte Bedrohung kann auch objektiv weiterhin über eine lange Zeit bestehen. Auch die Situationen, die Menschen im Rahmen ihrer Krebserkrankung als traumatisch erleben, können sehr unterschiedlich sein.
> - Es besteht langfristig im Verlauf einer Krebserkrankung immer die Gefahr einer Retraumatisierung. Dies kann auch erhebliche Auswirkungen auf die Bewältigung der körperlichen und sozialen Herausforderungen einer Krebserkrankung haben. Deshalb sollten spezifische posttraumatische Symptome frühzeitig beachtet und behandelt werden.

- Bei der Bearbeitung der traumatischen Erfahrungen sollen die Betroffenen so wenig wie möglich von unkontrollierbarem Distress überflutet werden. Es geht darum, das Erlebte durch schrittweise Verarbeitungsprozesse zu ordnen, zu rekonstruieren, zu reflektieren und mit gefühlter Sinnhaftigkeit und gestärkter Resilienz anders erleben zu können.
- Dazu eignen sich besonders »schonende«, im Sinne des TRUST-Ansatzes modifizierte traumatherapeutische Verfahren wie das ressourcenfokussierte EMDR-Protokoll für körperliche Erkrankungen, CIPOS, IRRT, die Bildschirmtechnik oder CIPBS.

3.3 Bewältigung von Progredienzangst

»Eigentlich ist ja alles gut mit dem Krebs, aber die Ungewissheit bleibt. Kommt er wieder? Hat der Krebs vielleicht doch gestreut? Ist noch irgendwo im Körper was? Bei den Nachsorgeuntersuchungen ist zwar immer alles ok, aber da wird ja auch nicht nach Metastasen gesucht. Deswegen bleibt immer die Sorge ›Ist da vielleicht doch noch was?‹ … Ich hatte zwar keine befallenen Lymphknoten, daher ist es unwahrscheinlich, dass irgendwo noch was ist, aber ich weiß auch von Leuten, die trotzdem Metastasen hatten. Diese Angst bleibt! Und wenn man dann irgendwo Schmerzen hat, oder einen Husten, der nicht mehr weggeht, kommt immer der Gedanke ›Ist der Krebs wieder da?‹ und die Sorge ›Muss ich das jetzt alles nochmal durchstehen?‹,›Werde ich das überhaupt noch mal schaffen?‹ Daher ist die Krankheit nicht einfach erledigt.«
(54-jährige Brustkrebspatientin)

Definition und Häufigkeiten

Progredienzangst beschreibt die Angst, Sorge oder Befürchtung vor dem Fortschreiten oder dem Wiederauftreten einer chronischen Erkrankung (Lebel et al. 2016). Diese Angst kann den Krankheitsverlauf, z. B. einen Schub oder ein Rezidiv, umfassen, aber auch die psychosozialen Konsequenzen beinhalten (Waadt et al. 2011). Progredienzangst tritt somit bei einer Reihe von chronischen Erkrankungen wie Krebs, Rheuma, Multipler Sklerose, Diabetes, Migräne etc. auf. Allerdings unterscheiden sich die Inhalte der Ängste je nach Erkrankungsbild. Beispielsweise haben Krebserkrankte häufig Angst vor dem Tod oder Sterben sowie der Unvorhersehbarkeit des Krankheitsverlaufs. Arthritispatient:innen hingegen ängstigen sich eher vor einem Kontrollverlust und einer antizipierten Hilflosigkeit. Wohingegen Diabetespatient:innen Angst vor der zunehmenden körperlichen Beeinträchtigung und Angst davor haben, nicht die nötige Disziplin aufbringen zu können (Dankert 2003).

In den letzten 20 Jahren hat die Progredienzangst bei Krebserkrankungen (Fear of Cancer Reccurence), sowohl im klinischen als auch im Forschungskontext zunehmend an Bedeutung gewonnen. Bei der Progredienzangst handelt es sich – in Abgrenzung zu anderen Ängsten aus dem Bereich der psychischen Störungen – um eine *reaktive Realangst*. Das bedeutet, dass diese Angst aus der realen Erfahrung einer schweren und potenziell lebensbedrohlichen Erkrankung und ihrer Behandlung entsteht (Waadt et al. 2011). Somit ist Progredienzangst bis zu einem gewissen Grad eine *normale Reaktion*, die auf eine Bedrohung hinweist und deren Funktion darin besteht, Kraft und Motivation zur Selbstfürsorge bereitzustellen (Waadt et al. 2011).

Ca. 40–70 % der Krebsüberlebenden weisen aber auch eine klinisch signifikante Progredienzangst auf, die anhaltend und belastend ist und somit als *dysfunktional* bezeichnet wird (Thewes et al. 2012). Häufige Ängste von Betroffenen sind die Angst vor Hilflosigkeit oder Siechtum, nicht mehr für die Familie da sein zu können, nicht mehr arbeiten oder leistungsfähig sein zu können oder vor einer Verschlechterung der familiären Beziehungen (Waadt et al. 2011).

Progredienzangst geht mit verschiedenen negativen Folgen für Krebsüberlebende einher, darunter einer erhöhten psychischen Belastung, Beeinträchtigung des sozialen Funktionierens und der Arbeitsbewältigung, geringeren Lebensqualität und weniger Freude am Leben sowie höheren Kosten für das Gesundheitswesen (Lebel et al. 2013). Forschungsergebnisse weisen darauf hin, dass das Ausmaß von Progredienzangst über die Zeit relativ stabil bleibt und folgende Faktoren mit einem höheren Level an Progredienzangst einhergehen: jüngeres Alter, größere Symptomlast und höhere psychische Belastung. Dahingegen scheinen medizinische Faktoren wie Erkrankungsstadium oder medizinische Behandlung oder andere demografische Variablen keinen Einfluss auf das Ausmaß an Progredienzangst zu haben (Butow et al. 2015). Darüber hinaus zeigen auch Angehörige von Krebserkrankten ein mindestens vergleichbares Level an Progredienzangst wie die Erkrankten (Zimmermann et al. 2012).

Theoretisches Modell der Progredienzangst

Obwohl Progredienzangst kein eigenständiges Störungsbild in Klassifikationssystemen wie der ICD-10 oder ICD-11 darstellt, ist sie dennoch in vielen Fällen behandlungsbedürftig. Ein für die Behandlung zugrundeliegendes theoretisches Modell wurde von Lebel und Kollegen (2018) entwickelt und überprüft (▶ Abb. 3.3).

Demzufolge ist Progredienzangst ein mehrdimensionales Konstrukt, bei dem *interne und externe Hinweisreize* (1) das *wahrgenommene Risiko eines Rezidivs* (2) erhöhen, was wiederum die *Progredienzangst* (3) verstärkt. Sobald die Wahrnehmung des Risikos eines Rezidivs auftritt, neigen die Betroffenen dazu, sich übermäßig auf ihre körperlichen Prozesse und Empfindungen zu konzentrieren und diese Empfindungen anschließend als Beweis für ein Rezidiv zu interpretieren. Um mit der Progredienzangst zurechtzukommen, werden *maladaptive Bewältigungsstrategien* (4) angewendet, wie z. B. Vermeidung, ›Body Checking‹ und übermäßiges Suchen nach Bestätigung von Ärzt:innen, anderen medizinischen Fachkräften oder Familienmitgliedern. Das Modell geht von einer bidirektionalen Beziehung zwischen Pro-

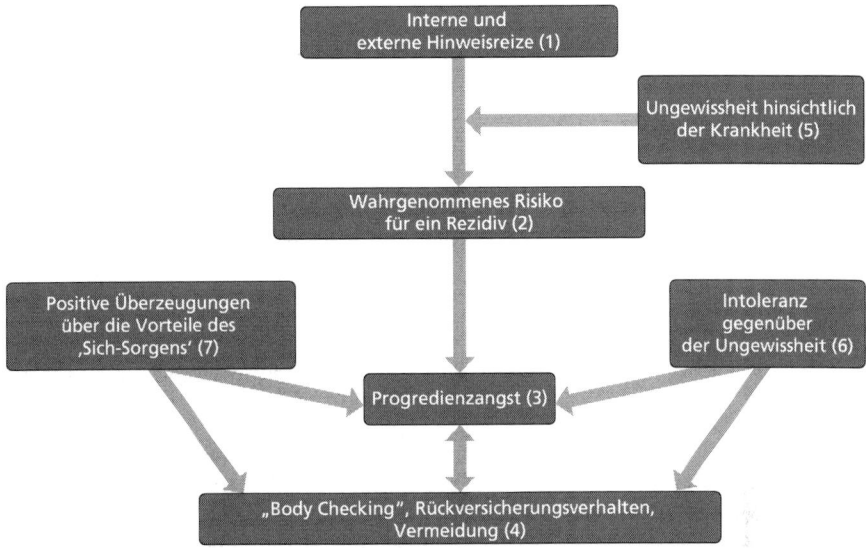

Abb. 3.3: Gemischtes Modell der Progredienzangst von Lebel et al. (2018)

gredienzangst (3) und diesen Bewältigungsstrategien (4) aus: Während sie vorübergehend zu Erleichterung führen können, indem sie ein sofortiges beruhigendes Feedback geben, ist diese Erleichterung nur von kurzer Dauer und erhöht auf lange Sicht die Progredienzangst (Lebel et al. 2018).

Eine weitere wichtige Komponente ist die *Ungewissheit hinsichtlich der Erkrankung* (5). Ungewissheit besteht dann, wenn eine Krankheit oder Behandlung als unvorhersehbar, komplex, unbeständig und zufällig betrachtet wird sowie wenig Informationen vorhanden sind. Ungewissheit führt zu erhöhter Progredienzangst, erhöhtem psychischen Distress und eingeschränkter Lebensqualität. In diesem Modell moderiert die Ungewissheit hinsichtlich der Erkrankung die Beziehung zwischen den Hinweisreizen (1) und dem wahrgenommenen Risiko eines Rezidivs (2). Demzufolge werden unter größerer Ungewissheit hinsichtlich der Erkrankung bestimmte Hinweisreize wie z. B. körperliche Symptome, die harmlos sind, eher als Anzeichen für ein Rezidiv interpretiert. Also ein Husten, der nicht mehr weggeht, wird ggf. als Anzeichen für Metastasen in der Lunge gedeutet. Dadurch erhöht sich auch das wahrgenommene Risiko für ein Rezidiv (2), was wiederum die Progredienzangst (3) steigert (Lebel et al. 2018).

Hinzu kommen *kognitive Faktoren*, die ebenfalls eine bedeutsame Rolle in dem Modell spielen. Ein wichtiger Faktor ist die Intoleranz gegenüber der Ungewissheit (6), die besagt, dass eine Person dazu neigt, auf ein Ereignis oder eine Situation negativ zu reagieren, unabhängig von der Wahrscheinlichkeit, ob das Ereignis oder die Situation überhaupt eintreten wird und welche Folgen damit verbunden wären. Eine Krebserkrankung geht mit einem hohen Maß an Ungewissheit einher, so dass Patient:innen mit einer geringeren Toleranz gegenüber der Ungewissheit eine höhere Progredienzangst aufweisen. Darüber hinaus führt diese Intoleranz gegenüber der Ungewissheit auch zu einer stärkeren kognitiven Vermeidung. Dies könnte dazu führen, dass Krebserkrankte mit einer Intoleranz gegenüber der Ungewissheit nur eine vollständige Gewissheit, dass sie krebsfrei sind, akzeptieren und somit ein erhöhtes Bedürfnis nach Rückversicherung beim medizinischen Team aufweisen. Somit kann die Intoleranz gegenüber der Ungewissheit (6) sowohl zu einer erhöhten Progredienzangst (3) als auch zu maladaptiven Bewältigungsstrategien (4) führen. Des Weiteren scheinen Personen, die sich Sorgen machen, dazu zu neigen, *positive Überzeugungen über die Vorteile von Sorgen* (7) zu haben. Möglicherweise wird dann davon ausgegangen, dass die Sorgen zu einer Vorbereitung oder dem Gefühl der Bereitschaft führen und somit mögliche negative Ereignisse verhindert werden können. Auch diese Überzeugung erhöht die Progredienzangst und verstärkt maladaptive Bewältigungsstrategien (Lebel et al. 2018).

Fallbeispiel zu dem theoretischen Modell von Lebel et al. (2018):

Eine 57-jährige Patientin mit Darmkrebs, sieht in ihrem Kalender, dass in zwei Wochen der Termin für die Nachsorge ansteht (1). Daraufhin bemerkt sie ein mulmiges Gefühl im Bauch und schwitzige Hände (1). Die körperlichen Empfindungen erinnern sie an die Nebenwirkungen der Chemotherapie, die sie erhalten hat. Sie muss sich erstmal hinlegen. Aber sie findet keine Ruhe. Dieses unangenehme Gefühl im Bauch will einfach nicht verschwinden. Jetzt zieht es auch noch bis in den Rücken. Vielleicht ist es doch ein Zeichen, das etwas nicht stimmt. Ist der Krebs wieder da? (2). Diese ganze Krankheit ist mit so viel Unsicherheit und Ungewissheit verknüpft. Woher soll man denn wissen, ob der Krebs wieder da ist? Welche Anzeichen gibt es dafür? Wie kann man das nur früh genug merken? (5). Das ist alles nur schwer auszuhalten. Es sagt einem ja auch keiner, ob der Krebs wiederkommt oder ob man wirklich krebsfrei ist (6). Die körperlichen Empfindungen nehmen zu, jetzt rast auch das Herz, sie hat einen Kloß im Hals und macht sich viele Sorgen, dass der Krebs wiederkommen könnte (3). Sie versucht, einen früheren Arzttermin zu vereinbaren; oder sollte sie besser gleich in die Notaufnahme fahren? Auf jeden Fall muss sie genau darauf achten, was in ihrem Körper passiert (4). Sie kann sich kaum von ihren Sorgen lösen. Aber das ist auch besser so, denn es ist wichtig, den Körper im Blick zu behalten und die Sorgen bereiten sie dann vielleicht auch auf ein Wiederauftreten der Erkrankung vor (7). Es ist aber auch sehr anstrengend und die Sorgen nehmen viel Zeit in Anspruch und sind erschöpfend. Die Krankheit ist einfach nie vorbei und wird sie nun ein Leben lang beeinträchtigen (3).

Behandlungsoptionen der Progredienzangst

Der Verlauf zwischen »normaler, funktionaler« Progredienzangst und »dysfunktionaler« Angst ist häufig fließend. Einige Faktoren können dabei helfen, einzuschätzen, wann Progredienzangst behandlungsbedürftig ist (Waadt et al. 2011). Dabei sind die Auslöser und das Gefühl entscheidend.

Auslöser für Progredienzangst

In der Regel ist Progredienzangst an *spezifische* Auslöser geknüpft, die an die konkrete Bedrohung gebunden sind.

Beispiele:

»Mein Mann hat ferngesehen und plötzlich kam eine Dokumentation über Krebs.«

»Eine Bekannte, die ich in der Anschlussheilbehandlung kennengelernt habe, schrieb mir, dass sie ein Rezidiv habe. Jetzt kann ich die Ungewissheit bis zur nächsten Nachsorge kaum aushalten.«

»Ich hatte Bauchschmerzen und es hat sich genauso angefühlt wie damals. Ich habe sofort einen Termin bei meiner Ärztin vereinbart, aber der ist erst in zwei Wochen.«

»Ich habe etwas gesucht und dabei sind mir die Unterlagen zu meiner Therapiestudie in die Hände gefallen. Dabei habe ich zufällig wieder gelesen, dass nur 40 Prozent der Patient:innen nach fünf Jahren noch leben.«

Bei dysfunktionaler Progredienzangst finden sich *diverse* Auslöser, die kaum noch an die konkrete Bedrohung durch die Krebserkrankung geknüpft sind. Die Ängste können auch *ohne erkennbare Auslöser* auftreten, sind flottierend und nicht gebunden (Waadt et al. 2011).

Gefühl

Normalerweise ist das Angstgefühl *akut und kurzzeitig*, d. h. es ist eine Reaktion auf eine unmittelbare Bedrohung und reduziert sich, wenn die Bedrohung nicht mehr vorhanden ist oder eine Bewältigung stattgefunden hat. Bei übermäßiger Angst wird das Gefühl zur *Stimmung*, d. h. die Angst ist keine Reaktion mehr auf eine unmittelbare Bedrohung, sondern *langanhaltend*, *nimmt nur verzögert ab*, und tritt in *unterschiedlichen* Situationen auf. Die Ängste werden unspezifisch. Depressivität kommt hinzu (Waadt et al. 2011).

»Ich muss ständig an meine Krebserkrankung denken, mache mir andauernd Sorgen und weiß gar nicht, woher das kommt.«
(63-jähriger Krebspatient)

Bei behandlungsbedürftiger Progredienzangst bleibt zudem auch die *Selbstfürsorge* sowohl im Denken als auch im Handeln aus und wird unspezifisch oder stark. Die *Lebensqualität* wird nachhaltig eingeschränkt und verhindert somit einen normalen Alltag (Waadt et al. 2011).

Waadt und Kollegen (2011) haben ein Manual zur Behandlung von Zukunftsängsten bei chronisch Kranken entwickelt. Einige Inhalte dieser Behandlung sollen im Folgenden skizziert werden.

In der Behandlung von Progredienzängsten ist es kein Ziel, keine Angst mehr zu haben. Im Gegenteil, die Angst soll umbewertet und genutzt werden – nach dem Motto:

> »Wir müssen keine Angst vor der Angst haben, sie kommt zum richtigen Thema genau zur richtigen Zeit, um genau die richtige Frage an uns zu richten.« (Waadt et al. 2011, S. 79).

Um dies zu erreichen, werden die Patient:innen angeleitet:

1. die *Wahrnehmung* der Angst zu verbessern,
2. unterschiedliche *Intensitäten* der Angst zu unterscheiden,
3. die *Auslöser* der Angst zu erkennen,
4. die Angst als nützliches Instrument der *Selbstfürsorge* zu schätzen,
5. den *Einfluss* der Angst auf den Alltag zu erkennen,
6. das *Angsterleben* zu regulieren und
7. *Handlungsimpulse* daraus zu gewinnen.

Selbstwahrnehmung

Die Ziele der Behandlung liegen somit in einer Verbesserung der Selbstwahrnehmung der Angst sowohl auf körperlicher, emotionaler und verhaltensmäßiger Ebene als auch der Identifikation von Auslösern für Angst. Angst soll als Ressource anerkannt und im Alltag konkret genutzt werden, zum Beispiel zur Planung von vorsorgenden Maßnahmen. Darüber hinaus soll auf Angst im Alltag geachtet und die Bedeutung der Angst in Relation zu anderen Lebensinhalten eingeordnet werden. Die zentrale Intervention liegt in der Konfrontation mit den Angstinhalten und dem sogenannten »Zu-Ende-Denken«.

Zur Verbesserung der *Selbstwahrnehmung* hat sich die Selbstbeobachtung als hilfreiches Instrument erwiesen. Diese kann sowohl über Fragebögen, Tagebücher oder Verhaltensanalysen erfolgen (siehe Diegelmann et al. 2020; Waadt et al. 2011). Die Patient:innen werden angeleitet, ihre Angst auf verschiedenen Ebenen zu erkennen – zum Beispiel anhand der folgenden Fragen (Diegelmann et al. 2020, S. 117):

Wo bemerke ich die Angst …?

- in meinem *Körper*?
  - z. B. Herzrasen, Schwitzen, erhöhter Puls, Schwindel, Magenschmerzen, Druck auf der Brust, Verspannungen, Kopfschmerzen, Zittern, Übelkeit, innere Unruhe, Kribbeln in Händen oder Füßen
- in meinem *Verhalten*?

- z. B. vermeiden, erstarren, fliehen, weinen, gereizt, angespannt, überempfindlich, antriebslos, überaktiv, zurückziehen, neben sich stehen, unkonzentriert sein
- in meinen *Gedanken?*
  - z. B. »Wie soll ich das schaffen?«, »Das schaffe ich nicht.«, »Ich halte das nicht aus.«, »Wie geht es weiter?«, »Es wird alles ganz schlimm werden.«, »Ist der Krebs wieder da?«
  - Angst vor einer Verschlechterung, Angst vor Einsamkeit, Angst vor dem Tod, Zweifel, Selbstvorwürfe, Versagensängste, Minderwertigkeitsgefühle, lebensmüde Gedanken
- Gab/Gibt es irgendwelche *Auslöser?*
  - z. B. bestimmte Situationen, in denen es häufig zu Angst kommt? Sind die Situationen vorhersehbar oder nicht? Ähneln sich die Situationen oder sind sie ganz verschieden?
- Was sind die *Hauptinhalte* der Angst?

Auch im Gespräch können diese Ängste durch die Behandelnden exploriert werden. Folgende Fragen haben sich als hilfreich erwiesen (Diegelmann et al. 2020, S. 120):

- Welche Ängste im Zusammenhang mit Ihrer Erkrankung kennen Sie?
- Hatten Sie diese Ängste auch schon früher oder sind diese neu?
- Wie stark sind diese Ängste auf einer Skala von »0« bis »10«?
- Wie fühlen sich diese Ängste körperlich an? Woran erkennen Sie körperlich, dass Sie Angst haben?
- Welche Gedanken gehen Ihnen dann durch den Kopf?
- Wie sind Sie bislang mit den Ängsten umgegangen?

Darüber hinaus ist es hilfreich, eine Angsthierarchie aufzustellen und so die angstbesetzten Situationen nach ihrer Angstintensität zu sortieren.

Achtsamkeit

Zur Verbesserung der Selbstwahrnehmung ist *Achtsamkeit* als zielgerichtete Intervention nützlich. Achtsamkeit kann dabei helfen, mit allen Sinnen und Gedanken voll und ganz in der Gegenwart anzukommen oder wieder hierhin zurückzukommen. Man kann zu jedem Zeitpunkt und an jedem Ort achtsam sein, in dem man sich auf das konzentriert, was gerade im Inneren und um einen herum passiert. Mit Geduld und kontinuierlicher Übung kann man Achtsamkeit erlernen und damit vertraut werden. Gerade zu Beginn kann es auch hilfreich sein, feste Zeiten für achtsame Momente einzuplanen. Z. B. könnte man sich morgens unter der Dusche Zeit für achtsame Momente nehmen – Wie fühlt sich das warme Wasser auf dem Körper an, wie riecht das Duschgel etc.?

Übungen, die eine wertungsfreie Wahrnehmung von Gefühlen und Körperempfindungen beinhalten, können die Akzeptanz von Gefühlen fördern. Sie helfen dabei, Angst und auch andere Gefühle frühzeitig wahrnehmen zu lernen, aber auch

Gefühle ohne Bewertung aushalten zu können. Dies ermöglicht ein selbstfürsorgliches Nutzen der Angst statt verzweifelt zu versuchen die Angst zu vermeiden. Darüber hinaus lernen die Betroffenen, schöne Momente im Hier und Jetzt zu fokussieren.

Hilfreiche Übungen können z. B. sein:

Body Scan

Die Person wird gebeten ihre Aufmerksamkeit auf ihren Körper, auf sein Gewicht und den Atem, der in sie hinein- und wieder herausströmt, zu richten. Nacheinander soll nun durch alle Körperteile »gewandert« werden und die Person soll genau wahrnehmen, wie sich diese anfühlen, ohne eine Bewertung auszusprechen. Sich vorzustellen man wäre ein Besucher, der den eigenen Körper gerade zum ersten Mal von innen erforscht, kann dabei hilfreich sein. Beginnen kann man dabei bei den Zehen des rechten Fußes: Spüren Sie, wie sich die einzelnen Zehen berühren, wie ist die Temperatur; wandern Sie weiter zur Fußsohle, Ferse und Fußoberseite. Achten Sie aufmerksam auf jede Gefühlsregung und fahren Sie fort mit dem Knöchel, der Wade, dem Schienbein, dem Knie und dem Oberschenkel. Dieses achtsame Wandern durch den Körper wird dann mit dem anderen Bein fortgesetzt, überträgt sich dann auf den Rumpf und die Arme und zum Schluss auf den Hals, Nacken, Kopf und das Gesicht. Sollten bei der Übung Schmerzen, Spannungen oder ein Ziehen spürbar sein, kann ein Augenblick an dieser Stelle verweilt werden und darauf geachtet werden, wie die tiefen Atemzüge hierher gelangen bis die Empfindungen schwächer werden und allmählich verschwinden.

5–4–3–2–1 Übung

Diese Übung, die ihren Ursprung in der Traumatherapie hat (Dolan 1991), hilft dabei, sich mit allen Sinnen auf das Hier und Jetzt zu konzentrieren und sich effektiv von gegenwärtigen Belastungen abzulenken. Verschiedene Varianten sind möglich. In dieser Variante konzentriert man sich nacheinander auf

- 5 Dinge, die man *sehen* kann,
- 4 Dinge, die man *hören* kann,
- 3 Dinge, die man *spüren* kann,
- 2 Dinge, die man *riechen* kann und
- 1 Sache, die man *schmecken* kann.

Gerade zu Beginn kann es hilfreich sein, wenn man die Wahrnehmungen auch laut ausspricht oder im Kopf benennt.

Psychoedukation

Neben der Verbesserung der Selbstwahrnehmung kommt auch der *Psychoedukation* eine wichtige Bedeutung in der Behandlung der Progredienzangst zu. Ziel der Psychoedukation ist es, den Betroffenen Informationen zu Angst und Angstmodellen zu vermitteln, den bisherigen Umgang mit Angst und individuelle Angstbewältigungsstrategien zu identifizieren. Darüber hinaus soll die Funktion von Angst als signalgebende Emotion vermittelt werden, die eine vermutete Bedrohung markiert, gegen die derzeit keine Abwehr- und Handlungsmöglichkeiten zur Verfügung stehen. Die Angst soll als Kraft zum Handeln genutzt werden. Das eigene Bewältigungsverhalten wird analysiert und Coping-Strategien werden hinsichtlich ihrer Vor- und Nachteile bzw. kurz- und langfristiger Konsequenzen in verschiedenen Situationen analysiert. Beispielsweise setzen viele Vermeidung als Bewältigungsstrategie ein. Kurzfristig ist Vermeidung sicherlich hilfreich, da man sich nicht mit angstauslösenden Situationen auseinandersetzen muss. Langfristig führt Vermeidung allerdings zu einem eingeschränkten Leben, da die Angst die Kontrolle übernimmt und die Betroffenen die Lernerfahrung machen »Ich kann das nicht aushalten«. Zur Verdeutlichung der Psychoedukation kann die Selbstbeobachtung z. B. durch Tagebücher oder Verhaltensanalysen herangezogen werden.

Angstkonfrontation

Die zentrale Komponente der Behandlung von Progredienzangst ist die *Angstkonfrontation in sensu*. Dabei wird die schlimmstmögliche Vorstellung imaginativ erarbeitet mit dem Ziel, die Angst bis zum Nachlassen auszuhalten. Nach dem Nachlassen der Angst ist eine *lösungsorientierte Bearbeitung* der Inhalte möglich, die vorher durch die Bedrohung durch die Angst nicht zugänglich war. So kann es auch zu einer realistischen Einschätzung der Wahrscheinlichkeit des Auftretens dieser Gefahr kommen. Eine lösungsorientierte Bearbeitung ermöglicht z. B.:

- die Auseinandersetzung mit Wahrscheinlichkeit und Zeithorizont (z. B. hatte eine Patientin die Befürchtung, in ihrer Wohnung ohnmächtig zu werden und über lange Zeit nicht gefunden zu werden. Nach der Konfrontation mit dieser Situation wurde ihr deutlich, dass dies nicht möglich ist, da ihre Schwester mehrmals täglich anruft)
- Reaktionen/Ressourcen Angehöriger (»Ich darf meinen Partner auch um Unterstützung bitten«)
- Vorbeugung und Vorbereitung (z. B. palliativmedizinische Möglichkeiten, Patientenverfügung, Absprachen mit Angehörigen, alternative Ressourcen)
- Ressourcen (Was kann ich in der Situation und aktuell tun, was mir Freude bereitet und guttut? Was ist am wichtigsten?)
- Wie viel Angst »möchte ich mir erlauben« bzw. ist funktional?

Im Vorfeld der Konfrontationsübung gibt es häufig eine Reihe von Vorbehalten durch die Patient:innen. Zum Beispiel könnte die Befürchtung auftreten, dass die

Angst dann gar nicht mehr weggeht und man überhaupt nichts mehr hinbekommt oder aber auch die Sorge, sich das nicht zu trauen oder das nicht auszuhalten.

Die Rückmeldungen nach der Konfrontation belegen jedoch das Gegenteil.

> **Beispiele:**
>
> »Vorher war mir gar nicht klar, dass ich noch nie über meinen Tod nachgedacht hatte, aber seitdem ich es gemacht habe, bin ich ruhiger.«
>
> »Ich fühle mich entlastet, habe jetzt ein viel klareres Bild von meiner Angst und das macht den Umgang damit einfacher.«
>
> »Es war sehr intensiv und die ersten zwei Tage war ich wie erschlagen, aber seitdem fühle ich mich befreit.«
>
> »Ich kann mich jetzt viel besser auf die wichtigen Dinge, wie meine Kinder oder meine Hobbies, konzentrieren.«

Die Auseinandersetzung mit den Ängsten ermöglicht dann auch eine Neubewertung der Angst im Vergleich zu anderen Lebensbereichen (Waadt et al. 2011). Folgende Fragen können dabei hilfreich sein:

- Welchen Anteil hat Angsterleben in meinem Alltag?
- Wie wurde und wird Angst in meiner Familie erlebt?
- Wobei hilft mir Angst?
- Welche Risiken fürchte ich persönlich, welche Risiken werden in meiner Familie gefürchtet, welche Risiken fürchten anderen Menschen?
- Was ist wichtig im Alltag, was weniger wichtig?

Die Übung zu *Lebenskreisen* kann dabei hilfreich sein, um sich der Bedeutung der Angst in Relation zu anderen Lebensbereichen im Alltag bewusst zu werden.

> **Instruktion *Lebenskreise*:**
>
> Dazu werden zwei Kreise gezeichnet. Im ersten Kreis sollen die wichtigen Lebensbereiche eingezeichnet werden sowie das aktuelle Ausmaß von Angst – im *Ist-Zustand*.
>
> Der zweite Kreis stellt dann den *Soll- oder Wunsch-Zustand* dar: Wie viel Bedeutung sollte die Angst im Leben haben?
>
> In der Regel stellt sich dabei eine Diskrepanz zwischen dem Ist- und dem Soll-Zustand dar: Die Angst hat im ersten Kreis häufig einen höheren Anteil als im zweiten Kreis.

Im weiteren Verlauf kann dann eruiert werden, wie die Bedeutung der Angst verändert werden kann. Hierzu ist das *Bild des Autofahrens* hilfreich:

> **Instruktion *Bild des Autofahrens*:**
>
> »Stellen Sie sich vor, Sie sitzen im Auto. Die Angst sitzt dabei am Steuer und bestimmt, wohin Sie fahren, welchen Weg Sie nehmen, wo Sie anhalten oder wo Sie vielleicht auch lieber nicht hinfahren. Also bestimmt die Angst, was Sie machen und was nicht. Dieser Zustand ist als dysfunktionale Angst zu bezeichnen, bei dem die Angst viel zu viel Raum im Alltag einnimmt.
>
> Welcher Platz ist für die Angst nun angemessen? Die Angst hat ja eine wichtige, signalgebende Funktion, die uns auf Gefahren hinweist; daher kann es kein Ziel sein, dass die Angst nicht dabei ist. Um bei unserer Auto-Metapher zu bleiben, wäre ein guter Platz für die Angst doch im Kofferraum neben dem Warndreieck und dem Verbandkasten, so dass sie bei Gefahr warnen kann. Also, wie können Sie die Angst dort platzieren? Was kann dabei helfen?
>
> Aber Achtung: Die Angst neigt leider immer wieder dazu, aus dem Kofferraum heraus zu kriechen und sich langsam über die Rückbank und den Beifahrersitz wieder Zugang zum Fahrersitz zu erschleichen. Daher ist es wichtig, immer wieder zu überprüfen, wer das Auto steuert und wie die Angst wieder an ihre zugewiesene Position gebracht werden kann.«

Die fortlaufende Auseinandersetzung mit der Angst kann dabei helfen, Angst in einem angemessenen, funktionalen Ausmaß zu halten. Um dies zu erleichtern, können *Ziele im Umgang mit der Angst* definiert werden, wie z. B. regelmäßige Entspannungsübungen oder Sport, mehr angenehme Aktivitäten, Achtsamkeit. Ein Zeitplan und konkrete Schritte zur Umsetzung sind hilfreich.

Zusammenfassend lässt sich zur Progredienzangst festhalten:

- Bei der Progredienzangst handelt es sich um eine Realangst, die aus einer potenziellen Bedrohung mit einer lebensbedrohlichen Erkrankung resultiert.
- Progredienzangst ist eine normale Reaktion, kann aber auch ein dysfunktionales Ausmaß annehmen und behandlungsbedürftig werden.
- Angst vor dem Fortschreiten der Erkrankung ist die größte Herausforderung bei der Krankheitsbewältigung.
- Etwa die Hälfte aller Patient:innen zeigt mindestens moderate Progredienzangst, die mit einer höheren psychischen Belastung, häufigeren Inanspruchnahme des Gesundheitssystems und geringeren Lebensqualität einhergeht.
- Progredienzangst ist auch im Langzeitverlauf ein relevantes Problem.
- Wirksame Behandlungselemente der Progredienzangst beinhalten Selbstwahrnehmung, Achtsamkeit, Psychoedukation und Konfrontation in sensu.

3.4 Tumor-assoziierte Fatigue

Symptomatik

> »Die Tumorerschöpfung, auch Fatigue genannt, bedeutet eine außerordentliche Müdigkeit, mangelnde Energiereserven oder [ein] massiv erhöhtes Ruhebedürfnis, das absolut unverhältnismäßig zu vorangegangenen Aktivitäten ist.«
> (David Cella 1995 (zitiert nach Deutsche Krebshilfe 2013, S. 7 f))

Eine Erschöpfung nach extremer körperlicher oder geistiger Anstrengung (z. B. nach dem Joggen oder dem Lesen dieses Buches) ist normal und häufig auch ein angenehmes Gefühl. Nach einer gewissen Erholungszeit reduziert sich die Erschöpfung bis sie dann wieder ganz verschwindet. Bei der Fatigue ist die Erschöpfung jedoch ein Krankheitssymptom, das unabhängig von vorheriger Anstrengung auftritt und auch nach einer ausreichenden Erholungszeit nicht verschwindet.

> »Während der Chemotherapie merkte ich eine große Erschöpfung. Ich wurde immer schwächer und brauchte immer länger, um mich wieder zu erholen. Hinzu kamen auch Komplikationen wie Infekte und Knochenschmerzen, die mich zusätzlich anstrengten. Bei der anschließenden Bestrahlung kam dann dieses neue schwere Gefühl hinzu, so dass ich den Eindruck hatte, als würde Blei durch meinen ganzen Körper fließen. Ich fühlte mich nur noch erschöpft und schwer und war handlungsunfähig.«
> (33-jährige Krebspatient:in)

Der Begriff Fatigue stammt aus dem Französischen und steht dort für »müde oder abgeschlagen«. Er bezeichnet eine spezifische, körperlich und mental empfundene Form von Müdigkeit, Erschöpfung und Kraftlosigkeit (Deutsche Fatigue Gesellschaft, 2023). Zu den häufigsten Beschwerden bei Fatigue gehören demzufolge auch Müdigkeit, Kraftlosigkeit, Erschöpfung und eine verminderte Leistungsfähigkeit. Durch die abnehmende Leistungsfähigkeit kann ein sogenannter *Teufelskreis* entstehen.

> **Teufelskreis bei Fatigue:**
>
> Die Abnahme der Leistungsfähigkeit führt dazu, dass jegliche Anstrengung vermieden wird. Die Person wird inaktiver. Trotz dieses Schonverhaltens bleibt die Regeneration aus. Dies führt zu Hilflosigkeit und im Weiteren zu einer depressiven Stimmung, die zu einer weiteren Abnahme der Leistungsfähigkeit beiträgt (Horneber et al. 2012).

Die Symptomatik der Fatigue ist vielschichtig und reicht von Gefühlen der Abgeschlagenheit und mangelnder Energie über Antriebs- und Interessenlosigkeit bis hin zu Konzentrations- und Gedächtnisstörungen. Die empfundenen Einschränkungen und Symptome werden von den Betroffenen sehr unterschiedlich beschrieben und ausgedrückt. Es zeigt sich, dass die Beschwerdebilder sehr individuell sind und kaum eines dem anderen gleicht. Zu den charakteristischen Beschwerden der Fatigue gehören (Mock et al. 2000):

- Abnahme der körperlichen Leistungsfähigkeit
- kognitive Defizite (Gedächtnisstörungen und Konzentrationsmangel)
- affektive Symptome (Motivationsverlust, Reizbarkeit und Frustration)

Im Einzelnen kann sich die Symptomatik der Fatigue wie folgt darstellen (▶ Abb. 3.4) (Cella et al. 1998):

- Reduzierte körperliche Leistungsfähigkeit („Ich habe keine Energie.")
- Schwäche, Kraftlosigkeit, Erschöpfung
- Gliederschwere
- Plötzlich starke und dauerhafte Müdigkeit („Ich bin so müde, dass ich kaum stehen kann.")
- Anhaltendes Unwohlsein nach körperlicher Belastung
- Schlafstörungen („Ich wache niemals erfrischt auf.")

Körperliche Symptome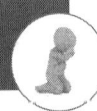

- Traurigkeit, Niedergeschlagenheit, Antriebslosigkeit („Es deprimiert mich.")
- Ängste („Ich bekomme Angst, weil ich das alles nicht kann.")
- Anspannung, Frust, Reizbarkeit („Am meisten frustriert mich, dass ich Dinge nicht tun kann, obwohl ich es will.")
- Desinteresse an Dingen, die früher Spaß machten
- Wunsch, sich zurückzuziehen

Psychische Symptome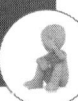

- Konzentrationsstörungen („Wenn ich etwas lese, schweifen meine Gedanken ab.")
- Ablenkbarkeit
- Wortfindungsstörungen („Mir fällt das Wort einfach nicht ein.")
- Verringerte Merkfähigkeit („Ich kann mir nichts mehr merken.")
- Geringe Aufmerksamkeitsspanne

Kognitive Symptome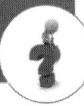

Abb. 3.4: Symptomatik der Fatigue (Cella et al. 1998)

Fatigue ist einer der stärksten *Belastungsfaktoren* bei Krebserkrankungen und geht mit einer eingeschränkten Leistungsfähigkeit sowie einer reduzierten Lebensqualität einher. Das Beschwerdebild ist vielschichtig und kann die Betroffenen während der Erkrankung und der Behandlung stark einschränken und auch danach ein normales Leben beeinträchtigen. Fatigue ist zudem ein prädiktiver Faktor für eine erhöhte Sterblichkeit (Horneber et al. 2012).

Der *Verlauf* und die Ausprägung von Fatigue kann von geringen, vorübergehenden Einschränkungen über unzureichende Alltagsbewältigung mit sozialem Rückzug bis zu einer Berufs- und Erwerbsunfähigkeit mit persönlichen finanziellen und volkswirtschaftlichen Belastungen reichen. Darüber hinaus ist auch das soziale Umfeld der Erkrankten betroffen.

Zu den *Risikofaktoren* gehören die Beschwerden während der Tumortherapie. Je stärker diese Beschwerden sind, desto höher ist die Wahrscheinlichkeit, dass sie auch nach der Behandlung weiter bestehen. Weitere Risikofaktoren sind Schmerz, Übelkeit, depressive Störung in der Vorgeschichte und andere psychische Störungen und Belastungen (Horneber et al. 2012).

Je nach Ausprägung der Erschöpfung, beeinträchtigt Fatigue nicht nur die allgemeine Lebensqualität, sondern auch die berufliche Leistungsfähigkeit und wirft die Frage nach einem beruflichen Wiedereinstieg auf. Neben der verringerten körperlichen Leistungsfähigkeit steht hier insbesondere die kognitive Symptomatik mit verminderter Konzentrations- und Merkfähigkeit sowie einer langsameren allgemeinen Denkfähigkeit im Fokus. Dies erschwert oder verzögert den beruflichen Wiedereinstieg (Deutsche Krebshilfe 2013).

Prävalenz

In einer repräsentativen Längsschnittstudie in Deutschland zeigten 32% der Krebserkrankten bereits bei der stationären Aufnahme deutlich stärkere Müdigkeits- und Erschöpfungssymptome als eine gesunde Vergleichsgruppe. 40% der Erkrankten wiesen diese Symptome bei Entlassung und 36% sechs Monate später auf (Singer et al. 2011).

Auch zwei Jahre nach Abschluss der Erstbehandlung wiesen 48% der Erkrankten Zeichen und Beschwerden von Fatigue auf, die bei 12% der Betroffenen sehr stark ausgeprägt waren (Kuhnt et al. 2009). Die Symptomatik der Fatigue kann somit zu jedem Zeitpunkt der Erkrankung auftreten, bereits als frühes Zeichen vor der Diagnose, während der Behandlung, nach Abschluss der Behandlung oder bei rezidivierender beziehungsweise progredienter Erkrankung.

40% der Krebserkrankten können auch Jahre nach der Therapie noch unter Tumorerschöpfung leiden (Horneber et al. 2012).

Ätiologie

Eine Vielzahl von möglichen Ursachen und Einflussfaktoren somatischer, mentaler, kognitiver und psychosozialer Art lassen sich für Fatigue finden. Die Ursachen sind somit multifaktoriell oder auch multikausal und lassen sich wie folgt aufschlüsseln (Horneber et al. 2012):

- Auswirkungen der Behandlung
  - z.B. Operation, Strahlen- oder Chemotherapie, Arzneimittelwirkungen, Medikamente gegen bestimmte Symptome oder Beschwerden
- Krankheiten außerhalb der Tumorerkrankung
- Hormonmangel
- Blutarmut
- Organschäden
- Schmerzen
- psychische Folgen der Krebserkrankung
  - z.B. Angst, Depression, Anpassungsstörung oder Belastungsreaktion
- Schlafstörungen
- Ernährungsstörungen
  - z.B. Malnutrition, Anorexie/Kachexie, Dehydrierung/Elektrolytentgleisungen
- Begleiterkrankungen
  - z.B. Infektionen, kardio-/respiratorische Störungen etc.
- verminderte körperliche Leistungsfähigkeit

Auch die Krebserkrankung an sich kann zu Abgeschlagenheit und Leistungsschwäche führen. Bei fast allen Betroffenen findet sich während der Tumortherapie ein akutes Fatigue-Syndrom, dass jedoch bei vier von fünf Patient:innen nach Behandlungsende in wenigen Wochen, spätestens aber nach einem halben Jahr, wieder abklingt. Beispielsweise beeinträchtigen die Strahlen-, aber auch die Chemotherapie die Blutbildung im Knochenmark und auch die der roten Blutkörperchen. Die Verminderung der roten Blutkörperchen führt zu einer Anämie, die eine wesentliche Ursache für das Auftreten der akuten Erschöpfung darstellt. Die häufigste Ursache ist die Blutarmut (Deutsche Krebshilfe 2013).

Diagnostik

Im klinischen Alltag werden die Beschwerden und Zeichen der Fatigue kaum systematisch erfragt. Dies führt dazu, dass nur eine unzureichende Wahrnehmung der Belastungen und vor allem der Behandlungsbedürftigkeit vorhanden ist. Es finden sich verschiedene Gründe für diese unzureichende Kommunikation. Zum einen kann es sein, dass die Erkrankten selbst die Beschwerden nicht ansprechen, weil sie nicht klagsam erscheinen möchten oder denken, dass die Symptome zur Krankheit oder Behandlung dazu gehören. Vielleicht besteht auch die Befürchtung, dass die Symptome einen Rückfall bedeuten. Zum anderen kann es sein, dass das Behandlungsteam aufgrund von Zeitmangel oder fehlenden Kenntnissen der Diagnostik und Behandlungsmöglichkeiten von Fatigue das Thema nicht anspricht.

> »Während der Nachsorge wurde meine Erschöpfung nicht weiter berücksichtigt. Es hieß dann ›Der Krebs ist geheilt. Sie müssen mehr Geduld haben. Das dauert, bis sie sich wieder ganz erholen‹.«
> (37-jährige Patientin mit Non-Hodgkin Lymphom)

Die Leitlinie des National Comprehensive Cancer Center empfiehlt, dass bei allen Erkrankten während der Behandlung und auch in der Nachsorge in regelmäßigen Abständen gezielt nach Müdigkeit und Erschöpfungssymptomen gefragt werden soll (Berger et al. 2010). Die Aussage »Ich bin müde« kann eine große Bandbreite von Befindlichkeiten beinhalten, die von »ein bisschen müde« bis hin zu »vollkommen erschöpft« reicht (Deutsche Krebshilfe 2013).

Vorzugsweise sollten hierfür zwei Screeningfragen zum Schweregrad der Müdigkeit und Erschöpfung (▶ Abb. 3.5) und zur Beeinträchtigung in verschiedenen Lebensbereichen (▶ Abb. 3.6) verwendet werden, im Idealfall als visuelle Analogskala (Horneber et al. 2012).

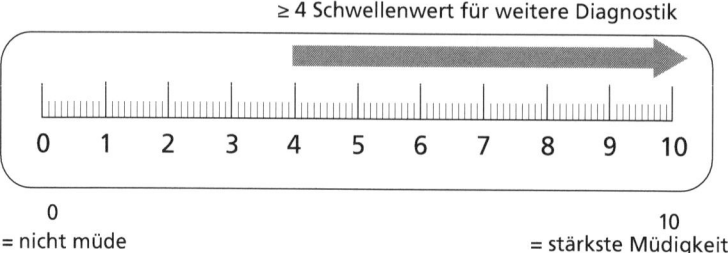

Abb. 3.5: Visuelle Analogskala zur Erfassung von Müdigkeit[7]

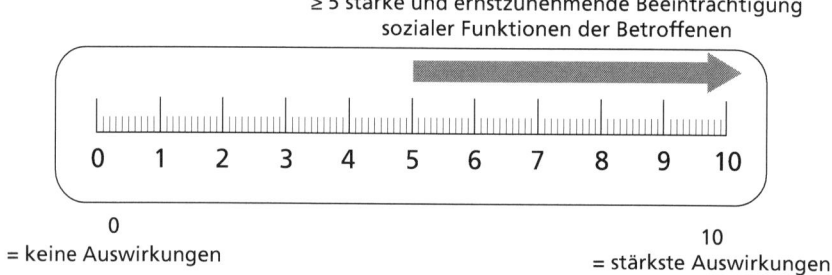

Abb. 3.6: Visuelle Analogskala der Beeinträchtigung

Neben diesen kurzen Screeninginstrumenten gibt es auch die Möglichkeit, mithilfe einer etwas ausführlicheren Checkliste relevante Kriterien für die Diagnose einer Tumor-bedingten Fatigue zu erfragen (siehe hierzu Diegelmann et al. 2020) sowie validierte Fragebögen einzusetzen, wie z. B. das Multidimensional Fatigue Inventory (MFI; Smets et al. 1995), den Functional Assessment of Cancer Therapy Fatigue Scale/Anemia Scale (FACT-F/An; Yellen et al. 1997) oder das Brief Fatigue Inventory (BFI; Mendoza et al. 1999).

Darüber hinaus sollten auch im *anamnestischen Gespräch* die Art, Ausprägung und der zeitliche Verlauf der Beschwerden erfragt werden. Wichtig ist zudem, abzuklären, ob die Symptome neu aufgetreten sind beziehungsweise ungewohnt sind oder die Betroffenen ähnliche Symptome, z. B. im Rahmen einer depressiven Episode, bereits aus der Zeit vor der Krebserkrankung kennen. Dazu gehört auch eine ausführliche Anamnese zum Zusammenhang mit vegetativen Funktionen, insbesondere Schlafverhalten, sozialen und umweltbedingten Faktoren, Medikation, Genuss- und Rauschmitteln, körperlicher Aktivität und Vorgeschichte. Im ärztlichen Gespräch erfolgt zudem eine körperliche Untersuchung sowie Laboruntersuchungen (Horneber et al. 2012).

---

[7] Die Abbildungen 3.5 und 3.6. finden Sie auch online verfügbar unter dem Link vor dem Literaturverzeichnis.

Eine besondere Herausforderung stellt die *Abgrenzung der Fatigue von Depression* dar. Man geht circa von einem Drittel Überschneidung der Symptomatik aus. Dies beinhaltet insbesondere Erschöpfung, Konzentrationsschwierigkeiten, Schlafstörung, gedrückte Stimmung und Rückzug.

Bei der *Depression* stehen Schuldgefühle, Interessensverlust, Grübelgedanken, vermindertes Selbstwertgefühl und Suizidgedanken im Vordergrund – nach dem Motto »Ich bin nichts mehr wert«. Wohingegen bei der *Fatigue* eher das Schwächegefühl, die verminderte körperliche Belastbarkeit, der Schlaf, der nicht zur Regeneration führt und die längeren Erholungsphasen im Fokus stehen – nach dem Motto »Ich will, aber ich kann nicht«.

Die Depression geht somit eher mit einer Tendenz zur Selbstentwertung und lebensmüden Gedanken einher. Bei der Fatigue liegen eher die Erschöpfung, Schwäche und Müdigkeit im Fokus. Allerdings ist die Abgrenzung im klinischen Alltag sehr herausfordernd und gelingt nicht immer, da auch bei der Fatigue noch zusätzliche Symptome wie Schmerzen, Schlafstörungen oder psychische Belastung durch Angst und Depression auftreten können.

Darüber hinaus kann Fatigue auch Ausdruck einer schon vorbestehenden Depression sein oder eine depressive Störung nach sich ziehen. Jede:r fünfte Krebserkrankte zeigt eine behandlungsbedürftige Depression, aber auch jede:r fünfte, die/der unter Fatigue leidet, weist Anzeichen einer Depression auf. Es gilt zu unterscheiden, ob die Erschöpfung eine depressive Verstimmung zur Folge hat oder ob die Depression sich durch eine massive Erschöpfung äußert (Deutsche Krebshilfe 2013).

Zur Abgrenzung zwischen Depression und Fatigue können einige Fragen hilfreich sein:

- Gab es im bisherigen Leben schon Episoden einer depressiven Verstimmung?
- Leiden Sie erst seit der Krebserkrankung an dieser Art von Müdigkeit beziehungsweise Erschöpfung?
- Gab es vor dieser Müdigkeit schon eine depressive Verstimmung?
- Haben Sie häufig lebensmüde Gedanken?

Dennoch bleibt festzuhalten, dass eine klare Unterscheidung zwischen Depression und Fatigue und damit eine eindeutige kausale Zuordnung nicht in jedem Fall vollständig gelingen wird. Letztendlich findet sich fast jedes Merkmal des Fatigue-Syndroms auch bei Depression wieder.

Behandlungsmöglichkeiten

Die Therapie der Fatigue erfolgt meist ohne eindeutig diagnostizierte Ursache, aber unter Berücksichtigung möglicher Einflussfaktoren auf die Symptomatik. In der Behandlung ist es wichtig, frühzeitig zu beginnen, um einer Chronifizierung entgegenzuwirken. Im Idealfall erfolgt eine Verknüpfung verschiedener Behandlungsansätze, die sich an der individuellen Ausprägung der körperlichen, psychischen und kognitiven Beschwerden orientiert.

Lässt sich in der Diagnostik jedoch eine *kausale Ursache* finden, so kann diese auch direkt behandelt werden. Liegt zum Beispiel eine Anämie zugrunde, so kann diese durch bestimmte medizinische Behandlungen (Transfusion, Hormonbehandlung) behoben werden und die Symptomatik der Fatigue nimmt ab.

Häufig erfolgt die Behandlung jedoch *symptomatisch*, d. h. ohne eine kausale Ursache entdeckt zu haben. Die Therapie richtet sich hier dann häufig danach, in welchem Bereich des täglichen Lebens die meisten Beeinträchtigungen auftreten. Ist die körperliche Leistungsfähigkeit, das psychische Befinden oder die kognitive Leistungsfähigkeit betroffen? Häufig ist jedoch nicht nur ein einziger Bereich, sondern eine Kombination aller drei Bereiche vorhanden (Deutsche Krebshilfe 2013). In diesem Fall gibt es die Möglichkeit, nicht medikamentös oder medikamentös zu behandeln.

Zu den *medikamentösen Behandlungsmethoden* gehören Phytopharmaka (Ginseng), Kortikosteroide oder einige »Off-Label-Präparate« wie zum Beispiel Stimulanzien (Horneber et al. 2012). Allerdings gibt es aktuell kein Medikament, das eine Zulassung zur Behandlung der Tumor-assoziierten Fatigue hat.

Bei den *nicht medikamentösen Behandlungsmöglichkeiten* haben sich körperliches Training, Psychoedukation/Beratung, Aktivitäts- und Energiesparmanagement sowie Kognitive Verhaltenstherapie als wirkungsvolle Behandlungsmethoden herausgestellt (Horneber et al. 2012).

Zu den zentralen *Behandlungszielen* gehören die Minderung der verstärkenden Faktoren der Fatigue, individuelle Hilfen für den Umgang mit Beschwerden und Belastungen, die Aktivierung vorhandener Kräfte und Ressourcen sowie die Entwicklung einer gemeinsamen biopsychosozialen Sicht.

Psychoedukation

Viele Krebserkrankte wissen nicht, dass es Fatigue gibt und verstehen auch nicht – insbesondere dann, wenn die Behandlung abgeschlossen ist und die Krebserkrankung geheilt ist – warum sie sich nicht wieder erholen und nach wie vor so erschöpft sind. Ungeduld und Unzufriedenheit können die Folge sein. Auch aus dem sozialen Umfeld kann ein gewisses Unverständnis für die aktuellen Beschwerden entstehen: »Der Krebs ist doch geheilt, jetzt muss es dir doch endlich mal wieder besser gehen.«, »Du musst die Krankheit jetzt besser verarbeiten.«, »Das kann doch nicht sein, jetzt bist du wieder gesund und wirst depressiv?« oder »Ruh' dich mal aus und gib dir ein bisschen Zeit.«

Insbesondere bei den Angehörigen besteht häufig der Wunsch, wieder zu einem »normalen« Alltag zurückzukehren. Die Behandlungsphase hat häufig viel Kraft gekostet mit Rücksichtnahme auf die erkrankte Person und auch Unterstützung. Nach Abschluss der Behandlung versuchen die Betroffenen und auch die Angehörigen zu ihren alten Gewohnheiten zurückzukehren und sind froh, die Erkrankung und Behandlung überwunden zu haben. Allerdings kann die Fatigue diesen Prozess der Rückkehr in die Normalität erschweren. Gemeinsame Aktivitäten lassen sich aufgrund der mangelnden Energie einfach nicht umsetzen. Auch eine Rückkehr zu den Rollen, wie vor der Erkrankung, ist nicht möglich. Dies kann bei den Angehörigen und auch bei den Betroffenen zu Enttäuschung führen (Deutsche Krebshilfe 2013).

Unter Berücksichtigung dieser Umstände ist es sehr wichtig, dass die Patient:innen für ihre Beschwerden einen Namen bekommen. Bereits das Wissen, dass es Fatigue und auch Behandlungsmöglichkeiten gibt, kann sehr entlastend wirken. Wichtig ist an dieser Stelle auch, darauf hinzuweisen, dass die Symptome der Fatigue nicht gleichbedeutend mit einer schlechteren Prognose sein müssen oder ein Rezidiv markieren (Horneber et al. 2012).

Das *Ziel* der Psychoedukation liegt somit im Abbau von Ängsten, im Idealfall, wenn die Aufklärung schon präventiv vor der Tumortherapie erfolgt, auch in einer Verhinderung dieser Ängste und Belastungen.

Inhalte der Psychoedukation liegen somit in einer gezielten Beratung beziehungsweise Information über Fatigue, der Entlastung der Erkrankten, der Identifikation adaptiver und maladaptiver Einstellungen, dem Abbau von Ängsten, Unterstützung beim Umgang mit Stress und erlebten Belastungen, der Förderung aktiver, problemzentrierter Verarbeitungsstrategien sowie dem Erlernen von Kontrollmöglichkeiten (Horneber et al. 2012).

Körperliches Training

Ein mehrmals wöchentliches Ausdauer- und Krafttraining bei moderater Belastungsintensität (circa 30–45 Minuten) hat sich als hilfreich erwiesen, um der Inaktivität entgegenzuwirken. Die Intensität sollte langsam gesteigert und die Übungen individuell angepasst werden. Eine fachkundige Anleitung ist wünschenswert und bei Krafttraining sogar erforderlich (Horneber et al. 2012). Das körperliche Training sollte nicht erst nach Abschluss der medizinischen Behandlung begonnen werden, sondern möglichst frühzeitig; am besten schon mit Beginn der Krebstherapie (Deutsche Krebshilfe 2013).

Ausdauer- und Krafttrainingsprogramme beugen dem Teufelskreis aus Bewegungsmangel, Verlust an Kondition und rascher Erschöpfung vor und können allen Patient:innen mit Fatigue empfohlen werden, solange keine Kontraindikation besteht (Dimeo 2001) – es sei denn, es liegen bestimmte Kontraindikationen wie akute Erkrankung, Fieber, Schmerzen, unzureichend eingestellter Blutdruck etc. vor (Horneber et al. 2012).

Das Training sollte nach dem Motto »Laufen, ohne zu schnaufen« ausgeführt werden.

Aktivitäts- und Energiemanagement

Die Betroffenen sollen lernen, mit ihren Kräften Haus zu halten, indem sie zum Beispiel nur wichtige Aufgaben selbst erledigen, rechtzeitig Ruhepausen einlegen und auch Zeiten für angenehme Aktivitäten einplanen. Ziel ist es somit, das richtige Maß zwischen Über- und Unterforderung zu finden, um dem Teufelskreis an Inaktivität vorzubeugen. Hierzu gehört die Einteilung von Kräften, die Planung von Aufgaben, aber auch das Einlegen von Pausen und Ruhephasen sowie Maßnahmen zur Gesundheitsförderung (Horneber et al. 2012). Zudem können auch Entspannungstechniken und Achtsamkeit hilfreich sein. Es geht somit darum, weder zu viel noch zu wenig zu tun, um sich nicht übermäßig zu erschöpfen oder die Kondition zu verringern (Deutsche Krebshilfe 2013). Um dies zu erreichen, kann ein Wochenplan zur Planung von Aktivitäten oder aber auch ein Energietagebuch (siehe Ratgeber Fatigue, Deutsche Krebshilfe 2013) hilfreich sein.

Kognitive Verhaltenstherapie

Das Ziel liegt darin, dass die Betroffenen die Zusammenhänge zwischen körperlichen Beschwerden, ihrer Bewertung (zum Beispiel *unangenehm* versus *katastrophal*), daraus resultierenden emotionalen Befindlichkeiten (zum Beispiel *Sorge* versus *Verzweiflung*) und Verhaltensweisen erkennen. Die Patient:innen erkennen, dass durch eine angemessene Bewertung der Situation auch die Lebensqualität positiv beeinflusst werden kann (Horneber et al. 2012).

Die Betroffenen erhalten die Möglichkeit, auf drei verschiedenen Ebenen mit den Beeinträchtigungen neu umzugehen. Auf der *körperlichen Ebene* durch Ermutigung zu neuen Erfahrungen mit dem Körper, zum Beispiel durch bestimmte Bewegungsrituale. Auf der *mentalen Ebene* hinsichtlich der kognitiven Verarbeitung beziehungsweise dem Lernen, die Unsicherheiten des Lebens anzunehmen und auf der *emotionalen Ebene* die emotionale Verarbeitung, aber auch der Austausch mit Angehörigen, um Hilfe und Unterstützung bitten und Entspannung (Diegelmann et al. 2020).

Der *Einbezug der Angehörigen* in die Behandlung kann sehr sinnvoll sein, da häufig auch die Angehörigen sich die Symptomatik nicht erklären können und es dadurch zu Enttäuschung oder Ungeduld kommen kann. Wichtig ist daher, dass alle Beteiligten offen über die Belastungen sprechen können und ihre eigenen Bedürfnisse und Erwartungen äußern dürfen. Eine offene Kommunikation erleichtert den gemeinsamen Umgang und vermeidet Missverständnisse.

Sollte ein Wiedereinstieg in den Beruf geplant sein und dieser durch die Symptomatik der Fatigue verzögert oder erschwert werden, so ist es wichtig, dass sich die Betroffenen nicht überfordern und den Wiedereinstieg langsam gestalten und dabei auf die Signale des Körpers achten, um somit einer Enttäuschung entgegenzuwirken.

> **Zusammenfassend lässt sich zur Fatigue festhalten:**
>
> - Die Diagnose »Fatigue« kann mit adäquaten diagnostischen Mitteln und guten Kenntnissen des Krankheitsbildes gestellt werden.
> - Subjektive Belastungen der Betroffenen sollten ernst genommen und damit die Ausgangslage für einen optimierten Umgang mit der Erkrankung geschaffen werden.
> - Zu den Behandlungsmethoden gehören Psychoedukation, Kognitive Verhaltenstherapie, Körperliches Training und Aktivitäts- und Energiesparmanagement.

- Weitere Erkenntnisse sind notwendig hinsichtlich der Ursachen und medikamentösen Interventionen.

3.5 Krankheitsakzeptanz und Krankheitsbewältigung

»Das kann doch nicht wahr sein. Ich habe immer gesund gelebt, nie geraucht und immer Sport gemacht. Wie kann das sein, dass ich an Krebs erkranke? Warum trifft das mich?«
(50-jähriger Patient mit Prostatakrebs)

Die Frage nach dem »Warum« stellen sich viele Patient:innen. Die Frage ist absolut nachvollziehbar und mit dem Bedürfnis nach Kontrolle verknüpft. Wenn man wüsste, warum man an Krebs erkrankt ist, könnte man alles tun, um dies zu verändern und somit eine erneute Erkrankung oder ein Wiederauftreten der Krankheit vermeiden. Leider ist die Frage nach dem »Warum« bei einer Krebserkrankung nicht so einfach oder vielfach auch (noch) gar nicht zu beantworten. Dennoch ist es ein erster Schritt der Krankheitsakzeptanz hin zur Krankheitsbewältigung. Denn Krankheitsakzeptanz ist die Voraussetzung für Krankheitsbewältigung (Zimmermann und Heinrichs 2015).

Krankheitsakzeptanz stellt häufig das Gegenteil von *Krankheitsverleugnung* dar. Wobei sowohl Krankheitsakzeptanz als auch -verleugnung als Reaktion auf die Diagnose »Krebs« als Adaptationsergebnis einer kurz- oder längerfristigen Auseinandersetzung mit einer chronischen Erkrankung betrachtet werden können. Sowohl Verleugnung als auch Akzeptanz können als eigenständige Coping-Strategien gesehen werden. Allerdings führt Krankheitsakzeptanz häufiger zu einer aktiven Bewältigung, wohingegen Krankheitsverleugnung keine aktive Bewältigung ermöglicht, sondern eher zu einer passiv-vermeidenden Krankheitsverarbeitung führt, was sich zum Beispiel in sozialem Rückzug zeigen kann (Zimmermann und Heinrichs 2015).

> Lazarus und Folkman (1984) definieren *Krankheitsverarbeitung* als die Gesamtheit der Prozesse, um bestehende oder erwartete Belastungen, die im Zusammenhang mit einer Erkrankung auftreten, emotional, kognitiv oder aktional aufzufangen, auszugleichen und zu meistern. Krankheitsverarbeitung ist dabei kein geradlinig verlaufender Prozess, sondern sehr komplex und individuell. Die Krankheitsakzeptanz stellt demzufolge die Anerkennung und Akzeptanz der chronischen Erkrankung dar sowie den Einfluss, den die Erkrankung auf die eigene Person hat.

Die Auseinandersetzung mit einer chronischen Erkrankung löst häufig eine Vielzahl an Emotionen wie Angst, Wut, Zorn, Trauer und Niedergeschlagenheit aus. Die Betroffene erleben Gefühlsschwankungen, die als völlig normal zu betrachten sind. Dennoch kann es auch zu einer maladaptiven Krankheitsverarbeitung kommen, welche sich in psychischen Störungen ausdrücken kann. Ca. 31,8 % der Krebserkrankten weisen eine psychische Störung auf, am häufigsten Angst- und Anpassungsstörungen (11,5 % bzw. 11,1 %) gefolgt von affektiven Störungen (6,5 %) und somatoformen Störungen (5,3 %) (Mehnert et al. 2014).

Chronische Krankheiten erstrecken sich häufig über einen längeren Zeitraum und können phasenweise besser oder schlechter verlaufen, so dass es auch im weiteren Verlauf immer wieder zu Anpassungsprozessen kommen muss. D. h. auch im weiteren Verlauf kann es zu Akzeptanz oder Verleugnung als Bewältigungsstrategie kommen. Sowohl das Ausmaß und die Intensität der therapeutischen Anforderungen als auch das Ausmaß und die Intensität der zur Verfügung stehenden Ressourcen für den Umgang mit der Erkrankung scheinen bei der Wahl der Bewältigungsstrategien eine Rolle zu spielen. Das bedeutet allerdings auch, dass eine fehlende Krankheitsakzeptanz zu einem ungünstigen Krankheitsmanagement, wie zum Beispiel Non-Adhärenz, führen kann (Zimmermann und Heinrichs 2015).

Fallbeispiel:

Eine 57-jährige Patientin mit Brustkrebs, soll über den Zeitraum von fünf Jahren eine Antihormontherapie durchführen. Nach Beginn der Behandlung gelingt es ihr zunächst sehr gut die Tabletten täglich einzunehmen, aber je mehr Zeit vergeht, desto mehr Nebenwirkungen bemerkt sie. Plötzliche Hitzewallungen, Stimmungsschwankungen und Schlafstörungen belasten sie in ihrem Alltag sehr stark. Ihre Lebensqualität ist deutlich eingeschränkt. Im weiteren Verlauf will sie sich immer weniger mit dieser Behandlung arrangieren und hadert auch damit, warum diese Behandlung über einen so langen Zeitraum wichtig sein soll (»Vielleicht reicht es ja auch, wenn ich die Tabletten im ersten Jahr nehme.«). Im weiteren Verlauf kommt es immer wieder zur Vernachlässigung der regelmäßigen Medikamenteneinnahme. Außerdem erlebt sie die Behandlung und die damit verbundenen Einschränkungen zunehmend als große Belastung. Eine aktive Auseinandersetzung mit der Erkrankung und Behandlung sowie die Integration in das Leben gelingen zunächst nicht. Dies hat zur Folge, dass sie ihre Medikation nur unregelmäßig einnimmt und auch dazu neigt, Nachsorgetermine zu verschieben, da sie sich nicht gegenüber ihrer Gynäkologin rechtfertigen möchte, warum sie die Tabletten nicht einnimmt. Als sie dann doch einen Arzttermin wahrnimmt und ihrer Ärztin gegenüber äußert, dass sie sehr mit den Nebenwirkungen zu kämpfen hat, erfolgt ein aufklärendes Gespräch über den Nutzen und die Notwendigkeit der Behandlung. Darüber hinaus wird eine Pause vereinbart, um zu prüfen, welche Symptome bleiben. Erst durch die aktive Auseinandersetzung mit der Tatsache, mit der Krebserkrankung leben zu müssen, gelingt eine verbesserte Integration in das Lebenskonzept von der Patientin., welches zudem zu einer Verbesserung des Umgangs mit der Erkrankung und Behandlung führt.

Modell zur Krankheitsakzeptanz

Dieses Fallbeispiel zeigt, dass der Umgang mit der Erkrankung starken Schwankungen ausgesetzt sein kann. In der Auseinandersetzung mit einer chronischen Erkrankung hat Fennell (2003) ein heuristisches Modell entworfen, dass vier Phasen und einen dynamischen Prozess, der bei der Reflektion von Interventionsstrategien und der Förderung von Krankheitsakzeptanz hilfreich sein kann, beschreibt (▶ Abb. 3.7).

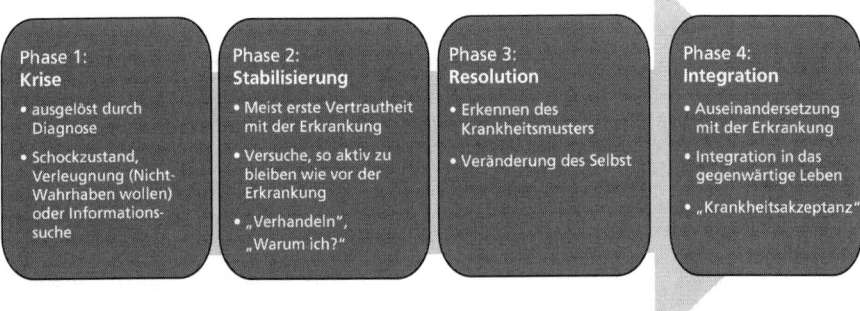

Abb. 3.7: Heuristisches Modell der Auseinandersetzung mit einer chronischen Erkrankung (angelehnt an Fennell 2003; aus Diegelmann et al. 2020)

Phase 1: Die Krise

Die erste Phase, die *Krise*, wird häufig durch die Diagnose ausgelöst und tritt bei den meisten Menschen auf. Es gibt verschiedene Reaktionen auf die Mitteilung einer Krebserkrankung. Diese können vom Schockzustand (»Ich fasse es nicht.«) über Verleugnung oder das Nicht-Wahrhaben-Wollen (»Das glaub' ich jetzt nicht.«) sowie Ablenkung (sich »in die Arbeit stürzen«) bis zu einer intensiven Informationssuche (»Ich muss sofort alles darüber wissen.«) führen.

Schon in dieser ersten Phase sind Interventionsstrategien besonders dann wichtig, wenn die Krankheit verleugnet wird und diese Verleugnung so lange anhält, dass sie sich nachteilig auf die Anpassung an die chronische Erkrankung auswirkt. Dies kann sich darin bemerkbar machen, dass zum Beispiel bestimmte Behandlungsmaßnahmen nicht in Anspruch genommen werden und die Krankheit somit schneller voranschreitet als bei Inanspruchnahme der indizierten Behandlung (Zimmermann und Heinrichs 2015). Dieser initiale Schockzustand muss überwunden werden, um wieder aufnahmefähig zu sein und zum Beispiel Behandlungsentscheidungen fällen zu können. In dieser Phase ist es daher sehr wichtig, dass die Diagnose vom ärztlichen Team klar und deutlich geäußert wird – nach dem Motto »Um Hoffnung zu vermitteln, braucht man nicht die Wahrheit zu verdrehen.« Insbesondere bei Patient:innen die sehr ängstlich oder verleugnend reagieren, kann die Tendenz bestehen, sie zu schonen und somit nicht klar über die Diagnose zu sprechen (»Sie haben da so kleine Knötchen im Bauch.«). Dies ist jedoch eher dysfunktional.

Allerdings ist ein gewisses Ausmaß an Verleugnung auch als Schutzmechanismus normal und muss nicht immer schädlich sein. Eine Patientin die äußert, dass sie möglichst wenig über ihre Erkrankung und Behandlung wissen möchte, aber dennoch alle Behandlungsmaßnahmen durchführen lässt, sollte diese für sie nützliche Interventionsstrategie der Vermeidung auch anwenden dürfen. Das Ziel liegt somit in einer Konfrontation mit der Diagnose, aber auch der Anerkennung von Verdrängungsprozessen als Schutzfunktion. Daher sollte mit der Ehrlichkeit wie in diesem Zitat von Max Frisch umgegangen werden:

> »Man sollte die Wahrheit dem anderen wie einen Mantel hinhalten, dass er hineinschlüpfen kann – nicht wie ein nasses Tuch um den Kopf schlagen.« (Frisch 2020)

Phase 2: Die Stabilisierung

In der zweiten Phase, der *Stabilisierung*, findet meist eine erste Vertrautheit mit der Erkrankung statt. Die Betroffenen versuchen jedoch, so aktiv wie möglich zu bleiben und haben häufig den Wunsch, dass alles wieder so werden soll wie vor der Erkrankung. Als Bewältigungsstrategien finden sich hier häufig die Auseinandersetzung mit der »Warum ich«-Frage sowie das sog. Verhandeln (»Wenn ich jetzt alles so mache wie die Ärzte sagen, werde ich doch wieder vollständig gesund.«). Es kann auch zur Entwicklung von Schuldgefühlen kommen wie »Jetzt bekomme ich die Strafe, weil ich nie auf mich geachtet habe.«. Das Ziel sollte hier sein, der »Warum ich«-Frage Raum zu geben, allerdings sollte man Vorsicht walten lassen bei Krankheitsmythen.

> **Krankheitsmythen (Diegelmann et al. 2020; Zimmermann und Ernst 2021)**
>
> Für die meisten Menschen kommt eine Krebsdiagnose unerwartet und unvorbereitet. In der Regel wollen wir für Ereignisse, die uns unvorhergesehen treffen und belasten, Erklärungen. Diese belastenden Lebensereignisse in ihrem Kontext verstehen zu können, erleichtert häufig die Bewältigung und es zeigt sich, dass Menschen, die in einer belastenden Lebenssituation ein Kohärenzgefühl entwickeln, diese Situation besser bewältigen können. Unter einem Kohärenzgefühl versteht man die Verstehbarkeit der Situation, die Handhabbarkeit der Situation und die Entwicklung einer Sinnhaftigkeit.
>
> Die »Warum ich«-Frage drängt sich bei vielen Krebserkrankten auf. Die Suche nach Gründen für die Erkrankung ist nachvollziehbar, denn wenn man diese Gründe wüsste, hätte man möglicherweise wieder mehr Kontrolle und könnte alles tun, damit man nicht erneut erkrankt. Der Versuch, die Kontrolle über das eigene Leben wiederzuerlangen, ist ein völlig normaler Prozess. Bei der Suche nach Gründen finden sich häufig Kausalattributionen, die internal (die Person sieht die Ursachen der Krankheit bei sich selbst) oder external (die Person sieht

die Ursachen der Krankheit bei äußeren Faktoren), variabel oder stabil, sowie unkontrollierbar oder kontrollierbar sein können. Häufig ist diese Suche aber auch mit Schuldvorwürfen verknüpft. Gedanken wie »Was habe ich falsch gemacht? Bin ich selbst schuld?« treten auf. Nicht selten werden so Annahmen zur Entstehung der Krebserkrankung entwickelt und gefestigt, die den Betroffenen eine eigene Schuld an der Erkrankung zuschreiben.

Auch wenn die eigene Schuldzuweisung teilweise schmerzlich, teilweise aber auch unzutreffend ist, so erfüllt sie jedoch eine wichtige Funktion, nämlich die aktive Auseinandersetzung mit dem Krankheitsgeschehen. Die Betroffenen erhalten das Gefühl, wieder die Kontrolle über die Krankheit und sich selbst zu erlangen. Dadurch kann das Selbstwertgefühl gesteigert werden und das Empfinden, der Situation hilflos ausgeliefert zu sein, reduziert sich. Ein hohes Maß an wahrgenommener Kontrolle ist ein entscheidender Faktor für eine erfolgreiche Krankheitsbewältigung. Je höher das Kontrollgefühl über die Krebserkrankung ist, desto weniger Angst und Depression werden von den Betroffenen berichtet und desto weniger Einschränkungen finden sich.

Bei der Entwicklung einer Krebserkrankung treffen viele Faktoren zusammen, die beeinflussbar, aber auch nicht beeinflussbar sind. Bei den meisten Krebserkrankungen gibt es keinen eindeutigen, einzelnen Auslöser. Daher erfüllen die subjektiven Krankheitstheorien zwar zunächst eine wichtige Funktion im Zusammenhang mit der Krankheitsverarbeitung – nämlich die aktive Auseinandersetzung mit der neuen Situation. Allerdings wird die Frage nach dem »Warum« in den meisten Fällen unbeantwortet bleiben oder eher Krankheitsmythen fördern, die wissenschaftlich absolut haltlos sind.

Daher führt diese in die Vergangenheit gerichtete Sichtweise nach Dingen, die man falsch gemacht hat, verknüpft mit permanenten Selbstvorwürfen vielfach zu einer Erhöhung der psychischen Belastung, der Vergeudung psychosozialer Ressourcen und möglicherweise zu negativen Folgen hinsichtlich des weiteren Therapieverlaufs. Auch wenn eine eindeutige Ursache zu finden wäre, würde es auf lange Sicht nicht weiterhelfen oder möglicherweise zu weiteren Problemen führen. Geht zum Beispiel ein Krebserkrankter davon aus, dass Stress den Krebs ausgelöst hat, wäre eine Folge zukünftig jeglichen Stress zu vermeiden, damit die Krankheit nicht erneut auftritt. Die Frage ist, ob dies überhaupt möglich ist. Außerdem führt die absolute Vermeidung von Stress, wenn sie überhaupt gelingt, zu einer Belastung und zur Unterdrückung von Gefühlen, die ebenfalls zur Krankheitsbewältigung gehören. Der Gedanke »Ich darf nie wieder Stress haben« kann dann zu einer Zunahme von Problemen führen, die zu noch mehr Schuldgefühlen führen, wenn es einem nicht gelingt.

Hilfreich ist es, diese lähmenden und unproduktiven Selbstbeschuldigungen zu überwinden und sich der neuen Lebenssituation aktiv zu öffnen. Allerdings nicht im Sinne eines verordneten »positiven Denkens«.

Die Krebsexpertin Jimmie Holland formulierte es folgendermaßen:

> »Glauben Sie nicht, dass sie die ganze Zeit gut gelaunt sein müssen und dass Niedergeschlagenheit und Sorgen ihr Leben verkürzen.« (Zimmermann und Ernst 2021, S. 34)

> Das Ziel sollte somit in einer zuversichtlichen, nach vorn gerichteten Einstellung liegen, um einen gesunden Lebensstil zu fördern und es zu ermöglichen, eigene Schuldzuweisungen zu überwinden. Die neue Lebenssituation sollte man im Hier und Jetzt gestalten sowie zukunftsbezogen herangehen und eine aktive Rolle einnehmen, zum Beispiel: »Was kann ich trotz der Erkrankung tun?« Dies kann die Lebensqualität und -zufriedenheit deutlich verbessern. Eine 100%ige Gewissheit, nie wieder an Krebs zu erkranken, werden wir nie haben.

In der zweiten Phase, der Stabilisierung, finden sich viele emotionale Reaktionen wie Angst und Depressivität, aber auch Wut und Zorn. Auch das Hadern mit dem Schicksal und die damit zusammenhängenden Gefühle wie Zorn, Ärger oder Wut sind ein normaler Bewältigungsprozess und sollten zugelassen werden, da sich die Gefühle bei dauerhafter Unterdrückung aufstauen und immer belastender werden. Hilfreich können hier Gespräche mit vertrauten Personen sein, aber auch der Austausch mit anderen, die sich in einer ähnlichen Situation befinden oder diese bereits überwunden haben – wie zum Beispiel im Rahmen einer Selbsthilfegruppe. In dieser Phase findet ein erster Versuch statt, die chronische Krankheit in die eigene Biografie einzuordnen. Sie ist somit als erster Schritt zur Akzeptanz und Krankheitsbewältigung zu betrachten.

Phase 3: Die Resolution

In der dritten Phase, der *Resolution*, erkennen die Betroffenen häufig ein Krankheitsmuster. Darüber hinaus wächst die Erkenntnis, dass sich das Selbst verändert hat und es nicht wieder so wird wie vor der Erkrankung. Wobei hier »anders« nicht unbedingt »schlechter« bedeuten muss. Dies ist ein wichtiger Schritt zur Krankheitsakzeptanz.

Phase 4: Die Integration

In der vierten und letzten Phase, der *Integration*, findet eine Auseinandersetzung mit der Erkrankung statt sowie die Integration in das gegenwärtige Leben. In dieser Phase erfolgt die Krankheitsakzeptanz nach dem Motto: »Ich habe Krebs und werde damit leben.«

Insbesondere in den ersten beiden Phasen sind Interventionsstrategien besonders hilfreich, um ein »Looping« in diesen Phasen zu vermeiden (Zimmermann und Heinrichs 2015). Hilfreich sind hier frühzeitige psychoedukative Angebote, aber auch erste Gesprächsangebote zum Beispiel im stationären Rahmen (Konsilgespräche), bei denen Emotionen benannt und anerkannt werden können. Einige Interventionsstrategien können dabei helfen, einen möglichen Teufelskreis zwischen Phase eins und zwei zu durchbrechen und somit zu einer »wahrheitsnäheren« Krankheitsbewältigung zu kommen, mehr Selbstwirksamkeit (im Sinne von mehr Kontrolle) sowie ein Einlassen auf die Dialektik von »Alles bleibt, wie es war« und

»Alles wird sich ändern« zu gewährleisten. Dies würde dabei helfen, die vierte Phase (die Integration) zu ermöglichen (Diegelmann et al. 2020).

Förderung von Krankheitsakzeptanz (Diegelmann et al. 2020; Zimmermann und Heinrichs 2015)

- Aufbau einer *tragfähigen Therapeut:in-Patient:in-Beziehung*, die Betroffenen hilft, sich selbstbewusst in ihre Behandlung zu begeben, aktiv im ärztlichen Gespräch zu sein und somit ein höheres Kontrollgefühl zu entwickeln. Auch emotionale Krisen können im therapeutischen Gespräch überwunden und somit psychische Symptome wie Angst oder Depression reduziert werden. Das therapeutische Gespräch hilft den Betroffenen dabei, sich auf ein Leben als »chronisch krank« einzustellen und trotz der vorhandenen Bedrohung ein befriedigendes Leben mit einer guten Lebensqualität führen zu können. Wertschätzung, Respekt und Wertneutralität gehören dabei zur Grundhaltung der Therapeut:innen.
- Identifikation von krankheitsbezogenen, subjektiven Überzeugungen wie z. B.: »Mit Krebs werde ich nie wieder ein unbeschwertes Leben führen können.«
- Bei Verleugnungsprozessen der Patient:innen sollten die Therapeut:innen darauf achten (Sinzinger 2010),
  - sich nicht in die Illusionen der Patient:innen hineinziehen zu lassen,
  - die unrealistischen Hoffnungen der Patient:innen nicht zu bestärken,
  - aber auch die illusionäre Verkennung der Wirklichkeit aushalten zu können,
  - sich aber trotzdem nicht gemeinsam einer unrealistischen Vorstellung über den Verlauf der chronischen Erkrankung zu verschreiben.
- »Holding« und »Containing« im Sinne von: Äußerungen der Verzweiflung annehmen und teilen und gemeinsam aushalten.
- Das Ziel liegt darin, dass Patient:innen ihre Erkrankung emotional und kognitiv akzeptieren und erkennen, dass es sich hierbei um einen medizinischen Zustand handelt, in den sie geraten sind und nicht als eine persönliche Schwäche, Strafe oder Verfehlung.
- Ressourcenarbeit: Fokussierung auf die Anteile, die gesund sind. Je mehr Ressourcen zur Verfügung stehen, desto eher kann die Person eine Balance mit den Anforderungen durch die Krankheit erreichen.
- Persönliche Ziele der Erkrankten: Repriorisierung der Ziele durch die Entwicklung von kurz-, mittel- und langfristigen Zielen.
- Posttraumatisches Wachstum: Hilfe bei der Identifikation von »Vorteilen« durch die Erkrankung nach dem Motto: »Was ist das Gute an dem ganzen Schlechten?«

Die Anwendung dieser Interventionsstrategien wird erschwert, wenn die Krankheitsakzeptanz nur sehr gering ist und die Verleugnung sehr stark ausgeprägt ist, so dass die Betroffenen kein Gespräch suchen und somit auch nicht von den Interventionsstrategien profitieren können (Zimmermann und Heinrichs 2015).

Transaktionales Stressmodell

Darüber hinaus gibt es weitere Faktoren, die sich auf die Krankheitsbewältigung auswirken können. Das *Transaktionale Stressmodell* (Lazarus und Folkman 1984) gibt eine gute Übersicht, warum Personen häufig sehr unterschiedlich mit Stresssituationen umgehen – auch wenn sie sich in einer vergleichbaren Situation befinden.

Wird eine Person mit der Diagnose »Krebs« konfrontiert – in diesem Fall der Stressor – findet automatisch eine *primäre Bewertung* statt. Diese primäre Bewertung beinhaltet eine Interpretation des Stressors und kann positiv, irrelevant oder als gefährlich vorgenommen werden. Wird der Stressor als gefährlich interpretiert, kann dies von der betroffenen Person herausfordernd, bedrohlich oder als Verlust bewertet werden.

Hier erfolgt nun die *sekundäre Bewertung*, die Analyse der verfügbaren Ressourcen. An dieser Stelle gibt es die Möglichkeit, der Frage nachzugehen: »Habe ich Kompetenzen oder Ressourcen zur Bewältigung?«. Das bedeutet, eine Person kann ausreichende Ressourcen oder mangelnde Ressourcen haben. Im letzteren Fall würde dies zu Stress führen. Das bedeutet, eine primäre Interpretation des Stressors als gefährlich sowie der sekundären Bewertung der mangelnden Ressourcen führt zu einem erhöhten Stresserleben.

Im Fall des erhöhten Stresses erfolgt dann die *Stressbewältigung*, das Coping. Die Stressbewältigung kann dabei problemorientiert – Situation selbst ändern – oder emotionsorientiert – Bezug zur Situation ändern – vorgenommen werden. Unterstützend ist hier auch die soziale und/oder partnerschaftliche Unterstützung. Das bedeutet, dass das Ausmaß an Stresserleben von verschiedenen Faktoren abhängig ist: Der Interpretation des Stressors, der Analyse der verfügbaren Ressourcen sowie der Stressbewältigungsfertigkeiten. Darüber hinaus führt jede Stressbewältigung im bisherigen Leben zu Lern- und Anpassungsprozessen, die für zukünftige Stresssituationen hilfreich sein können (Diegelmann et al. 2020).

> **Zusammenfassend lässt sich zur Krankheitsakzeptanz und Krankheitsbewältigung festhalten:**
>
> - Krankheitsakzeptanz ist eine wichtige Voraussetzung für die erfolgreiche Bewältigung einer chronischen Erkrankung und die Integration der Krankheit in das Leben.
> - Krankheitsakzeptanz gelingt unterschiedlich gut.
> - Nicht alle Betroffenen benötigen psychologische, psychotherapeutische oder psychoonkologische Unterstützung bei der Krankheitsbewältigung.
> - Krankheitsakzeptanz ist die Voraussetzung für Krankheitsbewältigung.
> - Das Stresserleben einer Person wird durch die Interpretation des Stressors, die Analyse der verfügbaren Ressourcen, sowie die Stressbewältigungsfertigkeiten reguliert.

3.6 Soziale und partnerschaftliche Unterstützung zur Stressbewältigung

Effekte sozialer und partnerschaftlicher Beziehungen auf Gesundheit

Schon Ende der 1980er Jahre belegten Studien, dass das Fehlen einer sozialen Beziehung einen wichtigen Risikofaktor für die Gesundheit darstellt, der die Wirkung bekannter Risikofaktoren wie Rauchen, hoher Blutdruck, hohe Blutfette, Übergewicht und körperliche Inaktivität übersteigt (House et al. 1988).

In einer Meta-Analyse mit 148 Studien zur Untersuchung des Einflusses von sozialen Beziehungen auf das Sterberisiko zeigte sich, dass Personen mit angemessenen sozialen Beziehungen eine um 50% erhöhte Überlebenswahrscheinlichkeit aufwiesen im Vergleich zu Personen mit schlechten oder unzureichenden sozialen Beziehungen (Holt-Lunstad et al. 2010). Die Wirkung des Effekts von sozialen Beziehungen war vergleichbar mit einem Rauchstopp und höher als der Einfluss vieler bekannter Risikofaktoren auf die Sterblichkeit (wie z. B. Übergewicht, körperliche Inaktivität).

Zwei theoretische Modelle beschreiben den Einfluss von sozialen Beziehungen auf die Gesundheit: das Stressbuffering-Modell und das Modell der Haupteffekte (Holt-Lunstad et al. 2010).

Die *Stressbuffering-Hypothese* besagt, dass soziale Beziehungen Ressourcen bereitstellen können, die adaptive Verhaltensweisen oder neuroendokrine Reaktion auf akute oder chronische Stressoren (zum Beispiel eine Krankheit, Lebensereignisse) fördern. Die Unterstützung durch soziale Beziehungen mildert oder »puffert« somit den schädlichen Einfluss von Stressoren auf die Gesundheit ab. In diesem Modell bezeichnet der Begriff soziale Unterstützung die tatsächliche oder wahrgenommene Verfügbarkeit sozialer Ressourcen (Holt-Lunstad et al. 2010).

Das Modell der *Haupteffekte* geht davon aus, dass soziale Beziehungen in direkter Weise mit protektiven Gesundheitseffekten in Verbindung gebracht werden können, zum Beispiel durch kognitive, emotionale, verhaltensbezogene und biologische Einflüsse, die nicht ausdrücklich als Hilfe oder Unterstützung gedacht sind. So können soziale Beziehungen direkt gesunde Verhaltensweisen fördern oder indirekt vorleben und die Zugehörigkeit zu einem sozialen Netzwerk wird in der Regel mit der Einhaltung sozialer Normen in Bezug auf Gesundheit und Selbstfürsorge in Verbindung gebracht. Des Weiteren verleiht diese Zugehörigkeit der Personen sinnvolle Rollen, die das Selbstwertgefühl steigern und einen Lebenssinn geben (Holt-Lunstad et al. 2010).

Soziale Beziehungen haben dabei drei wichtige Komponenten: 1. der Grad der Einbindung in soziale Netzwerke, 2. die sozialen Interaktionen, die unterstützend wirken sollen (d.h. erhaltene soziale Unterstützung) und 3. die Überzeugung und Wahrnehmung der Verfügbarkeit von Unterstützung (d.h. wahrgenommene soziale Unterstützung) (Holt-Lunstad et al. 2010).

Die Studienergebnisse belegen, dass soziale Beziehungen den Gesundheitszustand von Erwachsenen maßgeblich beeinflussen (Holt-Lunstad et al. 2010).

> Soziale Beziehungen gehören somit zu den wichtigsten Resilienzfaktoren.

Die *Partnerschaft* stellt dabei die wichtigste soziale Beziehung dar. Allein in einer Partnerschaft zu sein wirkt schon protektiv. Dieser Effekt ist noch stärker, wenn die Partnerschaft auch glücklich ist. Wohingegen eine unglückliche Partnerschaft einen Hoch-Risikofaktor für psychische Störungen und somatische Erkrankung darstellt (Hahlweg und Baucom 2008).

> Eine glückliche Partnerschaft bildet somit eine zentrale Gesundheitsressource.

In Partnerschaft lebende Menschen haben einen gesünderen Lebensstil (geringeren Alkohol- und Nikotinkonsum) (Duncan et al. 2006), geringeres Risiko für akute oder chronische Krankheiten (wie z. B. Grippe, Herzinfarkt) (Carr und Springer 2010) und ein geringeres Mortalitätsrisiko (Kiecolt-Glaser und Newton 2001). Beispielsweise zeigen Frauen in einer zufriedenen Partnerschaft ein geringeres Risiko für kardiovaskuläre Erkrankungen im Vergleich zu Frauen in einer unglücklichen Partnerschaft, geschiedenen oder verwitweten Frauen (Troxel et al. 2005).

Darüber hinaus korreliert eine konfliktreiche Partnerschaft mit einer höheren Wahrscheinlichkeit der Entwicklung von psychischen Störungen, einer stärkeren Ausprägung der Symptomatik, einem ungünstigeren Störungsverlauf und einem höheren Rückfallrisiko nach der Remission (Baucom et al. 2012). Eine glückliche Partnerschaft hingegen steht im Zusammenhang mit einer höheren Lebenszufriedenheit, einem besseren psychischen Befinden, besserer somatischer Gesundheit, besserer Leistungsfähigkeit und einer günstigeren Entwicklung der Kinder (Bodenmann 2016).

Auswirkung einer Krebserkrankung auf die Partnerschaft

Nicht nur die an Krebs erkrankte Person erlebt psychosoziale Belastungen, sondern auch die Angehörigen zeigen häufig ein vergleichbares Ausmaß an Belastung wie die Erkrankten. Auch sie haben das Gefühl die Kontrolle zu verlieren, Insuffizienzgefühle, Wut oder Schuldgefühle, erleben Ängstlichkeit und Depressivität. Auch ihre Lebenspläne und -ziele können sich verändern oder nicht mehr realisierbar werden. Die Versorgung einer erkrankten Person kann mit neuen Anforderungen an die Organisation und Gestaltung des Alltags verknüpft sein. Möglicherweise müssen neue Fertigkeiten (z. B. pflegerischer Art) bei der Versorgung der erkrankten Person erlernt werden. Darüber hinaus soll die erkrankte Person emotional unterstützt werden. Dies alles kann zu einer *Asymmetrie in der Partnerschaft* führen, bei der die nicht erkrankte Person alle Aufgaben und Pflichten übernimmt. Diese Asymmetrie kann auf Dauer nicht nur die Partner:innen, sondern auch die Partnerschaft stark belasten und zu einer Unzufriedenheit in der Beziehung führen. Für viele stellt auch der Wechsel von beispielsweise der Rolle der pflegenden Person wieder zurück in die

Rolle der liebenden Person eine Herausforderung dar, die nicht immer gelingt (Zimmermann 2018).

Die Partner:innen müssen eine *psychische Anpassungsleistung* vollziehen, d. h. sie müssen zum einen die Veränderung durch die Erkrankung bei der ihnen nahe stehende Person wahrnehmen, diese akzeptieren, in die Beziehung integrieren und auch lernen, damit umzugehen. Dies kann gut oder weniger gut gelingen. Zum Beispiel festzustellen, dass sich der eigene Kinderwunsch unter den Bedingungen der Krebserkrankung nicht mehr realisieren lässt, kann auch für die Partnerschaft eine Belastung darstellen.

Für die erkrankte Person sind die Partner:innen häufig die wichtigste Quelle sowohl emotionaler als auch praktischer Unterstützung. Darüber hinaus befinden sich die Partner:innen in einem Spannungsfeld zwischen den Erwartungen der erkrankten Person, des sozialen Umfelds und des Behandlungsteams sowie den eigenen Belastungen, Ohnmachts- und Hilflosigkeitsgefühlen. Die Angehörigen werden häufig aufgefordert, sich liebevoll um die erkrankte Person zu kümmern, da zu sein und alles zu tun, damit es der anderen Person wieder besser geht. Allerdings leiden die Angehörigen auch, machen sich viele Sorgen, fühlen sich überfordert und konfrontiert mit den vielfältigen negativen und ambivalenten Gefühlen, die selbst auch eine psychische Belastung oder Störung hervorrufen können. Dies wird jedoch häufig nicht oder nur wenig berücksichtigt. Der Fokus liegt ganz klar auf der erkrankten Person, sowohl im medizinischen als auch im sozialen Kontext. Die Frage »Wie geht es dir eigentlich mit der Erkrankung deines Mannes oder deiner Frau?« wird meistens gar nicht oder eher selten gestellt, weder vom medizinischen Team noch aus dem sozialen Umfeld (Zimmermann und Ernst 2021).

Im Verlauf einer Krebserkrankung und -behandlung finden wir häufig verschiedene Phasen, die ein Paar durchleben kann. Direkt nach der Diagnosestellung tritt meistens eine so genannte *Kohäsion* auf, d. h. das Paar rauft sich zusammen und versucht mit vereinten Kräften die Erkrankung zu bewältigen. Während der medizinischen Behandlung findet sich oft sehr viel Unterstützung und Rücksichtnahme bei den Partner:innen. Interessant ist der Abschluss der medizinischen Behandlung. Bei den Angehörigen findet sich meist der Wunsch nach Rückkehr zur Normalität, wohingegen sich bei den Erkrankten vielleicht Einstellungen, Ziele und Prioritäten verändert oder verschoben haben. Somit kann es zu einer Entwicklung in unterschiedliche Richtungen führen, die letztendlich zu einer *Entfremdung* des Paares beitragen kann (Zimmermann 2014). Studien zum Trennungsrisiko durch Krebserkrankungen gibt es nur sehr wenige – mit heterogenen Ergebnissen. Eine eigene Studie deutet auf kein erhöhtes Trennungsrisiko weder aus Sicht der Erkrankten noch aus Sicht der Angehörigen hin, allerdings zeigt sich eine höhere Unzufriedenheit mit der Partnerschaft im Vergleich zur normalen Bevölkerung (Nalbant et al. 2021).

Eine Krebserkrankung kann sowohl positive als auch negative Auswirkungen auf die Partnerschaft haben. Bei den *positiven Auswirkungen* findet sich die Kohäsion, d. h. das Näher-Zusammenrücken und die gemeinsame Bewältigung. Auch ein posttraumatisches Wachstum kann bei Paaren beobachtet werden. Zum Beispiel festzustellen, dass man ein gemeinsames Team ist, sich auf die andere Person verlassen kann, sich der eigenen und der Stärke der anderen Person bewusst zu werden, können zu einer persönlichen Reifung beitragen und bei der Stressbewältigung helfen.

Allerdings geht eine Krebserkrankung auch mit einer Reihe von *negativen Auswirkungen* für die Partnerschaft einher. Für viele Paare ist es eine Herausforderung in der Kommunikation zum Beispiel über Themen wie Tod und Sterben oder eigene Ängste zu sprechen. Die Rollenveränderungen sowie die Auswirkungen auf die Lebens- und Zukunftsplanung können die Beziehung belasten und zu Konflikten führen. Viele Paare schränken während der medizinischen Behandlung gemeinsame Aktivitäten deutlich ein – bis hin zu einer sozialen Isolation. Dies nach Abschluss der medizinischen Behandlung wieder rückgängig zu machen, fällt vielen schwer. Darüber hinaus ist eine Krebserkrankung auch mit finanziellen Belastungen verbunden. Ein weiterer partnerschaftlich relevanter Bereich ist die Sexualität, die durch eine Krebserkrankung beeinträchtigt werden kann. Es finden sich daher eine Reihe von Belastungen, die die partnerschaftliche und sexuelle Zufriedenheit eines Paares beeinträchtigen können.

Eine Krebserkrankung wird als *chronischer Stressor* für die Partnerschaft betrachtet. Chronischer Stress in der Partnerschaft führt zu einer Verschlechterung der partnerschaftlichen Kommunikation, Verringerung der Intimität und des emotionalen Wohlbefindens. Die Partner:innen sind häufig vergleichbar belastet, haben aber wenig Möglichkeiten, eigene Sorgen und Bedürfnisse unterzubringen. Sie sind demzufolge in einer Doppelrolle, zum einen Lieferant von Unterstützung, zum anderen benötigen sie aber auch selbst Unterstützung. Eine Krebserkrankung wird demzufolge als »*Wir-Erkrankung*« betrachtet, das bedeutet, dass beide durch die Erkrankung psychosoziale Belastungen erleben, beide aber auch Ressourcen haben, diese zu bewältigen (Kayser et al. 2007).

Es ist daher von großer Bedeutung, auch im Rahmen einer Krebserkrankung, die Partnerschaft zu stärken, da die Paarbeziehung die wichtigste soziale Ressource darstellt, die sich wiederum positiv auf die Gesundheit auswirken kann.

Resilienzfaktoren in einer Partnerschaft

Für eine glückliche Partnerschaft lassen sich einige Resilienzfaktoren benennen: Liebe, Positivität und gemeinsame Bewältigung, gute Basis und Anpassungsfähigkeit, Zusammengehörigkeitsgefühl (Commitment) und Ähnlichkeit, Egalität und Einstellung der Partner:innen. Ein weiterer wichtiger Faktor sind Kommunikations- und Konfliktbewältigungskompetenzen.

Liebe

Seit Jahrhunderten versuchen die Menschen hinter die Geheimnisse der romantischen Liebe zu kommen. Eine Frage, die viele vor ein Rätsel stellt, ist die, ob eine intensive romantische Liebe von Dauer sein kann. Einige Theorien gehen davon aus, dass die Liebe mit der Zeit der Beziehung unweigerlich abnimmt. Andere vermuten eher, dass sich die leidenschaftliche oder romantische Liebe im Laufe der Zeit zu einer kameradschaftlichen Liebe mit tiefer Freundschaft, Gesellschaft und gemeinsamen Interessen entwickelt, die jedoch nicht unbedingt mit Intensität, sexuellem Verlangen oder Anziehung verbunden ist (Acevedo et al. 2012).

Andere Theorien deuten jedoch darauf hin, dass es Mechanismen geben könnte, durch die die romantische Liebe in Beziehungen auch über einen längeren Zeitraum aufrechterhalten werden kann. Studien mit funktioneller Bildgebung zeigen z. B., dass bei Paaren in langjährigen Partnerschaften in dopaminreichen Hirnregionen, die mit Belohnung, Motivation und Verlangen assoziiert sind, eine Hirnaktivierung stattfindet, wenn sie ein Bild ihres Partners oder ihrer Partnerin sehen. Diese Bereiche sind verantwortlich für Vertrauensbeurteilung, Freude, positive Verstärkung und Sucht sowie beteiligt an motivationalen, emotionalen und kognitiven Prozessen. Darüber hinaus findet auch eine Aktivierung der Amygdala statt, die für eine emotionale Bewertung und jegliche Form der Erregung steht. Somit deuten diese Ergebnisse darauf hin, dass das »Wollen«, die Motivation und die Belohnung, die mit einer langfristigen Partnerschaft verbunden sind, aufrechterhalten werden können und gemeinsam mit dem »Mögen« und Vergnügen als Bindungsfaktoren koexistieren können (Acevedo et al. 2012).

Positivität und gemeinsame Bewältigung

In Längsschnittstudien zeigt sich, dass Paare in einer langfristigen Partnerschaft im Vergleich zu Geschiedenen mehr gegenseitigen Respekt und Wertschätzung zeigen, das Beste im Partner oder in der Partnerin fördern (Michelangelo-Phänomen), Vertrauen und Treue sowie mehr dyadisches Coping (Anforderungen gemeinsam bewältigen) zeigen (Perrig-Chiello 2017).

> Das Michelangelo-Phänomen besagt, dass sich Personen in einer Beziehung gegenseitig »formen«, wie einst Michelangelo seine Skulpturen formte. Dabei konzentriert sich diese »Formung« insbesondere auf Aspekte, die positiv ausfallen. Das Ziel ist es dabei, das ideale Selbst des Partners oder der Partnerin hervorzubringen. Partner:innen unterstützen sich, dieses ideale Selbst zu erreichen, indem sie sich gegenseitig helfen, eigene Wünsche und Träume zu verwirklichen. Paare, bei denen das Michelangelo-Phänomen vorliegt, weisen einen sehr hohen Grad an partnerschaftlicher Zufriedenheit auf. Das Zusammenspiel von Liebe, Treue und Vertrauen mit der Möglichkeit, sich selbst weiterzuentwickeln, scheint diese Zufriedenheit zu stärken. Dies bedeutet aber auch, dass man selbst zurückstecken kann und bereit ist, die andere Person bedingungslos zu unterstützen.

Um eine hohe partnerschaftliche Zufriedenheit zu erreichen, ist die gegenseitige Unterstützung durch eine empathische und einfühlsame Art wichtig. Auch Gemeinsamkeiten in der Beziehung können diesen Effekt verstärken und die gegenseitige Unterstützung erleichtern.

Gute Basis und Anpassungsfähigkeit

Ein starkes Fundament der Beziehung stellt einen wichtigen Resilienzfaktor dar. Dies befähigt das Paar auch mit Veränderungen und Stressoren, die das Leben bereithält, umgehen zu können. Dafür ist wiederum die gemeinsame Bewältigung (das dyadische Coping) wichtig. Bestimmte Lebensereignisse wie zum Beispiel Elternschaft oder aber auch die Neudefinition der Partnerschaft nach dem Auszug der Kinder können mit Stressoren verbunden sein, deren Bewältigung Paaren mit einer guten Basis und Anpassungsfähigkeit leichter fällt.

Zusammengehörigkeitsgefühl (Commitment) und Ähnlichkeit

Weitere Faktoren, die für den Bestand einer Partnerschaft bedeutsam sind, sind Freundschaft und Verbundenheit, Liebe, Commitment und ähnliche Interessen (Bachand und Caron 2001). Auch ein Konsens in verschiedenen Angelegenheiten wie Lebensstilen, Freundschaften und Entscheidungsfindung erwiesen sich als Faktoren für eine stabile und zufriedenstellende Partnerschaft. Interessanterweise ähneln sich die Antworten von Männern und Frauen, die seit 45 Jahren oder länger verheiratet sind in den gleichen Variablen, die sie als entscheidend für den Erfolg einer langfristigen Ehe ansehen: der Partner oder die Partnerin ist die engste Bezugsperson, Zuneigung/Liebe und Commitment (Lauer et al. 1990).

Egalität und Einstellung

In einer Studie mit 1.998 Proband:innen konnten Prädiktoren für Paare mit einer hohen Ehequalität im Verlauf identifiziert werden. Dabei erwiesen sich insbesondere eine egalitäre Rollenverteilung und gemeinsame Entscheidungsprozesse sowie eine traditionelle Einstellung zur Ehe und Religiosität als Prädiktoren (Kamp Dush und Taylor 2012; Kamp Dush et al. 2008). Befragte, die an eine lebenslange Ehe glaubten und Entscheidungen gleichberechtigt mit ihrem Ehepartner bzw. ihrer Ehepartnerin teilten, berichteten von weniger und geringeren Konflikten. Ein stärkerer Glaube an eine lebenslange Ehe, eine gemeinsame Entscheidungsfindung und ein größerer Anteil der Hausarbeit, den sich die Ehepartner:innen teilen, waren mit einer höheren Wahrscheinlichkeit verbunden, zu einer Gruppe mit hohem Eheglück und geringen Konflikten zu gehören, und mit einer geringeren Wahrscheinlichkeit, zu einer Gruppe mit niedrigem Eheglück zu gehören (Kamp Dush und Taylor 2012).

Kommunikations- und Konfliktbewältigungskompetenzen

In einer Metaanalyse mit Daten von mehr als 45.000 Ehepaaren fanden sich drei trennungsrelevante Hauptprädiktoren:

- persönliche Merkmale der Partner:innen (überdauernde Eigenschaften/Vulnerabilitäten),
- belastende Ereignisse/Stress und
- mangelnde Kompetenzen in der dyadischen Interaktion (Karney und Bradbury 1995).

Bei den Persönlichkeitsmerkmalen haben sich hohe Werte in der psychischen Labilität (Neurotizismus) als Vorhersagefaktoren für eine Scheidung erwiesen. Die Effektstärken sind jedoch im Vergleich zu anderen Prädiktoren vergleichsweise gering. Demgegenüber haben sich Kompetenzdefizite in der partnerschaftlichen Interaktion, insbesondere *fehlende Kommunikationsfertigkeiten*, als stärkste Prädiktoren für eine Scheidung erwiesen (Karney und Bradbury 1997). Neben der negativen Kommunikation finden hier auch die Erregung während eines Konflikts sowie die negative Reziprozität einen Zusammenhang mit einer höheren Unzufriedenheit in der Partnerschaft.

Dysfunktionale Kommunikation

Hinsichtlich der dysfunktionalen Kommunikation wurden

- destruktive, verallgemeinernde Kritik,
- Verachtung,
- Defensivität/Verteidigung und
- Rückzug/Mauern

als problematische Verhaltensweisen identifiziert, analog zu den vier apokalyptischen Reitern in einer Partnerschaft nach Gottman (1994).

In dysfunktionalen Partnerschaften zeigen sich häufig eine lang andauernde Negativität sowie eine hohe Intensität der Negativität (bis hin zu Gewalt). Bei Konflikten findet keine Versöhnung und Lösungsfindung statt. Es besteht eine hohe Negativität und kaum Positivität, so dass die Partnerschaft als eher negativ und anstrengend betrachtet wird. Auch im Alltag zeigen die Partner:innen wenig Positivität oder gegenseitige Unterstützung.

Der positive Austausch wird deutlich reduziert, es finden sich weniger Zeichen der Wertschätzung, Aufmerksamkeit und des Entgegenkommens. Es kommt zu einem erhöhten Austausch negativer Verhaltensweisen in Form von Abwertungen, Kritik, Nörgeleien, Anschuldigungen, Vorwürfen etc. Dies führt zu einer reduzierten und destruktiven Kommunikation, d. h. das Paar spricht weniger miteinander, äußert Gefühle und Bedürfnisse nicht offen oder direkt, sondern eher indirekt in Form von Vorwürfen. Durch diese destruktive Kommunikation geraten Problemlöseversuche zu Eskalationen, es finden keine Absprachen statt und die Konflikte nehmen zu. Durch diese negativen Interaktionsmuster wird der Partner oder die Partnerin immer aversiver erlebt, die gegenseitige Attraktivität nimmt ab, Gemeinsamkeiten werden vermieden und auch die sexuelle Anziehung sinkt. Dies führt letztendlich zu einer Verschlechterung der Beziehungszufriedenheit und einer Zunahme von Trennungsgedanken (Schindler et al. 2020).

> Die tragenden Säulen für eine zufriedene Partnerschaft sind somit gute Kommunikations- und Problemlösefertigkeiten sowie eine gemeinsame Stressbewältigung (dyadisches Coping).

Um dies zu erreichen, gibt die Balance-Theorie nach Gottman (1993) einige Hinweise, die zu einer zufriedenen Partnerschaft beitragen.

Balance-Theorie nach Gottman

Gottman (1993) postulierte die Balance-Theorie der Partnerschaft, wonach sich zufriedene und stabile Paare durch die Fähigkeit auszeichnen, aversive Interaktionen durch positive zu kompensieren und dies in einem Verhältnis von circa 5:1 (Positivität versus Negativität). In diesem Modell (▶ Abb. 3.8) wird davon ausgegangen, dass, solange das »5:1«-Verhältnis besteht, sich bei Auseinandersetzungen relativ schnell eine psychophysiologische Beruhigung einstellt, die die Kompromissfähigkeit des Paares steigert und sich somit beide in der Partnerschaft wohlfühlen. Dieses Verhältnis von 5:1 ist dadurch entstanden, dass Gottman bei zufriedenen Paaren ein Verhältnis von Belohnung zu Bestrafung von 15:1 beobachtet hat und bei unzufriedenen Paaren ein Verhältnis von 4:1. Insbesondere bei den unzufriedenen Paaren zeigte sich auch, dass Belohnungen weniger wahrgenommen werden und die Reaktionen der anderen Person, die neutral oder sogar positiv intendiert sind, häufiger als negativ empfunden werden.

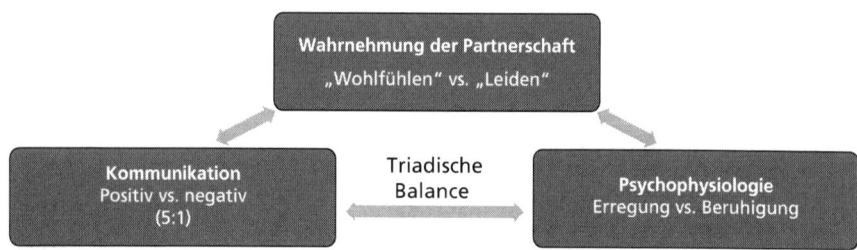

Abb. 3.8: Triadische Balance analog zur Balance-Theorie von Gottman (1993)

Gerät dieses Verhältnis von 5 zu 1 in der Kommunikation jedoch außer Balance, zeigen Paare eine höhere Erregung während eines Konflikts und die Wahrnehmung in der Beziehung kippt von »Wohlfühlen« in »Leiden«. Hält diese Imbalance an, führt dies zu einer Zunahme der Stabilität negativer Wahrnehmung. Es kommt zum sogenannten »Flodding«, d. h. die Interaktionen werden negativer und auch die Attributionen, d. h. die Beziehung und auch der Partner oder die Partnerin, werden eher mit negativen Gedanken, Eigenschaften und Zuschreibungen verknüpft.

Beispielsweise wird eine Situation unterschiedlich attribuiert, je nachdem, ob sich eine Person im »Wohlfühlmodus« oder »Leidenmodus« befindet.

Situation:
Die Frau kommt von der Arbeit nach Hause und der Mann hat Abendessen gekocht.

Wohlfühlmodus:
Die Frau freut sich, hat viele positive Gedanken (»Er ist auch ein Schatz.«, »Toll, dass er so für mich da ist.«) und Gefühle (Liebe).

Leidenmodus:
Die Frau ist eher misstrauisch und interpretiert das Verhalten des Mannes negativ nach dem Motto: »Was hat er angestellt?«

Dies führt im weiteren Verlauf zu einem Umdenken oder einer Umgestaltung der Geschichte der Partnerschaft. Eine gute Möglichkeit, zu prüfen, inwieweit diese Zunahme der negativen Wahrnehmung bereits vorangeschritten ist, ist die Frage nach dem gemeinsamen Kennenlernen. In der Regel ist dies mit einer positiven Situation oder einem angenehmen Ereignis verknüpft und die Paare berichten mit einem Lächeln darüber. Ist jedoch der negative Prozess schon weiter vorangeschritten, führt das dazu, das einst positive Situationen und Erinnerungen »umgeschrieben« und somit auch negativ beschrieben werden.

Beispielsweise berichtet ein Paar, das sich im »Wohlfühlmodus« befindet, vom ersten Treffen, bei dem eine:r der beiden etwas zu spät kam, was aber gar nicht schlimm war, da beide beim Anblick der anderen Person gleich »dahingeschmolzen« sind. Ein Paar, das sich im »Leidenmodus« befindet, würde dieses erste Treffen mit einer negativen »Brille« beschreiben, z. B. im Sinne von: »Damals ist sie schon zu spät gekommen. Da hätte ich schon wissen müssen, dass das nichts wird mit uns.«

Diese Umgestaltung der partnerschaftlichen Geschichte sowie die Zunahme der Negativität führen dann zu einer Distanz bzw. Isolierung der Partner:innen, die letztendlich in einer Trennung münden können.

Das »Beziehungskonto«

Das Ziel liegt somit in der Aufrechterhaltung des Verhältnisses von 5 zu 1 von positiv zu negativ in der partnerschaftlichen Kommunikation. Um dieses Verhältnis zu erreichen, kann die Vorstellung eines Kontos – eines so genannten »Beziehungskontos« – hilfreich sein (▶ Tab. 3.2).

In einer zufriedenen Partnerschaft findet sich ein hohes Maß an gegenseitiger Belohnung und geringer gegenseitiger Bestrafung. Belohnungen beinhalten Verhaltensweisen, die Verbundenheit herstellen (z. B. Selbstöffnung bzgl. eigener Erlebnisweisen, Transparenz der eigenen Person, gemeinsame Erlebnisse schaffen, Anerkennung, Akzeptanz), und Fürsorge (Empathie, sich um den anderen/die andere kümmern, umsorgen, Hilfe, Unterstützung, positive Rückmeldung, Gefälligkeiten) beinhalten. Auch die gegenseitige Attraktion und Sexualität (sich um den anderen/die andere bemühen, Wertschätzung, zärtlicher Umgang, Bemühen um erotische Atmosphäre, Eingehen auf sexuelle Bedürfnisse) stellen Einzahlungen auf das Beziehungskonto dar (Schindler et al. 2020).

Tab. 3.2: Beispiele für Einzahlungen und Abhebungen auf bzw. vom Beziehungskonto (nach Schindler et al. 2020)

Einzahlungen	Abhebungen
• Hilfe oder Unterstützung verspüren • ermutigt, gelobt werden • Zuspruch, Zustimmung, positive Rückmeldung bekommen • Entgegenkommen spüren • einlenken • gestreichelt, angelächelt werden • geachtet, respektiert werden • Vertrauen spüren • zuhören • Vorschläge annehmen, Wünsche werden erfüllt • geteilte Ansichten • Freude und Begeisterung erfahren	• ignoriert werden • im Stich gelassen werden • ironische Bemerkungen, Vorwürfe • hintergangen werden • eisiges Schweigen, nicht beachtet werden, keine Antwort erhalten • abgewiesen, übergangen werden • Versprechen werden nicht eingehalten • Misstrauen • unterbrechen • eigene Interessen durchsetzen • Abwendung, Zweifel spüren • schreien, schimpfen • angegriffen werden

Merkmale einer gut funktionierenden Partnerschaft

In einer gut funktionierenden Partnerschaft spielt die gegenseitige Kommunikation eine bedeutsame Rolle. Dazu gehört zum einen die Alltagsinteraktion (also der Umgang miteinander) die Konfliktkommunikation (Streitkultur) sowie die Selbstöffnung und gegenseitige Unterstützung (Bodenmann 2000).

Angenehme Alltagsinteraktion

Für eine zufriedene Partnerschaft ist ein respektvoller Umgang miteinander wichtig. Dazu gehören ebenso ein zuvorkommendes Verhalten sowie ein Interesse an der anderen Person. Dieses Interesse äußert sich durch Nachfragen und Teilhaben an den Interessen und Aktivitäten der anderen Person. Darüber hinaus sind auch Positivität wie zum Beispiel Lächeln, Zärtlichkeiten oder kleine Aufmerksamkeiten hilfreich für eine angenehme Alltagsinteraktion (Bodenmann 2000). Insbesondere die Alltagsinteraktionen können das Beziehungskonto füllen und zu einer Aufrechterhaltung des »5:1«-Verhältnisses zwischen positiver und negativer Interaktion beitragen.

Ebenso ist das Verbringen von gemeinsamer Zeit wichtig für eine gut funktionierende Partnerschaft. Gemeinsame Zeit schafft die Basis für Intimität und Nähe, denn gemeinsame Erlebnisse können in die Paarbiografie integriert werden und schaffen ein »Wir-Gefühl«. Gemeinsame Zeit kann genutzt werden, um sich zu begegnen, sich einander mitzuteilen und füreinander da zu sein, aber auch, um sich zu unterstützen oder gemeinsam Probleme zu lösen. Es besteht die Möglichkeit, an der Entwicklung der anderen Person teilzunehmen (Bodenmann und Milek 2012).

Konstruktive Konflikte

Konflikte sollten nicht vermieden, sondern angesprochen werden. Dabei sollten beide Personen Gelegenheit haben, ihre Meinung einzubringen und sich gegenseitig Raum zu geben. Beide sollten auch in der Lage sein, auf die Position der anderen Person einzugehen. Nur so kann nach einer tragfähigen und fairen Lösung gesucht werden. Dies gelingt allerdings nur, wenn beide auch zu Kompromissen bereit sind (Bodenmann 2000).

Selbstöffnung

Bei einem hohen Maß an Selbstöffnung ist eine Person in der Lage, mitzuteilen, was sie beschäftigt und was für sie wichtig ist. Dies beinhaltet sowohl positive als auch negative Erlebnisse. Ein Paar, das ein hohes Maß an Selbstöffnung hat, hat die Möglichkeit, sich auf einer tieferen emotionalen Ebene zu begegnen. Der Partner oder die Partnerin wird als wichtigste Bezugsperson und Vertraute anerkannt (Bodenmann 2000). Auch dies sind wichtige Einzahlungen auf das Beziehungskonto.

Dyadisches Coping

Unter *dyadischem Coping* wird der gemeinsame Umgang eines Paares mit Stress verstanden. Dabei ist Stress gemeint, der außerhalb der Partnerschaft entsteht, also *paarextern* ist. Dies kann zum Beispiel Stress bei der Arbeit oder aber auch Stressoren im Rahmen einer Erkrankung sein. Dem gegenüber steht der *paarinterne* Stress, der innerhalb der Partnerschaft entsteht und zum Beispiel Partnerschaftskonflikte, Meinungsverschiedenheiten, unterschiedliche Ziele und Einstellungen, störende Gewohnheiten etc. sein kann (Bodenmann 2000). Nach der Stress-Spillover-Theorie kann allerdings der paarexterne Stress auch auf die Partnerschaft übergehen und somit zu paarinternem Stress führen (Bodenmann 2000). Es kommt zu Konflikten und Streit. Das dyadische Coping kann diesen negativen Effekt »abpuffern«, indem statt Konflikten und Streit Nachfragen und Unterstützen erfolgen. Das Paar merkt, dass der Stress der einen Person nichts mit einem selbst zu tun hat, es sich also um paarexternen Stress handelt. Dies entlastet und man kann die andere Person bei der Stressbewältigung unterstützen.

Beim dyadischen Coping ist die Person, die den Stress erlebt, in der Lage, ihren Stress auf eine angemessene Art und Weise der anderen Person mitzuteilen. Diese andere Person ist allerdings auch im Stande, den Stress bei ihrem Partner oder ihrer Partnerin wahrzunehmen. Darüber hinaus gibt sie dem Partner oder der Partnerin Raum, um von dem eigenen Stresserleben erzählen zu können. Die gemeinsame Stressbewältigung kann dann emotions- oder problembezogen erfolgen (Bodenmann 2000).

Zusammenfassend unterscheiden sich zufriedene und unzufriedene Paare sowohl auf nonverbaler als auch auf verbaler Ebene.

Zufriedene Paare zeigen auf *nonverbaler* Ebene häufiger Blickkontakt, lächeln mehr und sprechen mit einer warmen und zärtlichen Stimme miteinander. Wohingegen unzufriedene Paare häufig weniger Blickkontakt zeigen, weniger Lächeln, eine unbeteiligtere Sprache anwenden. Die Stimme ist häufig schärfer, kälter, laut und die Körperhaltung eher abgewandt (Bodenmann 2000).

Auf der *verbalen* Ebene sind zufriedene Paare eher in der Lage, häufiger eigene Gedanken, Gefühle und Bedürfnisse zu äußern sowie der anderen Person zu vermitteln, dass die Äußerungen akzeptiert werden. Unzufriedene Paare dagegen äußern seltener eigene Wünsche und Gefühle oder persönliche Gedanken. Die Kommunikation ist eher von Kritik, Abwertungen, Rechtfertigungen und weniger Zustimmung geprägt (Schindler et al. 2020).

Förderung der positiven Reziprozität

Bei der Förderung der positiven Reziprozität geht es darum, positive Aspekte in der Beziehung wie Belohnungen oder Bestätigungen durch die andere Person zu erzeugen, die Wohlfühlen und Zufriedenheit auslösen. Einige Übungen können dabei hilfreich sein, die Wahrnehmung für die positiven Seiten der anderen Person zu erhöhen und die Kommunikation über diese positiven Aspekte anzuregen (Schindler et al. 2020).

Jede:r ist eine bedeutende Verstärkerquelle für die andere Person und von Zuwendung und Wertschätzung der anderen Person abhängig. Interessanterweise ist der Austausch von negativen und positiven Verhaltensweisen relativ unabhängig voneinander. Das bedeutet, auch bei Paaren, deren Beziehung eher angespannt ist, kann die Förderung der positiven Reziprozität bereits zu einer ersten Verbesserung führen, ohne auf die negativen Aspekte der Partnerschaft einzugehen. Die Förderung der positiven Reziprozität kann dazu beitragen, dass negative Zuschreibungen an die andere Person relativiert werden und die Bereitschaft gefördert wird, der anderen Person wieder einen Vertrauensvorschuss einzuräumen. Daher sind die Übungen zur positiven Reziprozität gleich zu Beginn einer Paararbeit sehr günstig, da es gleich zu Beginn zu positiven Veränderungen kommt, die sich günstig auf die Motivation auswirken können (Schindler et al. 2020).

Insbesondere die Bewältigung einer körperlichen Erkrankung, wie zum Beispiel einer Krebserkrankung, kann dazu führen, dass sich in einer Partnerschaft vorher bestehende Rollen verschieben oder umkehren. Somit kann es sein, dass die nicht erkrankte Person die Aufgaben der erkrankten Person übernehmen muss (Zimmermann 2022). Die Auseinandersetzung mit einer Krebserkrankung kann ein großer Stressor für die Partnerschaft sein, der auch das Verhältnis von 5:1 von positiver versus negativer Interaktion bedrohen kann. Daher ist es besonders wichtig, auf die Förderung der positiven Reziprozität zu achten.

> **Instruktion *Erwischübung*:**
>
> In dieser Übung geht es darum, die andere Person dabei zu »erwischen«, wie sie mir etwas Gutes tut. Dazu sollte man sich einen Tag oder Zeitraum, zum Beispiel einen Sonntagvormittag oder einen Abend, auswählen, an dem man beobachtet, was die andere Person macht und was mir daran besonders gefällt. Diese Dinge sollten dann notiert werden. Der Fokus sollte hier ausschließlich auf den positiven Dingen liegen, also auf dem, was ich besonders schön und angenehm empfinde oder was mir guttut. Dabei kommt es nicht auf außergewöhnliche Dinge an, sondern vielmehr auf die kleinen Gesten, Verhaltensweisen oder Eigenarten, die im Alltag leicht selbstverständlich werden. In einer Partnerschaft finden sich mit der Zeit viele »Selbstverständlichkeiten«. Die »Erwischübung« soll dabei helfen, sensibler gegenüber diesen Selbstverständlichkeiten zu werden und möglicherweise festzustellen, dass die andere Person viele Dinge macht, über die man sich freut (Schindler et al. 2020). Der gemeinsame Austausch über die Erkenntnisse, die man aus dieser Übung gewonnen hat, ist besonders wichtig, um die Positivität zu festigen.

> **Instruktion *Verwöhntage*:**
>
> Bei den Verwöhntagen geht es darum, einen Tag oder Abend auszuwählen, an dem eine Person der anderen Person besondere Aufmerksamkeit und Zuwendung entgegenbringt, ihn oder sie also verwöhnen wird. Dazu sollte sich die verwöhnende Person aufschreiben, welche Verwöhner sie sich überlegt hat. Umgekehrt sollte die Person, die verwöhnt wird, notieren, was sie als schön empfunden hat (analog zu der Erwischübung). Beide sollten sich dann darüber austauschen, was sie als schön erlebt haben. Auch diese Übung sensibilisiert für das (noch) vorhandene positive Potenzial eines Paares (Schindler et al. 2020).
>
> Bei Paaren, bei denen eine Person an Krebs erkrankt ist, könnte diese Übung dabei helfen, dass die erkrankte Person der nicht erkranken Personen etwas »zurückgeben« kann. Sich einen Tag, Abend oder Zeitraum auszusuchen, an dem man sich körperlich gut fühlt und die andere Person dann entsprechend verwöhnt, kann auch für das eigene Empfinden und Wohlbefinden sehr positive Effekte haben.

> **Instruktion *Schmankerldose*:**
>
> Diese Übung soll dabei helfen, zusätzliche Anregungen für die Verwöhntage zu erhalten. Dazu notiert jede Person auf einem Zettel Verhaltensweisen, mit denen man ihn oder sie verwöhnen kann. Diese Zettel werden dann in einer Dose oder einem Kästchen aufbewahrt. Dies soll das Repertoire für positive Verstärker er-

höhen. Jede Person kann sich dann zusätzliche Ideen für die Verwöhntage einholen, indem man sich einen Zettel aus der Schmankerldose der anderen Person nimmt. Insbesondere Gesten der Zärtlichkeit sind hier sehr erfolgreiche Verwöhner.

Stärkung der Beziehung

Zur Stärkung der partnerschaftlichen Beziehung erweisen sich fünf Bereiche (▶ Abb. 3.9) als besonders wichtig:

Partnerschaftliche Kommunikation

Es ist leider ein weitverbreiteter Irrtum, dass glückliche Paare sich Wünsche von den Augen ablesen können. Glückliche Paare zeichnen sich vielmehr dadurch aus, dass sie möglichst oft über ihre Gefühle und Gedanken miteinander reden. Auch hinsichtlich krebsrelevanter Themen hat sich herausgestellt, dass diese Gespräche hauptsächlich in der Partnerschaft stattfinden (Robbins et al. 2014). Allerdings stellt hier das so genannte »protective buffering« eine besondere Herausforderung dar. Damit ist gemeint, dass eine Person ihre innersten Gefühle versteckt, um die andere Person nicht zu belasten. D. h. eigene Ängste und Sorgen werden nicht thematisiert, da man davon ausgeht, dass dies für die andere Person zu belastend wäre. Die Annahme, dass es die andere Person zu sehr belasten könne, beruht allerdings nicht auf tatsächlichem Wissen, sondern auf der Vermutung, dass dies so sein könnte (Manne et al. 2007). Es zeigt sich jedoch, dass Paare sich viel besser an eine Krebserkrankung anpassen, wenn Verbundenheit und Nähe neu bestimmt werden können unter dem Einbezug von Themen wie die Krankheit, die Bedeutung der Krankheit und die mögliche Bedrohung durch einen Verlust (Robbins et al. 2014). Allerdings kommt es auch auf die richtige Balance an. Den ganzen Tag über die Krebserkrankung zu sprechen ist genauso wenig hilfreich wie gar nicht darüber zu reden.

Kommunikationsfertigkeiten

Für eine erfolgreiche Kommunikation ist die Anwendung von bestimmten Kommunikationsfertigkeiten hilfreich. Dazu gehören die so genannten Sprecher- und Zuhörerfertigkeiten (Zimmermann und Heinrichs 2008) (▶ Abb. 3.10).

Sprecherfertigkeiten:

»Ich«-Gebrauch:
Sprechen Sie von eigenen Gedanken, Gefühlen, Wünschen und Bedürfnissen. Sprechen Sie in der »Ich«-Form und vermeiden Sie »Du«-Äußerungen. Vermeiden Sie Anklagen und Vorwürfe.

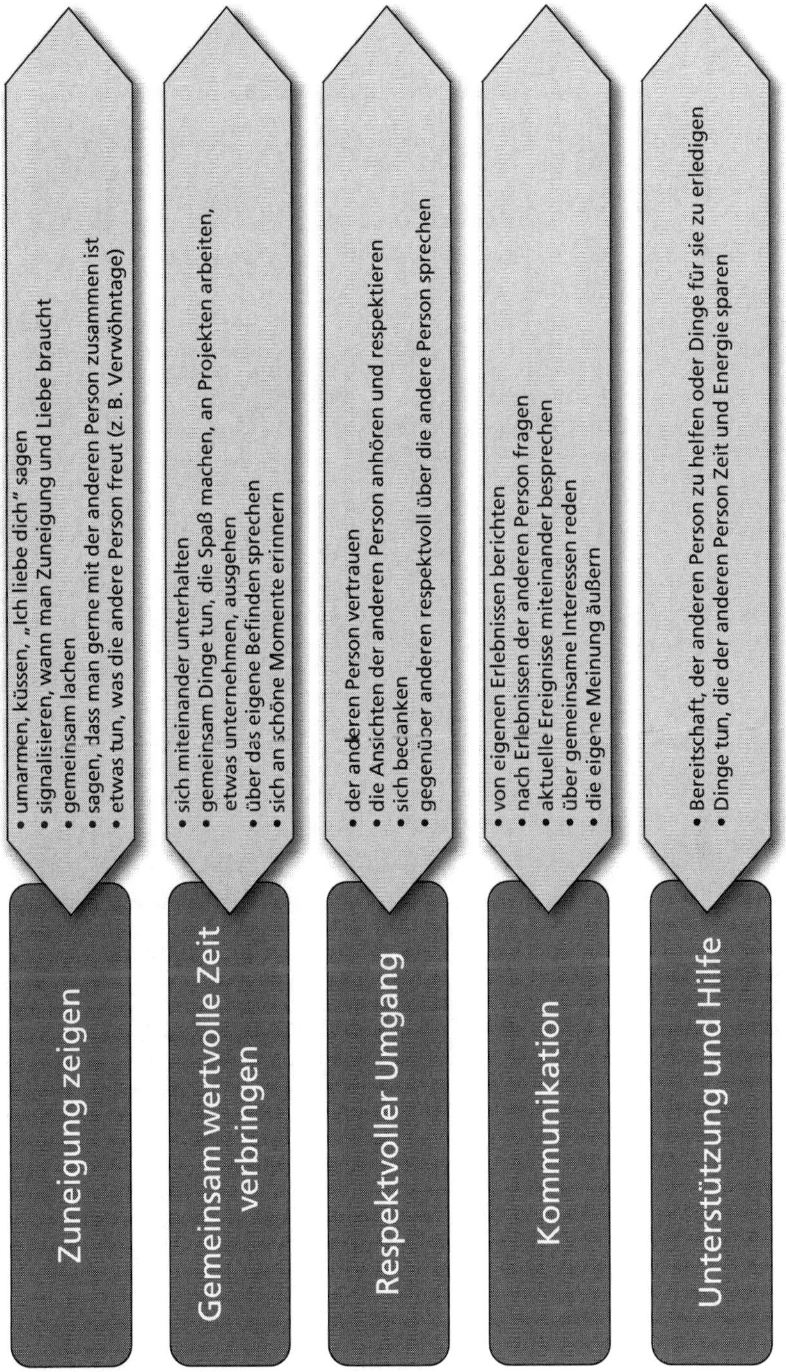

3.6 Soziale und partnerschaftliche Unterstützung zur Stressbewältigung

Zuneigung zeigen
- umarmen, küssen, „Ich liebe dich" sagen
- signalisieren, wann man Zuneigung und Liebe braucht
- gemeinsam lachen
- sagen, dass man gerne mit der anderen Person zusammen ist
- etwas tun, was die andere Person freut (z. B. Verwöhntage)

Gemeinsam wertvolle Zeit verbringen
- sich miteinander unterhalten
- gemeinsam Dinge tun, die Spaß machen, an Projekten arbeiten, etwas unternehmen, ausgehen
- über das eigene Befinden sprechen
- sich an schöne Momente erinnern

Respektvoller Umgang
- der anderen Person vertrauen
- die Ansichten der anderen Person anhören und respektieren
- sich bedanken
- gegenüber anderen respektvoll über die andere Person sprechen

Kommunikation
- von eigenen Erlebnissen berichten
- nach Erlebnissen der anderen Person fragen
- aktuelle Ereignisse miteinander besprechen
- über gemeinsame Interessen reden
- die eigene Meinung äußern

Unterstützung und Hilfe
- Bereitschaft, der anderen Person zu helfen oder Dinge für sie zu erledigen
- Dinge tun, die der anderen Person Zeit und Energie sparen

Abb. 3.9: Fünf Bereiche zur Stärkung der Beziehung

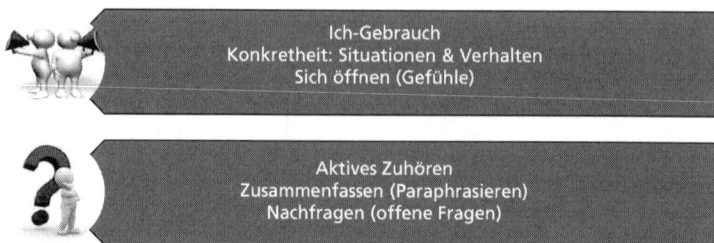

Abb. 3.10: Sprecher- und Zuhörerfertigkeiten für die partnerschaftliche Kommunikation

Konkrete Situation und Verhalten:
Sprechen Sie von konkreten Situationen oder Verhaltensweisen. Vermeiden Sie Verallgemeinerungen (»immer«, »nie«) und Persönlichkeitszuschreibungen (Charaktereigenschaften, »typisch«). Bleiben Sie beim Hier und Jetzt.

Sich-Öffnen:
Versuchen Sie, sich emotional zu öffnen und zu formulieren, was in Ihnen vorgeht. Äußern Sie Ihre Gefühle und Bedürfnisse direkt.

Zuhörerfertigkeiten:

Aktives Zuhören:
Beim aktiven Zuhören schenken Sie der anderen Person ihre Aufmerksamkeit auf der nonverbalen Ebenen durch Blickkontakt und Nicken; auf der verbalen Ebene zeigen Sie Interesse durch kurze Einwürfe (»Aha«, »Hmh«) oder Fragen.

Zusammenfassen:
Wiederholen Sie mit eigenen Worten, was die andere Person gesagt hat. Sie geben damit eine Rückmeldung und vergewissern sich, ob Sie das Gesagte richtig verstanden haben. Außerdem kann man damit vermeiden, etwas »in den falschen Hals zu bekommen«, woraus häufig ein Streit entstehen kann.

Nachfragen (offene Fragen):
Haben Sie im Verlauf eines Gespräches den Eindruck, dass die andere Person Gefühle oder Wunschvorstellung nur indirekt äußert, und Sie sich nicht ganz sicher sind, was wirklich empfunden wird, so fragen Sie gezielt nach. Vermeiden Sie dabei geschlossene Fragen, auf die man nur mit »Ja« oder »Nein« antworten kann, sondern verwenden Sie offene Fragen, die so genannten »W«-Fragen (»Wie?«, »Was?«, »Wann?«, »Wer?«, »Warum?« etc.).

Eine gute Kommunikation hilft dem Paar dabei, mit Belastungen, wie sie zum Beispiel im Rahmen einer Krebserkrankung auftreten können, gut umzugehen und steigert die gemeinsame Stressbewältigung.

Partnerschaftliche Unterstützung

Das Ziel der partnerschaftlichen Unterstützung liegt darin, mit dem eigenen Verhalten die andere Person optimal zu unterstützen. Insbesondere, wenn es bei einer Krebserkrankung um Rollenumverteilungen oder Verschiebung von Verantwortlichkeiten geht, ist es sehr wichtig unterstützende Verhaltensweisen zu zeigen.

Damit die Unterstützung auch bei der anderen Person gut ankommt, ist es wichtig zwischen problembezogener und emotionsbezogener Unterstützung zu unterscheiden. *Problembezogene* Unterstützung beinhaltet zum Beispiel Ratschläge, Mithilfe, Informationsweitergabe, Entlastung, materielle Unterstützung oder das Ermöglichen von Freiräumen. Bei der *emotionsbezogenen* Unterstützung geht es darum, der anderen Person Wertschätzung und Verständnis entgegenzubringen, Interesse für den Stress des Gegenübers zu zeigen, bei der Umbewertung oder Gefühlsberuhigung mitzuhelfen, sich zu solidarisieren, Mut zu machen oder aber auch zärtliche Umarmung und Körperkontakt zu geben (Zimmermann und Heinrichs 2008).

Somit ist auch bei der partnerschaftlichen Unterstützung eine gute Kommunikation wichtig, um identifizieren zu können, welche Unterstützung die andere Person braucht oder sich wünscht. Hierfür ist die Technik des Dyadischen Coping mit der 3-Phasen-Methode hilfreich (Bodenmann 2012).

Der Ansatz von Bodenmann (2008) basiert zum einen auf einer stresstheoretischen Sichtweise (transaktionales Stresskonzept von Lazarus), zum anderen auf prozessualen und systemischen Überlegungen und geht über die Konzeptualisierung von sozialer Unterstützung hinaus. Dyadisches Coping wird als ein Prozess angesehen, in dessen Rahmen Stresssignale der einen Person, die Wahrnehmung dieser Signale durch die andere Person und dessen Antwortreaktionen berücksichtigt werden (▶ Abb. 3.11). Dyadisches Coping korreliert mit einer höheren Partnerschaftsqualität und -zufriedenheit und hängt signifikant mit einer besseren partnerschaftlichen Kommunikation zusammen. Paare, die in einer stabil-zufriedenen Partnerschaft leben, zeigen mehr dyadisches Coping. Dyadisches Coping erweist sich somit als wichtiger zur Vorhersage der Partnerschaftsqualität als individuelles Coping und soziale Unterstützung durch das soziale Netzwerk (Bodenmann 2012).

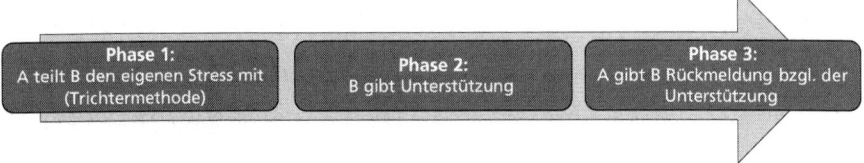

Abb. 3.11: 3-Phasen-Methode des Dyadischen Copings nach Bodenmann (2008)

In der *Phase 1* berichtet Person A Person B von einer Stressepisode. Wichtig ist hierbei die Einhaltung der Kommunikationsregeln (Person A: »Ich«-Gebrauch, Konkretheit, sich öffnen; Person B: aktives Zuhören, zusammenfassen, nachfragen).

Das Vorgehen in dieser ersten Phase entspricht einem Trichter. An der Oberfläche des Trichters findet die sachliche Stressäußerung statt mit einer Beschreibung dessen, was geschehen ist und worum es in der Situation ging. Die nächste Ebene bilden die oberflächlichen Gefühle, also wie es Person A in dieser Situation ging. Das Ziel ist es nun, in diesem Trichter zu »tauchen«, um zu tieferliegenden Emotionen und Konstrukten zu kommen.

In *Phase 2* erfolgt die Unterstützung durch Person B. Dabei ist es wichtig, zunächst emotionsbezogenes dyadisches Coping zu zeigen. Dann kann aber konkret bei der Problemlösung mitgeholfen werden.

In *Phase 3* findet eine Rückmeldung von Person A über die erhaltene Unterstützung von Person B statt. Was hat mir geholfen, wie zufriedenstellend war die Unterstützung? Was wäre noch hilfreich gewesen? (Bodenmann 2008)

Fallbeispiel:

Eine 53-jährige Brustkrebspatientin berichtet von einer belastenden Situation beim Nachsorgetermin. Sie berichtet ihrem Mann folgende Situation.

Patientin: »*Du weißt ja, dass ich seit einigen Tagen Schmerzen im Rücken habe und ich mir Sorgen mache, das da irgendwas ist. Dies wollte ich bei dem Nachsorgetermin vor zwei Tagen abklären lassen. Der Arzt hat das dann mit einer kurzen Bemerkung abgetan, das könne ja mal vorkommen und ich solle das nicht überbewerten. Ich war echt sauer, dass er sich keine Zeit für mein Anliegen genommen hat.*«
[Sachliche Beschreibung und inhaltliche Details sowie oberflächliche Gefühle]

Ehemann: »*Du warst also sauer, dass der Arzt sich für deine Beschwerden keine Zeit genommen hat. Konntest Du denn nochmal nachhaken?*«
[Zusammenfassen, Nachfragen]

Patientin: »*Nee, er hat mich dann noch ein paar andere Sachen gefragt und dann war ich auch schon wieder aus dem Sprechzimmer raus. Das hat mich wirklich geärgert.*«
[Weitere inhaltliche Details sowie oberflächliche Gefühle]

Ehemann: »*Das kann ich gut verstehen. Das hätte mich auch ärgerlich gemacht. Ich hätte mich auch nicht ernst genommen gefühlt. War das bei dir auch so?*«
[Verständnis äußern sowie Einleiten des »Tauchens« im Trichter]

Patientin: »*Ja, irgendwie schon. Ich hatte den Eindruck, dass mein Empfinden gar nicht zählt und ich auch nicht so wichtig bin. Ich habe mich so verloren gefühlt. Das war schon sehr verletzend und irgendwie auch traurig.*«
[Tieferliegende Emotionen und Konstruktaktivierung (»Ich bin nicht so viel wert«) → Übergang in Phase 2]

Ehemann: »*Ich kann dich gut verstehen. Ich hätte mich auch so gefühlt. Das ist auch nicht richtig, dass er sich keine Zeit für dich nimmt und deine Beschwerden nicht ernst nimmt. Du bist wichtig und hast auch ein Recht darauf, dass der Arzt dich ernst nimmt. Vielleicht solltest du einen neuen Termin vereinbaren. Und wenn du willst, kann ich dich auch begleiten. Oft ist man in der Situation so aufgeregt und dann kann ich dich vielleicht*

				unterstützen. Wir können auch eine Zweitmeinung bei einem anderen Arzt einholen. Für mich bist du und das, was du fühlst, sehr wichtig.« [Emotionsbezogenes dyadisches Coping und aktive Mithilfe bei der Problemlösung →Übergang in Phase 3]
Patientin:	*»Ich danke dir. Das tut gut, zu hören, dass ich nicht unwichtig bin. Und dein Angebot, mich beim nächsten Arzttermin zu begleiten, nehme ich gerne an.«* [Rückmeldung, was hilfreich an der Unterstützung war]

Mithilfe dieser Methode kann somit die Unterstützung auf der Ebene erfolgen, auf der der Stress auch geäußert wird. Die Person, die den Stress erlebt hat, fühlt sich somit ernst genommen und gut unterstützt bei der Stressbewältigung. Dabei ist insbesondere die emotionsbezogene Unterstützung sehr hilfreich. Gerade im Zusammenhang mit Krebserkrankungen treten viele Stressoren auf, die sich nicht immer sofort oder eventuell auch gar nicht lösen lassen. Daher stößt die problembezogene Unterstützung häufig an ihre Grenzen. Insbesondere in diesen Situationen kann die *emotionsbezogene Unterstützung* wichtig und nützlich sein, da sich die betroffene Person nicht allein fühlt, und emotionale Unterstützung für das Wohlbefinden von großer Bedeutung ist.

Wenn im Rahmen einer Stresssituation zudem noch *Konstrukte* aktiviert werden, führt das häufig dazu, dass das Stresserleben intensiver ist und auch länger anhält. Bei Krebserkrankungen kommt es häufig zu einer Konstruktaktivierung zum Beispiel im Hinblick auf Kontrolle (»Ich habe keine Kontrolle mehr.«), Bindung (»Ich bin nichts wert, weil ich Krebs habe.«), Schutz/Verletzlichkeit (»Ich kann mir nichts mehr zutrauen.«), Abhängigkeit (»Ohne meinen Mann kann ich gar nichts mehr.«), Vergänglichkeit (»Es hat doch alles keinen Sinn mehr. Ich sterbe ja sowieso.«) oder Perfektionismus (»Ich will, wenn ich etwas mache, es auch perfekt machen.«).

Eine Krebserkrankung kann sowohl positive als auch negative Auswirkungen auf die Partnerschaft haben. Bei vielen Paaren sind (zunächst) die negativen Aspekte im Fokus. Daher ist es für die Arbeit mit Paaren wichtig, auch für das Positive zu sensibilisieren.

Sensibilisierung für das Positive

1. Wie können Sie Ihren Partner oder Ihre Partnerin *emotional* unterstützen?
   – z. B. Mut machen, in den Arm nehmen, etwas Nettes sagen, wertschätzen
2. Wie können Sie Ihren Partner oder Ihre Partnerin *praktisch* unterstützen?
   – z. B. Informationen einholen, entlasten, Ratschläge geben, Freiräume schaffen
3. Was schätzen Sie an *Ihrem bisherigen Umgang* mit der Erkrankung?
   – z. B. »Ich halte viel aus.«, »Ich bin immer für meine Frau da.«
4. Was schätzen Sie am bisherigen Umgang Ihres Partners oder Ihrer Partnerin mit der Erkrankung?
   – z. B. »Mein Mann ist wirklich mutig.«, »Meine Frau ist immer für mich da.«, »Ich kann mich auf meinen Mann 100 %ig verlassen.«

> 5. Hat die Erkrankung auch *positive Auswirkungen* auf Sie, die andere oder den anderen oder Ihre Partnerschaft?
> – z. B. »Wir sind ein gutes Team.«, »Wir können uns aufeinander verlassen.«, »Wir sind stark«, »Die Krankheit schweißt uns noch enger zusammen.«

Wichtige Behandlungssäule bei der Arbeit mit Paaren sind somit das dyadische Coping, die Kommunikationsfertigkeiten und die Förderung der positiven Reziprozität.

> **Zusammenfassend lässt sich zur sozialen und partnerschaftlichen Unterstützung folgendes festhalten:**
>
> - Soziale Beziehungen gehören zu den wichtigsten Resilienzfaktoren.
> - Die Partnerschaft stellt die wichtigste soziale Beziehung dar.
> - Der Beziehungsstatus wirkt allein schon protektiv.
> - Der Effekt ist noch stärker, wenn die Partnerschaft glücklich ist.
> - Eine unglückliche Partnerschaft stellt einen Hochrisikofaktor für psychische Störungen und somatische Erkrankungen dar.
> - Eine Krebserkrankung ist ein Stressor für Patient:in, Partner:in und Partnerschaft.
> - Gemeinsamer Umgang als Paar mit Stress durch die Erkrankung – das sog. *Dyadische Coping* – ist bedeutsam für die Krankheitsbewältigung und die Stärkung des »Wir-Gefühls« und führt zu einer höheren Partnerschaftszufriedenheit und einem höheren Kohäsionsgefühl.
> - Die Berücksichtigung der partnerschaftlichen Beziehung und der Einbezug der Angehörigen sind somit sehr sinnvoll.

3.7 Herausforderungen der palliativen Situation

Die Krebsprävalenz ist definiert als die Anzahl der lebenden Menschen, bei denen jemals Krebs diagnostiziert wurde. Sie umfasst alle Menschen, bei denen in der Vergangenheit Krebs diagnostiziert wurde, sowie solche, bei denen die Diagnose erst kürzlich gestellt wurde. Immer mehr Menschen leben mit der Diagnose »Krebs« und sind in diesem Sinne »Krebsüberlebende/Cancer Survivors«.

Definition Cancer Survivorship: »Mit »Krebsüberlebende« sind alle Personen gemeint, die irgendwann einmal die Diagnose »Krebs« bekommen haben. Menschen, die länger als fünf Jahre nach der Diagnosestellung leben, werden in Deutschland häufig als »Krebs-Langzeit-Überlebende« bezeichnet. In Deutschland schätzt man die Zahl der Menschen, bei denen die Krebs-Diagnose mehr als fünf Jahre zurückliegt, auf etwa zweieinhalb Millionen (www.kid.de, Stand: Dezember 2022). Es ist davon auszugehen, dass diese Zahl künftig weiter ansteigen wird.

Die Lebenssituation von Krebsüberlebenden kann sich individuell sehr unterscheiden, sie können weitgehend beschwerdefrei sein oder aber durch die Erkrankung und/oder durch Spätfolgen/Nebenwirkungen der Behandlung eingeschränkt sein. Das Risiko für Spätfolgen ist individuell sehr verschieden, es hängt von der Krebserkrankung selbst und der Art der Behandlung ab. Darüber hinaus können Veranlagung, Lebensgewohnheiten und auch Umweltfaktoren Einfluss haben.

Definition: Palliativ-Patient:innen sind Menschen mit einer progredienten, weit fortgeschrittenen Erkrankung und einer begrenzten Lebenserwartung, wenn die Erkrankung nicht mehr auf eine kurative Behandlung (therapeutische Maßnahmen, die auf die Heilung einer Erkrankung ausgerichtet sind) anspricht. In dieser Phase der Erkrankung hat die ganzheitliche Handhabung von Krankheitsbeschwerden (einschließlich Schmerzen) und psychologischen, sozialen und spirituellen Problemen höchste Priorität. In der Palliativversorgung kann man vier Stadien unterscheiden (▶ Abb. 3.12): Rehabilitation (Monate bis Jahre), präterminale Phase (Tage bis Wochen), terminale Phase (Stunden bis Tage) und Sterbephase (Minuten bis Stunden).

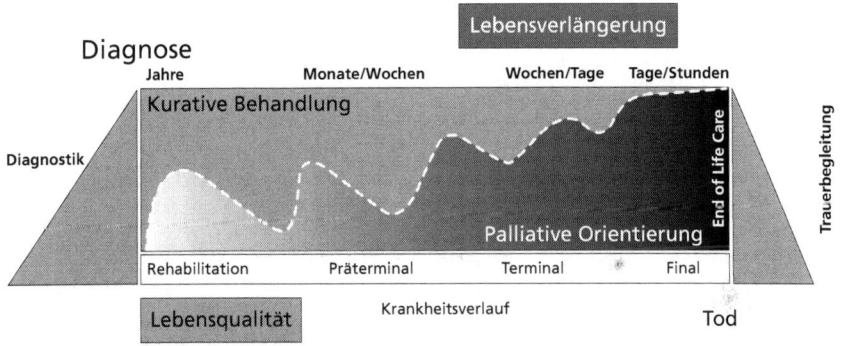

Abb. 3.12: Stadien bei palliativen Erkrankungen (Müller-Busch 2020)

Definition Palliative Care: Die World Health Organization (WHO) definiert: Palliativmedizin/Palliative Care ist ein Ansatz zur Verbesserung der Lebensqualität von Patient:innen und ihren Familien, die mit Problemen konfrontiert sind, welche mit einer lebensbedrohlichen Erkrankung einhergehen. Dies geschieht durch Vorbeugen und Lindern von Leiden durch frühzeitige Erkennung, sorgfältige Einschätzung und Behandlung von Schmerzen sowie anderen Problemen körperlicher, psychosozialer und spiritueller Art.

Palliativmedizin:

- ermöglicht Linderung von Schmerzen und anderen belastenden Symptomen.
- bejaht das Leben und erkennt Sterben als normalen Prozess an.
- beabsichtigt weder die Beschleunigung noch Verzögerung des Todes.
- integriert psychologische und spirituelle Aspekte der Betreuung.

- bietet Unterstützung, um Patient:innen zu helfen, ihr Leben so aktiv wie möglich bis zum Tod zu gestalten.
- bietet Angehörigen Unterstützung während der Erkrankung des/der Patient:in und in der Trauerzeit.
- beruht auf einem Teamansatz, um den Bedürfnissen der Patient:innen und ihrer Familien zu begegnen, auch durch Beratung in der Trauerzeit, falls notwendig.
- fördert Lebensqualität und kann möglicherweise auch den Verlauf der Erkrankung positiv beeinflussen.
- kommt frühzeitig im Krankheitsverlauf zur Anwendung, auch in Verbindung mit anderen Therapien, die eine Lebensverlängerung zum Ziel haben, wie z.B. Chemotherapie oder Bestrahlung, und schließt Untersuchungen ein, die notwendig sind, um belastende Komplikationen besser zu verstehen und zu behandeln (nach WHO 2002).

Das Konzept der »Total Pain« geht auf Cicely Saunders zurück (Leitlinienprogramm Onkologie 2020, S. 36), die damit einen multidimensionalen Blick auf das Leid des Menschen in der palliativen Situation forderte (▶ Abb. 3.13).

»Der spirituelle Bereich umfasst:

a. Existentielle Fragestellungen (z.B. Identität, Bedeutung, Leid und Tod, Schuld und Scham, Versöhnung und Vergebung, Freiheit und Verantwortung, Hoffnung und Verzweiflung, Liebe und Freude betreffend)
b. Werte und Werthaltungen (d.h. das, was für eine Person am wichtigsten ist, beispielsweise das Verhältnis zur eigenen Person, Familie, Freunden, Beruf, Materielles, Natur, Kunst und Kultur, Ethik und Moral, zum Leben als solchem)
c. Religiöse Aspekte und Grundlagen (Glaube, religiöse Inhalte und Praktiken, die Beziehung zu Gott oder dem Transzendenten)«

Die differenzierte Darstellung der spirituellen Dimension des Menschen eröffnet viele Ansatzpunkte für eine gezielte Verbesserung der Lebensqualität durch eine individuelle Aktivierung von Bewältigungskompetenzen in der palliativen Situation, beispielsweise für den Umgang mit Angehörigen, mit sich selbst, mit Ungewissheit, mit Angst oder mit körperlichen Symptomen (McLain et al. 2003; Visser et al. 2010; Strigl 2021; Wang und Lin 2016). Die ganzheitliche Sicht auf alle Dimensionen kann insgesamt dazu beitragen, eine dysfunktionale, krisenhafte Verarbeitung der palliativen Erkrankung abzuwenden. Bei limitierter Lebenszeit ist es umso wichtiger, die verbleibende Zeit so zu gestalten, dass diese mit Würde, Selbstwirksamkeit und möglichst sinnerfüllt erfolgen kann.

Patient:innen in der Palliativphase erleben eine Vielzahl an körperlichen, psychischen, sozialen und spirituellen Belastungen, denen mit spezifischen psychoonkologischen Einzel- und Gruppeninterventionen begegnet werden kann (Bauereiß et al. 2018; Mehnert-Theuerkauf et al. 2022; Teo et al. 2019).

In der aktualisierten S3-Leitlinie »Psychoonkologische Diagnostik, Beratung und Behandlung von erwachsenen Krebspatienten« wird die Anwendung von spezifischen psychoonkologischen Interventionen für Patient:innen in der Palliativphase explizit empfohlen. In die Literaturanalyse wurden folgende Verfahren einbezogen:

3.7 Herausforderungen der palliativen Situation

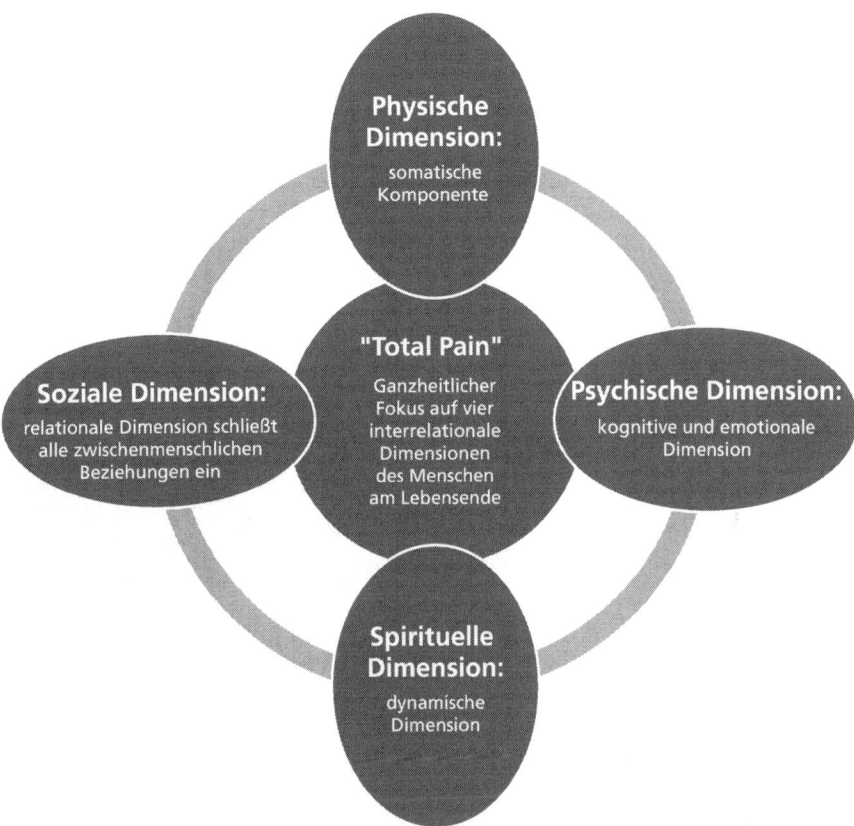

Abb. 3.13: Vier Dimensionen des Menschen in der ganzheitlichen Palliativversorgung (nach Leitlinienprogramm Onkologie 2020, S. 35–36)

- Sinnzentrierte Psychotherapie: »meaning-centered psychotherapy« (Breitbart et al. 2018)
- CALM-Therapie, sinnbasierte Kurzzeittherapie: »Managing cancer-and-living-meaningfully« (Rodin et al. 2018)
- Würdezentrierte Therapie: »dignity therapy« (Chochinov et al. 2011; Li et al. 2020)

»Dabei zeigte sich, dass psychoonkologische Interventionen in der Palliativphase einen positiven Effekt auf die Steigerung der Lebensqualität sowie auf die Reduktion von Depressivität, Angst, Fatigue und psychischer Belastung haben und daher Menschen mit einer nichtheilbaren Krebserkrankung angeboten werden sollen.« (Weis et al. 2022, S. 814)

Ambiguitätstoleranz entwickeln – vom kreativen Umgang mit dem, was man eigentlich nicht haben will im Leben

»Resilient sein heißt lernen, mit unbeantworteten Fragen zu leben.« (Boss 2008, S. 85)

Der Begriff Ambiguität bedeutet Mehrdeutigkeit. Pauline Boss (* 1934) hat in den 1970er Jahren damit begonnen, die Bedeutung von uneindeutigen Verlusten zu untersuchen. Ausgangspunkt waren für sie als Trauma- und Familientherapeutin die Erfahrungen mit Angehörigen von Soldaten des Vietnamkrieges. Die Ungewissheit über das Schicksal, beispielsweise nicht zu wissen, ob ein geliebter Mensch noch lebt oder nicht, hat Boss zum Anlass genommen, ein Behandlungskonzept zu entwickeln (Boss 2008). Dies zielt darauf ab, die individuelle Ambiguitätstoleranz zu fördern und zu stärken. In diesem interkulturell angelegten Konzept unterscheidet sie zwei Typen von uneindeutigen Verlusten:

1. Uneindeutige Verluste können sich darauf beziehen, dass jemand physiologisch anwesend ist, aber nicht mehr psychisch (z. B. bei Demenz oder neurologischen Erkrankungen).
2. Erfahrungen, die mit physiologischen Verlusten einhergehen, bei denen eine psychische Anwesenheit bleibt (z. B. Tod einer/eines Angehörige:n, Krankheit, Trennungen, Verlust der Heimat usw.).

Zur Stärkung und Entwicklung von Ambiguitätstoleranz, Hoffnung und Resilienz empfiehlt Boss folgende sechs Prinzipien:

a) dem Verlust einen Sinn zuschreiben.
b) das Gefühl der Beherrschbarkeit/Kontrollierbarkeit relativieren.
c) die eigene Identität neu definieren, neue soziale Rollen entwickeln.
d) Ambivalenz als etwas Normales begreifen, um gestärkt Altes hinter sich lassen zu können.
e) Update von Bindungserfahrungen – sich pragmatisch für Neues im Leben öffnen.
f) Hoffnung und Zuversicht schrittweise entwickeln.

Im Bereich der Psychoonkologie kann Ambiguitätstoleranz ein hilfreiches Konzept für die Bewältigung der vielen Herausforderungen sein, besonders in der palliativen Situation.

Mit der Diagnose »Krebs« werden die Erkrankten selbst und auch die Angehörigen mit uneindeutigen Verlusten konfrontiert, beispielsweise mit:

- der Ungewissheit über den Erfolg der medizinischen Behandlung,
- dem Verlust von sozialen Rollen,
- dem Verlust von körperlichen Fähigkeiten,
- möglichen finanziellen Verlusten,
- dem Verlust wichtiger Lebensziele und Zukunftsvorstellungen und
- dem Verlust der bisherigen Identität.

»I lost who I was«, sagt die 88-jährige Pauline Boss in einem Interview rückblickend über ihre Scheidung in jungen Jahren und erläutert anhand einiger persönlicher Beispiele die Notwendigkeit, aufgrund existenzieller Erfahrungen aktiv neue Identitäten zu entwickeln (Boss 2022).

Ausgewählte Themen und resilienzstärkende Impulse für die palliative Situation werden in ▶ Tab. 3.3 zusammengefasst.

Tab. 3.3: Ausgewählte Themen und resilienzstärkende Impulse in der palliativen Situation

Themen	Beschreibung
Symptom- und Krankheitsmanagement	Information zu Angeboten der Palliativversorgung, z. B. Spezialisierte ambulante Palliative Versorgung (SAPV), Palliativstationen, stationäres Hospiz. Viele Patient:innen haben Angst vor dem Lebensende, vor Schmerzen oder dem konkreten Sterbeprozess, daher ist es wichtig, dies ressourcenorientiert zu thematisieren und frühzeitig Informationen über interdisziplinäre Möglichkeiten der Palliativversorgung anzubieten. Darauf achten, dass diese Informationen so gegeben werden, dass sie als Aufklärung über mögliche Angebote verstanden werden, um einen Überblick zu bekommen, welche Unterstützungsangebote es überhaupt gibt. Info/Wegweiser: www.dgpalliativmedizin.de
Sensibilisierung für eine würdeorientierte Lebenszeit	Elemente der Würdezentrierten Therapie (Chochinov 2017) am Beispiel einiger Fragen vorstellen: • Wie definieren Sie Würde vor dem Hintergrund Ihrer Erkrankung? • Was stärkt Ihr Würdegefühl? • Was mindert Ihr Würdegefühl? • Haben Sie bestimmte Erfahrungen gemacht, die Ihr Würdegefühl verletzt haben? • Haben Sie bestimmte Erfahrungen gemacht, die Ihr Würdegefühl gestärkt haben? • Was müsste passieren, damit Ihnen Ihre Würde genommen wird? • Manche halten ein Leben ohne Würde für nicht lebenswert – wie sehen Sie das? • Erzählen Sie mir ein wenig aus Ihrer Lebensgeschichte; insbesondere über die Zeiten, die Sie am besten in Erinnerung haben oder die für Sie am wichtigsten sind. • Wann haben Sie sich besonders lebendig gefühlt? • Was sind die wichtigsten Aufgabenbereiche, die Sie in Ihrem Leben eingenommen haben (z. B. Rollen in der Familie, im Berufsleben) Infos: Deutsche Gesellschaft für Patientenwürde e. V. www.patientenwuerde.de
Salutogenese, Kohärenzgefühl und Sinnfindung	Das Konzept der Salutogenese ansprechen: Gesundheit und Krankheit sind ein Kontinuum – jemand ist nie »nur« krank. Wie hat sich mein Selbstbild durch die Krebserkrankung verändert?

Tab. 3.3: Ausgewählte Themen und resilienzstärkende Impulse in der palliativen Situation – Fortsetzung

Themen	Beschreibung
	Was könnte mir helfen, den Verlust meines bisherigen Erlebens von Gesundheit anzunehmen? Was stärkt mein Kohärenzgefühl? • Verstehe ich, was gerade los ist? Welche Lebensbereiche haben sich geändert? • Kann ich mein Leben mit der Erkrankung handhaben? • Was in meinem bisherigen Leben hat sich erst im Rückblick als sinnvoll erwiesen? Besonders am Lebensende sollte die Würde und der Autonomiewunsch von Patient:innen geachtet und geschützt werden. Dazu gehört z. B. auch die Einhaltung der Privatsphäre oder die Selbstbestimmung, wer in der letzten Phase des Lebens anwesend ist. Auch die Auswahl des Sterbeorts und genügend Zeit für den Abschied zu haben, können das Kontrollgefühl stärken, ebenso wie ein gewisses Maß an Kontrolle über die Abläufe, zu wissen, was auf einen ungefähr zukommt und aktiv informiert zu sein (Trachsel und Maercker 2016).
Achtsamkeit und Leben im Hier und Jetzt	Basierend auf 44 Metaanalysen wurde die Wirkung von achtsamkeitsbasierten Interventionen (Mindfulness Based Interventions (MBIs)) untersucht. Trotz methodischer Einschränkungen für die wissenschaftliche Vergleichbarkeit der Ergebnisse konnte insgesamt der Nutzen von MBIs als Interventionsfamilie gegenüber Kontrollgruppen zumindest teilweise durch wissenschaftliche Beweise gestützt werden (Goldberg et al. 2022). MBSR-Studien, die positive Effekte bei Krebspatient:innen zeigen: Z. B. bei Brustkrebspatientinnen bezogen auf Distress, Progredienzangst und Lebensqualität (Lengacher et al. 2009; Zernicke et al. 2014). Anwendung der Liebende-Güte-Meditation (Instruktion: ▶ Kap. 2.1) Interventionen anbieten, die auf Entspannung und Stressregulation fokussieren. Möglichst alle Sinne aktiv »versorgen« und erfragen, was angenehm ist: • Sehen: Bilder/Fotos auswählen, die gute Gefühle wecken, innere Bilder durch Imaginationen anregen, Blumen • Riechen: Duftimpulse durch angenehme Gerüche im Zimmer, Haarshampoo mit Lieblingsduft nutzen, wohlriechende Wäsche anbieten • Hören: Lieblingsmusik oder Hörbücher, Sprachnachrichten • Schmecken: Lieblingsessen oder, falls das nicht (mehr) möglich ist, als Imagination anbieten. »Lollis« mit Geschmack nach Wunsch zum Befeuchten der Lippen • Tasten: Kuscheltier, Kraftstein, Berührung, Streicheln, Massage
Selbstreflexion und Selbstwirksamkeit	Der Rückblick auf bestimmte Lebenszeiten kann stärkende »Ego-States« wachrufen, die hilfreich sein können für die Bewältigung der palliativen Situation. Merke: Es kann auch sein, dass die Erinnerung an vergangene Zeiten Trauer über den Verlust von ge-

Tab. 3.3: Ausgewählte Themen und resilienzstärkende Impulse in der palliativen Situation – Fortsetzung

Themen	Beschreibung
	wohnter Selbstwirksamkeit auslöst. In diesem Fall ist es hilfreich, den Fokus auf die Wertschätzung dessen, was war zu lenken, aber auch die Trauer über das, was nicht (mehr) möglich ist, und die damit verbundenen Gefühle, z. B. von Ärger oder Wut, anzuerkennen. Der Austausch darüber kann letztlich auch neue Perspektiven ermöglichen.
Gestaltete Angst verliert an Bedrohlichkeit	Rituale für Trauer und Abschied entwickeln. Was kann ich konkret tun, um Abschiedsprozesse von meinem Leben mit mir und anderen zu thematisieren, zu teilen? Beispiele: Wem möchte ich einen Dankbarkeitsbrief schreiben? Wie kann ich mir meine eigene Trauerfeier vorstellen? Wo möchte ich beerdigt werden? Gibt es einen Musikwunsch für meine Trauerfeier? Wem möchte ich noch etwas mitteilen? Wie möchte ich erinnert werden?
Verbesserung der Lebensqualität	Alle vier Dimensionen einbeziehen: körperliche, psychologische, soziale und spirituelle. In welchen Bereichen fühle ich mich gut versorgt? bzw. in welchem Bereich fehlt etwas?

Die unausweichlichen Konsequenzen, die ein Abschied, ein Verlust, eine unheilbare Erkrankung mit sich bringt, erfordern neue Sichtweisen. Die Identität ändert sich, obwohl alles, was bisher war weiterhin ein Teil der individuellen Geschichte bleibt.

»Alle an einem Sterben Beteiligten durchleben die Phasen der Trauer ganz individuell, immer hin- und hergerissen zwischen Nähe und Distanz, Annäherung an das unfassbare Geschehen und Entfernung zum eigenen Schutz. ... Gutes Sterben fußt in besonderer Weise auch auf dem Umgang mit der Trauer, die nicht erst nach dem Tod beginnt, sondern oft schon lange vorher das Sterben begleitet.« (Müller-Busch 2012, S. 242)

Die zehn resilienzfördernden Wege (▶ Kap. 2.2) können auch in der palliativen Situation hilfreich sein und eine gute Orientierung geben, um den eigenen Weg zu finden.

Eine achtsame und ressourcenorientierte Burnout-Prophylaxe ist dabei auch für Professionelle unbedingt empfehlenswert (Zwack et al. 2011, Diegelmann et al. 2020).

Resilienz entwickelt sich im Kontext von Bindungserfahrungen. Aber gerade am Lebensende gibt es für viele Menschen erhebliche Einschränkungen, da krankheitsbedingt viele Trennungssituationen durch Krankenhausaufenthalte entstehen.Krebs ist einer der vier häufigsten Gründe für einen Krankenhausaufenthalt: 9 % aller stationären Behandlungen im Jahr 2020 waren auf eine Krebserkrankung zurückzuführen, das entspricht knapp 1,45 Millionen an Krebs erkrankten Menschen, die im Krankenhaus versorgt wurden (www.destatis.de 2022). Etwa 30 % aller Verstorbenen werden im letzten Lebensmonat auf einer Intensivstation behandelt (Röhrig 2014).

Im Verlauf der letzten Jahre zeigte sich eine Abnahme der Sterbehäufigkeit im häuslichen Umfeld und im Krankenhaus, andererseits eine Zunahme auf Palliativstationen, in Hospizen und Pflegeheimen. Für die Hospiz- und Palliativbewegung wird der Sterbeort als Qualitätsindikator für eine bedarfsgerechte Versorgung sterbender Menschen angesehen.

Aktuelle Schätzungen gehen davon aus, dass etwa 10–20 % aller sterbenden Menschen einer spezialisierten Palliativversorgung bedürfen. Das Krankenhaus stellt jedoch mit mehr als der Hälfte aller Sterbefälle den häufigsten Sterbeort dar. Im Jahr 2017 verstarben lediglich 21,3 % im häuslichen Umfeld, 51,8 % im Krankenhaus, 6,2 % auf einer Palliativstation, 4,8 % im Hospiz, 20,4 % im Pflegeheim und 1,5 % an sonstigen Orten (Dasch und Zahn 2021). Die meisten Menschen wünschen sich allerdings nach Angaben in einer repräsentativen Umfrage (2012/2017) zum Thema »Sterben in Deutschland« ein Sterben zuhause: 66/57 %, in einer spezialisierten Einrichtung der Sterbebetreuung: 18/27 %, im Krankenhaus: 3/4 %, im Pflegeheim: 1/1 %. Keine Angaben: 12/10 % (DHPV 2017).

Die meisten Menschen sterben also dort, wo sie eigentlich nicht sterben wollen. Dieser Trend wird sich voraussichtlich fortsetzen und daher ist es wichtig, über Verbesserungen an den »unerwünschten« Sterbeorten nachzudenken.

Ein kleines, aber interessantes Praxisbeispiel: Der Tod eines geliebten Menschen auf der Intensivstation kann psychische Auswirkungen von Krankheitswert auf die Angehörigen verstorbener Intensivpatienten haben (z. B. PTBS und komplizierte Trauer, Kentish-Barnes et al. 2015). In einem Review mit sechs RCT-Studien und einer prospektiven Querschnittsstudie zeigte sich, dass eine mehrteilige Trauerstrategie hilfreich sein kann. Wichtige Elemente dabei waren: Kommunikation der Behandler:innen mit der Familie, Information in Form einer Broschüre, ein Telefonat nach dem Tod des Angehörigen. Hiermit konnte das Auftreten von PTBS, Angst und Depression und das Risiko einer komplizierten Trauer bei Familienmitgliedern verstorbener Intensivpatienten signifikant verringert werden (Brekelmans et al. 2022). Zum Schutz vor Burnout sollten besonders auch die Professionellen eigene Rituale entwickeln, um Gefühle von Selbstwirksamkeit und Zuversicht zu nähren.

Zusammenfassend:

- Psychoonkologische Interventionen erweisen sich bei palliativ erkrankten Tumorpatient:innen im Hinblick auf die Verringerung von existenziellen psychischen Belastungen, Depressivität, Angst und Fatigue und auf die Verbesserung der Lebensqualität als wirksam und sollten angeboten werden.
- Die komplexen Aufgaben in der palliativen Situation erfordern eine interdisziplinäre Abstimmung und Kommunikation mit Patient:innen und Angehörigen.
- In der palliativen Situation sollte die ganzheitliche Handhabung von körperlichen Symptomen und psychischen, sozialen und spirituellen Themen höchste Priorität haben.
- Gezielte Resilienzimpulse und Trauerstrategien für Patient:innen und Angehörige können dazu beitragen, die Konfrontation mit Herausforderungen in der palliativen Situation angstfreier zu bewältigen.

- Eine achtsame und ressourcenorientierte Burnout-Prophylaxe und die interdisziplinäre Zusammenarbeit im Team sind für Professionelle in der Tätigkeit mit palliativ erkrankten Menschen unerlässlich.

3.8 Ärztliche Kommunikation

»Sie haben unheilbaren Krebs. Kommen Sie mal in vier Wochen wieder.«
(42-jähriger Patient mit Multiplem Myelom)

»Der Arzt hat sich eine ganze Stunde Zeit genommen, um mir genau zu erklären was ich habe, aber ehrlich gesagt, konnte ich nach fünf Minuten kaum noch zuhören. Ich habe nur noch Bruchstücke und Wortfetzen wie »chronisch krank« aufgenommen. Die Angst war so groß, dass nichts zu mir durchgedrungen ist.«
(71-jährige Patientin mit Darmkrebs)

»Ich habe die Diagnose am Telefon erhalten. Danach haben meine Frau und ich uns heulend in den Armen gelegen und uns gefragt, wie wir das der Familie beibringen sollen.«
(55-jähriger Prostatakrebspatient)

Dies sind Beispiele von *ungünstiger ärztlicher Kommunikation* in besonders schwierigen Situationen, wenn den Patient:innen eine lebensbedrohliche Diagnose wie z. B. eine Krebserkrankung mitgeteilt wird. Häufig führt diese Art der Kommunikation zu Ängsten, Unsicherheiten und Hilflosigkeit bei Patient:innen und auch den Angehörigen.

Die Kommunikation zwischen Ärzt:in und Patient:in gehört zu den wichtigsten Merkmalen einer patientenzentrierten Kommunikation (Zill et al. 2015) und bedarf einer inneren Haltung sowie grundlegender und spezifischer Kompetenzen der Gesprächsführung (Gilligan et al. 2018). Neben den Kommunikationskompetenzen ist es auch wichtig, eine hilfreiche Beziehung zu Patient:innen, Angehörigen, aber auch im Team aufbauen und auch aufrechterhalten zu können. Dazu bedarf es, einen Umgang zu erlernen, mit den vielfältigen Emotionen und auch Prozessen, die den Kommunikationsprozess stören können, umzugehen. Immer wieder gehört dazu auch eine Reflektion des eigenen Kommunikationsverhalten und der Interaktion, um die Kommunikation adäquat zu gestalten (Karger et al. 2022).

In der onkologischen Versorgung gibt es eine Reihe von herausfordernden Gesprächssituationen und auch -themen wie z. B. das Überbringen einer schlechten Nachricht in Form einer Krebsdiagnose, Aufklärungsgespräche über Behandlungsoptionen inkl. Nebenwirkungen oder anderen Belastungen, Gespräche über Prognose oder Therapiebegrenzung sowie Tod und Sterben, aber auch der Austausch im multiprofessionellen Team, z. B. bei Übergaben, Fallbesprechungen, Visiten etc.

(Karger et al. 2022). Immer wieder gibt es auch bestimmte Themen, bei denen Gespräche als schwierig erlebt werden wie z. B. das Thema Sexualität. Die meisten Erkrankten wünschen sich Informationen über die Auswirkungen der Krebserkrankung und -behandlung auf die sexuelle Funktion zu erhalten, allerdings traut sich die Mehrzahl nicht, die Ärzt:innen danach zu fragen. Aber auch von medizinischer Seite wird dieses Thema häufig nicht angesprochen, sondern eher tabuisiert und vermieden (Bober und Varela 2012). Somit wird Belangen und Ängsten bzw. Sorgen der Betroffenen kein Raum gegeben. Daher ist es sinnvoll, sich mit Aspekten zu befassen, die zu einer gelungenen Kommunikation beitragen.

> Für eine gelungene Kommunikation zwischen Behandelnden und Erkrankten sowie Angehörigen sollten folgende Fragen beantwortet werden:
>
> 1. Was ist in der Kommunikation mit Krebspatient:innen und ihren Angehörigen wichtig?
> 2. Was wünschen sich Krebserkrankte und ihre Angehörigen?
> 3. Was sind die Vorteile einer gelungenen Kommunikation?
> 4. Was könnte mich davon abhalten, bestimmte Themen anzusprechen?
> 5. Was könnte es mir erleichtern, eine gelungene Kommunikation zu erreichen?

Eine *gelungene Kommunikation* kann aus Sicht der Behandelnden dazu führen, dass sie seltener Nachfragen von Betroffenen erhalten, weniger konfliktreiche Kommunikation erleben sowie Inhalte nicht wiederholt erklären müssen. Somit kann eine gute Arbeitsatmosphäre erzeugt werden, die Klarheit und Sicherheit vermittelt und auch die eigene Jobzufriedenheit erhöht. Für die Betroffenen liegen die Vorteile einer gelungenen Kommunikation in einer größeren Behandlungszufriedenheit, besserer Adhärenz, Mitarbeit an Gesundheitszielen, Anpassungen an den Behandlungsplan sowie das Erinnern von Informationen. Darüber hinaus geht eine gelungene Kommunikation mit mehr Sicherheit einher sowie dem Gefühl, verstanden zu werden und einer Reduktion von Ängsten, Unsicherheiten und Hilflosigkeit.

> »Das Schöne ist, dass ich mich im Gespräch mit meinem Arzt gut aufgehoben fühle. Auch wenn ich weiß, dass er nicht so viel Zeit hat, lässt er mich das nicht spüren. Ich fühle mich verstanden und habe das Gefühl, jederzeit und mit jeder Frage meinen Arzt ansprechen zu können.«
> (58-jährige Krebspatientin)

In der Kommunikation mit Krebserkrankten und ihren Angehörigen ist es wichtig zu beachten, was beim Gegenüber angekommen ist und nicht, was gesagt wurde – nach dem Motto »*Es kommt nicht darauf an, was ausgesprochen wurde, es kommt darauf an, was beim Patienten ankam*« (Sehouli 2018).

Insbesondere bei der Überbringung einer schlechten Nachricht wie z. B. der Diagnose »Krebs« oder einer Lebensbegrenzung benötigen die Betroffenen Zeit und die Fähigkeit zur Reflexion, um die Informationen verarbeiten zu können. Es ist davon auszugehen, dass die meisten Menschen, wenn sie die Diagnose »Krebs«

erhalten, die Assoziation Krebs = Tod haben. Die Gedanken an einen möglichen Tod führen dazu, dass die Aufnahmekapazitäten des Gehirns und die Informationsverarbeitung eingeschränkt sind.

> Gedanken von Patient:innen bei der Diagnosemitteilung
>
> »Nach drei Sätzen konnte ich der Ärztin nicht mehr zuhören, ich war wie benebelt ... Krebs? Das kann doch nicht sein ... Jetzt ist alles aus... Ich werde sterben ... Wie, Operation? ... Wie soll ich das meiner Familie beibringen ... Auch noch Chemotherapie? Das schaff ich nicht ... Was wird aus meinen Kindern? ... Das überlebe ich nicht ... Anti-Was-Therapie? ... Ich kann das alles nicht fassen... Das kann doch nicht wahr sein... Was soll ich nur machen?«

Dieses Beispiel zeigt die inneren Gedankenabläufe der Person, die gerade die Diagnose »Krebs« erhalten hat. Es zeigt aber auch, dass für die vielen Informationen, die in dem Aufklärungsgespräch vermittelt werden, z. B. hinsichtlich der anstehenden Behandlung, nur wenig bis keine Aufnahmekapazitäten vorhanden sind und die Person somit nur Bruchstücke der Informationen aufnehmen kann, da die Gedanken immer wieder zu angstbesetzten Inhalten zurückkehren.

Daher ist es für eine gelungene Kommunikation wichtig (Sehouli 2018):

- Informationen »häppchenweise« anzubieten
- Rückfragen zu stellen, um sicher zu gehen, dass das Gegenüber die Informationen aufgenommen hat
- Ruhe in die Situation zu bringen

Tab. 3.4: Hilfreiche Kommunikationsbeispiele für eine gelungene Kommunikation (angelehnt an Dreismann & Zimmermann 2021) sind:

Situation	Kommunikationsbeispiel
Sicherstellen, ob das Gegenüber das Gesagte verstanden hat	Macht das Sinn für Sie? Haben Sie das Gefühl, das gut verstanden zu haben? Was nehmen Sie als Information mit?
Ruhe in die Situation bringen	Nonverbal: tröstende Gesten wie hinsetzen, schweigen, Taschentuch anbieten. Das ist jetzt ganz schön viel auf einmal. Lassen Sie uns mal in Ruhe durchatmen. Das sind jetzt viele Informationen auf einmal. Lassen Sie uns morgen oder übermorgen einen neuen Termin vereinbaren, um alles nochmal in Ruhe zu besprechen.
Wichtigkeit anerkennen (validieren)	Es ist verständlich, dass ... • Sie Angst haben. • sich hilflos fühlen. • ärgerlich sind. • verzweifelt sind. • Ihnen gerade alles zu viel wird. • ...

Tab. 3.4: Hilfreiche Kommunikationsbeispiele für eine gelungene Kommunikation (angelehnt an Dreismann & Zimmermann 2021) sind: – Fortsetzung

Situation	Kommunikationsbeispiel
	Ich kann gut nachvollziehen, dass Sie gerade eine große Unsicherheit verspüren. Es ist völlig normal, nach so einer Diagnose auch mal weinen zu müssen.
Zusammenfassen (paraphrasieren)	Ich habe herausgehört, dass Sie sich Unterstützung für Ihren Mann wünschen. Ist das richtig? Sie sind unsicher, ob Sie die Behandlung machen wollen. Habe ich das richtig verstanden? Eine große Sorge ist für Sie der Umgang mit den Nebenwirkungen. Ist das richtig? Sie sind noch unsicher, ob Sie die Chemotherapie machen wollen. Welche Informationen benötigen Sie noch von mir dazu?
Gespräche beenden/abkürzen	Ich verstehe, dass da gerade viel für Sie zusammenkommt. Was wäre denn für Sie jetzt hilfreich? Ich merke gerade, dass Sie Gesprächsbedarf haben. Wäre es ok, wenn ich einen Termin mit der Psychoonkologie ausmache? Bei Ihnen kommt gerade viel auf einmal. Gibt es etwas, bei dem ich Ihnen behilflich sein könnte?
Umgang mit nicht beantwortbaren Fragen	Ich verstehe, dass Sie das verunsichert. Leider kann ich Ihnen das auch nicht beantworten. Ich weiß, dass die Ungewissheit gerade schwer auszuhalten ist. Lassen Sie uns schauen, was Ihnen helfen könnte, mit der Unsicherheit besser umgehen zu können.» Ich kann mir vorstellen, dass Ihnen dieses Anliegen gerade auf der Seele brennt. Was könnte Ihnen helfen, besser damit umgehen zu können?
Umgang mit aggressiven/ärgerlichen Patient:innen	Ruhig bleiben und Interesse zeigen: Erzählen Sie mir mal in Ruhe, was Sie genau ärgert.» Was kann Ihnen helfen, mit dem Ärger besser umgehen zu können? Gesagtes ruhig und wörtlich wiederholen: Sie fühlen sich also nicht gut aufgeklärt, habe ich das richtig verstanden? Sie haben sich also über die Ausdrucksweise des Kollegen geärgert? Verständnis vermitteln: Ich verstehe, dass Sie sagen, dass Ihnen gerade alles zu viel ist. Das kann ich gut verstehen … Es wird Ihnen im Moment eine Menge abverlangt. Grenzen setzen: Ich möchte nicht, dass Sie mit mir so ärgerlich reden. Bitte sprechen Sie in einem ruhigen Ton mit mir.
Unrealistische Hoffnungen der Patient:innen	Aus medizinischer Sicht ist es unwahrscheinlich, aber aus persönlicher Sicht kann ich gut verstehen, dass Sie diese Hoffnung haben.

3.8 Ärztliche Kommunikation

Im Gegensatz zu diesen gelungenen Beispielen gibt es auch eine ganze Reihe von »*Fettnäpfchen*« in der Kommunikation wie z. B.:

1. Ihr Bettnachbar ist viel schlimmer dran als Sie und jammert nicht die ganze Zeit rum.
2. Jetzt reißen Sie sich mal zusammen.
3. Das wird schon wieder.
4. Morgen scheint auch wieder die Sonne.
5. Kopf hoch. Das schaffen Sie schon.
6. Sie liegen ja auch nur rum. Sie müssen sich schon auch zusammenreißen.
7. Jetzt stellen Sie sich nicht so an. Andere haben das auch geschafft.
8. Das kann jetzt gar nicht wehtun oder: Ihnen kann nicht schlecht sein.
9. Sie brauchen keine Angst zu haben.

Diese Beispiele sind häufig floskelhaft oder auch vorwurfsvoll und führen nicht zu einer gelungenen Kommunikation. Das Gegenüber fühlt sich unverstanden, hilflos und möglicherweise auch ärgerlich. Auch das Infragestellen von Emotionen ist problematisch, da damit der Person ein emotionaler oder körperlicher Zustand (z. B. Angst, Übelkeit, Schmerzen), den sie erlebt, in Abrede gestellt wird. Dies ist dahingehend schwierig, da es sich um subjektiv empfundene Zustände handelt, die objektiv häufig nicht messbar oder erfassbar sind. Es ist daher keine gute Idee, dem Gegenüber Emotionen abzusprechen, die die Person beschreibt. Besser wäre hier, zu sagen: »Was kann Ihnen denn helfen, mit der Angst besser umzugehen?«

Die ärztliche Kommunikation ist ein bedeutsames Mittel und sollte daher auch gut genutzt werden – nach dem Motto »Das Gespräch ist die wichtigste Arznei in der Medizin.« (Sehouli 2018)

Neben dem gesprochenen Wort ist dabei auch die *nonverbale Kommunikation* sehr wichtig. Dazu gehören eine zugewandte Körperhaltung, eine passende Mimik und Gestik sowie Blickkontakt und Quittungszeichen wie Nicken oder »Aha«, »Hmh«, die dem Gegenüber signalisieren, dass zugehört wird.

Den meisten Betroffenen hilft eine offene und empathische Grundhaltung. Dies schließt auch die emotionale Ebene und nonverbale Äußerungen mit ein. Das Auftreten sollte authentisch und kongruent (stimmig) sein. Manchmal neigt man dazu, die eigene Unsicherheit oder Hilflosigkeit mit vielen Informationen zu überspielen und dann zu viel zu reden. Oft genügen kurze, bestätigende Aussagen oder Nachfragen ohne Überflüssiges zu sagen.

Ebenso ist das Zugeben oder Eingestehen von Nicht-Wissen kein Zeichen für mangelnde Kompetenz. In der Krebsbehandlung gibt es leider noch viele Unklarheiten, daher können wir nie mit 100%iger Sicherheit Informationen vermitteln. Immer wieder werden auch Fragen gestellt, die nicht beantwortbar sind wie z. B.: »*Warum muss meine Frau schon sterben? Sie ist doch noch so jung? Das ist nicht fair ... Sie ist immer für alle da. Wie soll es ohne sie weitergehen?*« Wichtig ist hier die Bereitschaft, auch über unlösbare oder existenzielle Fragen zu sprechen. Das Herstellen einer Beziehungssicherheit hilft den Betroffenen: »Sie sind nicht allein, ich/wir sind bei Ihnen.«

> **Zusammenfassend gehört zu einer guten ärztlichen Kommunikation:**
>
> 1. Aufklärung über komplizierte Zusammenhänge in verständlicher und alltagstauglicher Sprache, auch mehrfach(!).
> 2. Erklärungen geben bei Komplikationen, Veränderungen, neuen Entwicklungen etc.
> 3. Auch »unangenehme« Themen wie psychische Belastung und Sexualität ansprechen.
> 4. Aushalten und sprechen. Nicht weggehen oder vermeiden!
> 5. Etwas Zeit nehmen (Zeit und Interesse für Patient:innen).

4 Innovative und kreative Impulse für die psychoonkologische Arbeit

4.1 E-Health-Interventionen in der Psychoonkologie

Unter »E-Health« werden Anwendungen zusammengefasst, die zur Unterstützung der Behandlung und Betreuung von Patientinnen und Patienten die Möglichkeiten nutzen, die moderne Informations- und Kommunikationstechnologien (IKT) bieten. Dies beinhaltet eine Vielzahl digitaler Anwendungen, etwa zur Erleichterung der Kommunikation medizinischer Daten mit Hilfe der elektronischen Gesundheitskarte. »Ein wichtiger Meilenstein bei der digitalen Betreuung von Patientinnen und Patienten konnte mit der Einführung von Digitalen Gesundheitsanwendungen (DiGAs) erreicht werden. Mit dem Inkrafttreten des Digitale-Versorgung-Gesetzes (DVG) am 19. Dezember 2019 wurde diese ‚App auf Rezept' eingeführt. DiGAs sind Medizinprodukte der Klasse I oder IIa, deren medizinische Zwecke im Wesentlichen durch eine digitale Hauptfunktion erreicht werden.« (Bundesgesundheitsministerium 2020)

Erstmals wurde auch bei der Aktualisierung der S3-Leitlinie »Psychoonkologische Diagnostik, Beratung und Behandlung von erwachsenen Krebspatienten« eine evidenzbasierte Empfehlung zu psychoonkologischen E-Health-Interventionen aufgenommen (Weis et al. 2022). Diese sollen Krebspatient:innen unabhängig vom Belastungsgrad angeboten werden. Dabei wurden zunächst nur Verfahren berücksichtigt, bei denen auch eine Interaktion mit Therapeut:innen integriert ist.

Der Fokus liegt dabei auf:

- Verbesserung der Lebensqualität
- Reduktion von psychischer Belastung, Depressivität, Angst und Fatigue
- dem besonderen Nutzen für Gebiete mit geringer Versorgungsdichte oder für Patient:innen mit psychischen oder physischen Einschränkungen, die einen Kontakt in Präsenz erschweren.

Warum sind DiGA-Apps wichtig?

- Mangelnde ambulante psychoonkologische Unterstützungsangebote:
Wie bereits beschrieben, besteht ein erheblicher Mangel an psychoonkologischen Unterstützungsangeboten, besonders im ambulanten Bereich. Es gibt immer noch zu wenige Krebsberatungsstellen und damit einen Mangel an niederschwelligen Angeboten. Ärztliche und Psychologische Psychotherapeut:innen

haben in der Regel lange Wartezeiten. Dies ist für Menschen mit einer Krebserkrankung nicht zumutbar. Zudem scheuen sich viele Psychotherapeut:innen auch, onkologische Patient:innen zu übernehmen. Dies kann vielerlei Gründe haben. Neben persönlichen Gründen fühlen sich manche von ihnen auch fachlich nicht ausreichend qualifiziert auf diesem Gebiet oder ihre Praxisstruktur mit festen wöchentlichen Terminen lässt eine größere Flexibilität, die besonders Menschen mit einer Krebserkrankung in der ersten Zeit benötigen, nicht zu.

- Verbesserung der Therapieadhärenz:
  Durch die Nutzung der DiGA-App im Alltag wird in einer unterstützenden, nicht aversiven Form an die Erkrankung erinnert. Dies hat einen motivationsfördernden Effekt, auch für die Nutzung medizinischer und anderer krankheitsbezogener Unterstützungsangebote.
- Selbstbestimmte Nutzung der App und Unterstützung der Patient:innen-Autonomie:
  Menschen mit einer Krebserkrankung erleben in der Regel einen enormen Verlust an Selbstwirksamkeitsgefühl und Autonomie, sowohl durch die Erkrankung als auch durch die Behandlung und durch soziale und wirtschaftliche Folgeprobleme. Durch die individuelle und selbstbestimmte Nutzung der App kann dem wirkungsvoll begegnet werden, je nach aktueller Situation und Fragestellung, z. B. durch Tagebuch- oder Selbstreflexions-Funktionen, durch medizinische Informationen oder Imaginations- und Entspannungsübungen. Die App kann so zu einer »Begleiterin« werden, zu der die/der Patient:in jederzeit Zugriff hat, mit den Funktionen und Inhalten, die sie/er aktuell benötigt.
- Auch begleitend zur ambulanten psychoonkologischen Therapie:
  Selbst für diejenigen Patient:innen, die das »Glück« einer laufenden psychoonkologischen Begleitung haben, etwa durch ambulante Psychotherapie, durch eine Krebsberatungsstelle oder durch eine empathische hausärztliche Begleitung, sind dies immer nur punktuelle Termine. Eine DiGA-App kann hier in der Alltagsbegleitung die therapeutischen Effekte noch unterstützen und verstärken und auch neue Impulse für die Therapie geben.
- Niederschwelligkeit, keine Stigmatisierung:
  Für viele Krebserkrankte stellt der Weg zu Krebsberatungsstellen oder gar zur ambulanten Psychotherapie eine zu große Hürde dar. Dies kann viele Gründe haben, besonders auch die meist erschwerte Erreichbarkeit bzw. langen Wartezeiten. Hier spielen aber auch gesellschaftliche und persönliche Vorurteile und auch Ängste eine Rolle, besonders bezüglich einer psychotherapeutischen Begleitung. Der Ausspruch: »Ich habe Krebs, aber ich bin doch nicht verrückt.« ist hier kennzeichnend. Tatsächlich ist es ja auch so, dass für die Kostenübernahme einer psychotherapeutischen Behandlung eine psychische Diagnose nach ICD erforderlich wird, was sehr diskriminierend und, etwa wenn für eine tiefenpsychologisch fundierte Therapie eine »Konfliktkonstellation« konstruiert werden muss, auch fachlich nicht korrekt ist.

Dadurch, dass auch – etwa durch die Hausärzt:in – eine DiGA-App im Rahmen der normalen ärztlichen Behandlung verschrieben werden kann, wird diese Schwelle herabgesetzt. Durch die individuelle Erfahrung mit der App kann dann sogar wiederum die Schwelle für die Inanspruchnahme ambulanter psychoonkologischer Angebote gesenkt werden.

Die in den Apps enthaltenen Informationen sind wissenschaftlich fundiert. Dadurch wird Patient:innen eine Orientierung gegeben, während sie im Internet oft widersprüchlichen und auch unseriösen Empfehlungen und Informationen begegnen.

Die Zulassung einer DiGA-App erfordert eine qualifizierte wissenschaftliche Evidenz, was zunächst zu einer vorläufigen Zulassung führt und dann nach der praktischen Erprobungsphase zur endgültigen Zulassung. Die App kann sowohl von Ärzt:innen als auch von niedergelassenen Psychotherapeut:innen per Rezept verschrieben werden. Informationen für die Verordnung und aktuell zugelassenen Apps findet man unter: https://diga.bfarm.de/de

Durch das aufwendige Prüfungsverfahren unterscheiden sich die DiGA-Anwendungen von den vielen, im Internet – auch speziell für Menschen mit einer Krebserkrankung – angebotenen Apps und anderen Programmen und sog. »Wellness-Apps«, die sicherlich auch hilfreich sein können.

Ausgewählte Beispiele für digitale Gesundheitsanwendungen für Krebspatient:innen

- Die »*MIKA*«-App ist eine digitale Gesundheitsanwendung für Menschen mit einer Krebserkrankung. Sie war die erste zugelassene DiGA-App. Sie zielt auf die Minderung psychischer Belastung, depressiver Symptome, Angst und Fatigue ab. Sie beinhaltet tägliche Check-Ups für Symptome, körperliche Aktivität, Ernährung und Wohlbefinden. Weiterhin bietet sie vielfältige Informationen und Übungen zur Unterstützung der Linderung psychischer und psychosomatischer Folgen der Diagnose und Therapie von Krebs (www.mitmika.de).
  Hinweis: Diese DiGA wurde am 25.03.2022 zunächst wieder aus dem Verzeichnis gestrichen.
- »*PINK! Coach*« ist eine therapiebegleitende digitale Lösung speziell für Brustkrebspatientinnen vom Zeitpunkt der Diagnose bis zur letzten Nachsorge oder noch darüber hinaus zur Stärkung der gesundheitsbezogenen Lebensqualität. PINK! Coach zielt darauf ab, das gesundheitsrelevante Verhalten hin zu mehr Bewegung, gesünderer Ernährung und Achtsamkeit schrittweise, aber nachhaltig zu verändern.
  PINK! Coach wurde am 27.06.2022 vorläufig für ein Jahr in das DiGA-Verzeichnis aufgenommen (https://www.pink-brustkrebs.de/das-bietet-pink/lp-pink-coach).
- Ebenfalls vorläufig aufgenommen wurde am 14.07.2022 »*Optimune*«. Dies ist keine App, sondern ein web-basierter Kurs in 16 Modulen, der sowohl auf dem Computer, dem Tablet oder dem Smartphone genutzt werden kann. Optimune ist ebenfalls speziell für Patientinnen mit Brustkrebs konzipiert. Er baut auf Methoden und Techniken der Kognitiven Verhaltenstherapie auf. Schwerpunktthemen sind Ernährung, Bewegung, Sport, Psyche und Schlaf (www.optimune.de).

- Die »*Living Well Clinical*«-App befindet sich derzeit noch in der Erprobungsphase. Die Living-Well-App bietet ein sehr umfassendes therapeutisches Programm, ebenfalls auf Grundlage der Kognitiven Verhaltenstherapie. Dazu zählen 22 Lektionen und zusätzlich 14 Übungen einschließlich konkreter Imaginations- und Achtsamkeitsübungen. Individuelle Fortschritte werden sichtbar gemacht und in einem Tagebuch können Erfahrungen und Gedanken reflektiert werden. Eine Besonderheit ist eine Reihe von Interviews mit realen Patientinnen, die ihre Erfahrungen mit der Brustkrebserkrankung schildern. Zudem gibt es eine Fülle medizinischer Informationen und eine Bibliothek mit Links (www.prosoma.com).

Insgesamt enthält die Living-Well-App eine Fülle besonders ressourcenorientierter und achtsamkeitsbasierter Interventionen, hier einige Beispiele (▶ Tab. 4.1) (Abbildungen mit freundlicher Genehmigung der Prosoma GmbH):

Tab. 4.1: Ausgewählte Elemente der »Living Well Clinical«-App

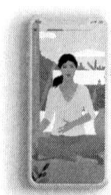	**Avatar:** Eine individualisierte, freundliche und empathische Führung durch die App.
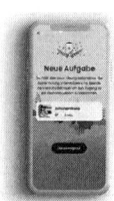	**Selbstwirksamkeit:** Verfolgung des Fortschritts bei Übungen, Stresslevel und Emotionen.
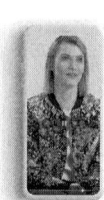	**Mutmacherinnen:** Echte Patient:innen teilen die Bewältigung ihrer physischen und mentalen Belastungen.

4.1 E-Health-Interventionen in der Psychoonkologie

Tab. 4.1: Ausgewählte Elemente der »Living Well Clinical«-App – Fortsetzung

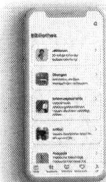

Gamification:
Belohnungssystem und aktive Teilhabe.

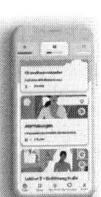

Hochwertige Visualisierungen:
Ansprechend gestaltete Grafiken und ein inspirierendes Nutzungserlebnis.

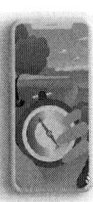

Versorgungsablauf:
Patient:innen können auf eine Vielzahl von Inhalten zugreifen, aus denen sie wählen und dazu in ihrem eigenen Tagebuch reflektieren können.

Zusammenfassung:

- E-Health-Anwendungen zur Unterstützung der Behandlung und Betreuung von Patientinnen und Patienten nutzen die Möglichkeiten moderner Informations- und Kommunikationstechnologien.
- Für Menschen mit einer Krebserkrankung können besonders spezifische digitale Gesundheitsanwendungen, wie z. B. DiGA-Apps hilfreich sein – sogenannte »Apps auf Rezept«.
- Diese sind wissenschaftlich fundiert und können nach der Zulassung durch das Bundesinstitut für Arzneimittel und Medizinprodukte (BfArM) von Ärzt:innen und Psychotherapeut:innen verschrieben werden.
- Vorteile der DiGAs sind u. a. Niederschwelligkeit, keine Stigmatisierung, Unterstützung der Selbstwirksamkeit und Autonomie. Sie können die Therapieadhärenz verbessern und insbesondere auch angesichts von Versorgungslücken durch den Mangel an ambulanten psychoonkologischen Angeboten den unversorgten Patient:innen eine Unterstützung bieten.

4.2 Musik als Ressource zur Resilienzstärkung

»Musik ist auf jeden Fall Therapie – in meiner Playlist, die ich ‚Faith' – Hoffnung – genannt habe, sind unterschiedliche Musikrichtungen zusammengekommen, die ich immer erweitert habe, sobald ich einen Titel im Radio gehört habe, der mir gutgetan hat. Der Rhythmus und auch die Texte haben mich angesprochen und gestärkt. Teilweise konnte ich spontan dazu tanzen, aber auf jeden Fall verbesserte es spontan meine Stimmung und ich hatte dadurch das Gefühl, es geht weiter. ‚Faith' hat mir immer wieder in Situationen geholfen, aus depressiven Stimmungen wieder herauszukommen, beziehungsweise erst gar nicht darin zu versinken. Es sind Songs wie: ‚Time out' von Gentleman oder ‚Heller Schein' von Hannes Ringlstetter, aber auch ABBA und Rock-Musik sind dabei.« (Aussage einer 39-jährigen Patientin mit Brustkrebs zu ihrer selbst zusammengestellten Playlist)

Musik ist kulturübergreifend verstehbar und kann als universelle Sprache der Menschheit angesehen werden. Es gibt offenbar, zumindest in der vokalen Musik, vier klar differenzierbare Typen: Tanzlieder, beruhigende Lieder zum Einschlafen für Babys, rituelle Heilungslieder und Liebeslieder. Zwar gibt es dabei kulturelle Unterschiede, doch erstaunlicherweise ist es auch musikalischen Laien möglich, Liedbeispiele aus fremden Kulturen einem emotionalen oder situativen Kontext treffsicher zuzuordnen (Mehr et al. 2019). Man kann also davon ausgehen, dass Musik die potenzielle Kraft hat, in allen Kulturen ein grundlegendes Gefühl von Verständigung und Verbundenheit hervorzurufen.

Johann Sebastian Bach soll insgesamt etwa 300 Kantaten komponiert haben, etwa 200 sind davon erhalten (https://de.wikipedia.org/wiki/Liste_der_Bachkantaten, Zugriff: 16.12.2022). Die Werke von Bach können ein Universum des Trostes und der Verbundenheit eröffnen. Die Kantate »Wer nur den lieben Gott lässt walten und hoffet auf ihn alle Zeit …« (BWV 93) komponierte er in Leipzig. Sie wurde dort erstmals am 9. Juli 1724 aufgeführt. Der Text der Kantate kann eine Quelle der Zuversicht sein und insgesamt den Glauben an Gutes stärken. Liest man allein die Liste der Bach-Kantaten nach dem Bach-Werke-Verzeichnis (BWV) mit den Titeln, dann werden ganz verschiedene Assoziationen und Emotionen wachgerufen, bereits ohne die Musik dazu zu kennen.

Musik als Ressource sollte in onkologischen Settings als niederschwellige Intervention genutzt werden.

So könnte eine individuell zusammengestellte »Playlist fürs Wohlbefinden« oder Playlists mit anderem Fokus auf dem Handy – quasi per Knopfdruck – selbstwirksam genutzt werden, um stressige Zeiten oder depressive Grübelschleifen zu unterbrechen oder einfach, um Musik zum Auftanken immer dabei zu haben (Kölsch 2022).

Die Forschungen zur therapeutischen Wirkung von Musik zeigen, dass heitere Melodien eine zuversichtliche Stimmung erzeugen können und dadurch Einfluss auf das nachfolgende Verhalten nehmen (Schulreich et al. 2014). Musik hören kann auch als niederschwelliges Angebot gezielt eingesetzt werden, um die postoperative

Genesung (weniger Schmerzen und Angst, Steigerung der Zufriedenheit) zu verbessern (Hole et al. 2015). Musiktherapeutische Angebote fungieren im medizinischen Kontext der Onkologie als adjuvantes Element eines Behandlungskonzepts, um auch funktionale Verbesserungen im Sinne einer ganzheitlichen Behandlung zu erreichen (Rose et al. 2004).

Auch die aktualisierte S3 Leitlinie »Psychoonkologische Diagnostik, Beratung und Behandlung von erwachsenen Krebspatienten« empfiehlt: »Musiktherapie sollte Krebspatient*innen zur Reduktion von Angst, Depressivität und Stress sowie zur Verbesserung der gesundheitsbezogenen Lebensqualität angeboten werden.« (Weis et al. 2022, S. 815)

Musik kann Trost- und Hoffnungsimpulse wachrufen – das vermitteln auch zahlreiche Kirchenlieder. Beim gemeinsamen Singen wird das körperlich spürbar. Es stärkt zusätzlich den Zusammenhalt in der Gruppe, in der Glaubensgemeinde, im privaten und familiären Kontext, aber auch bei Veranstaltungen zu unterschiedlichen Anlässen.

> »Schon ein kleines Lied kann viel Dunkel erhellen. Das wusste bereits Franz von Assisi. Doch dieses Wissen um die gesundheitsfördernden Wirkungen des Singens hilft nicht nur im Alltag, Stress zu überwinden und Kraft zu schöpfen – es kann auch Menschen mit körperlichen oder psychischen Erkrankungen helfen wieder in Kontakt mit ihren Selbstheilungskräften zu kommen.« sagt Gerlinde Kretschmann als Schirmherrin des Projekts »Singende Krankenhäuser – internationales Netzwerk zur Förderung des Singens in Gesundheitseinrichtungen e. V.« (Info-Broschüre Singende Krankenhäuser 2014).

> »Mit dem Lied ‚Que Sera, Que Sera' von Doris Day möchte ich meinem Mann und meinen Freund:innen bei meiner Trauerfeier ein Lächeln aufs Gesicht zaubern. Ich bin soo froh und dankbar, dass ich mit all meinen Rezidiven trotzdem am Ende mit Zufriedenheit und glücklich auf mein mit allen Höhen und Tiefen gelebtes Leben zurückblicken kann.«
> (Aussage einer 58-jährigen Patientin zu der Frage, warum sie dieses Lied für die eigene Trauerfeier ausgewählt hat)

> »Ich weiß genau, welches Lied ich mir zu meiner Beerdigung von meinen Kindern wünsche: Das tröstet mich und tut mir gut, auch wenn ich hoffe, dass es noch lange dauert, bis es gespielt werden wird.«
> (Aussage einer 72-jährigen Patientin mit metastasiertem Darmkrebs)

Zusammenfassend kann Musik als Ressource in vielfacher Weise zur Resilienzstärkung genutzt werden:

- Musik wirkt unmittelbar auf das psychische Befinden.
- Musik kann gezielt zur individuellen emotionalen Beruhigung oder Aktivierung genutzt werden.
- Musik stärkt das Gefühl der Verbundenheit mit dem eigenen Körper und kann beispielsweise in Konzerten oder beim Singen Gefühle der Zugehörigkeit zu Gruppen körperlich spürbar machen.

- Das Gestalten einer individuellen Playlist stärkt das Selbstwirksamkeitserleben und das Hören der selbstgewählten Musik weckt gute Gefühle: Sie ist ein gutes Mittel, um einer Problem-Trance zu entkommen oder um in heitere Stimmung zu kommen und ist auf dem Handy immer parat.

4.3 Quellen für kreative Impulse

Das Thema »Krebs« begegnet jedem Menschen irgendwann im Leben, sei es als Patient:in oder als Angehörige:r oder auch im beruflichen Kontext oder in den sozialen Medien. Das mittlere Alter an Krebs zu erkranken, lag 2018 für Frauen bei 69 Jahren und bei Männern bei 70 Jahren (RKI 2021). Obwohl die Konfrontation mit dem Thema »Krebs« in der großen Mehrzahl das höhere Lebensalter betrifft, sind es jedoch die Erfahrungen mit dem Thema »Krebs« in jüngeren Jahren, die besonders »unter die Haut« gehen. In diesem Kapitel sollen konkrete Impulse zur Stärkung der individuellen Resilienz dazu Mut machen, eigene Resilienzwege wahrzunehmen oder auch neue zu entwickeln. Es soll auf individuell gebahnte Wege zurückgegriffen und gleichzeitig sollen neue synaptische Verbindungen angeregt werden.

Kreativität

Kreativität ist die Fähigkeit, etwas zu erschaffen, was neu oder originell und dabei nützlich oder brauchbar ist. Das Wort Kreativität bezeichnet im allgemeinen Sprachgebrauch vor allem die Eigenschaft eines jeden Menschen, schöpferisch oder gestalterisch tätig zu sein. (https://de.wikipedia.org/wiki/F%C3%A4higkeit_(Psychologie))

Beim Kreativsein hat das neuronale Zusammenspiel von begrifflich-isolierendem und logisch-kausalem Denken mit nonverbalem, assoziativem und ganzheitlichem Denken eine besondere Bedeutung (▶ Abb. 4.1). Im kreativen Prozess findet ein Wechselspiel von konvergentem und divergentem, konzentriertem und assoziativem Denken statt (Runco 2007).

Die vorgestellten sieben Bereiche greifen Themen auf, die sich in der Praxis bewährt haben und zu denen es teilweise bereits Forschungsergebnisse gibt.

Künstlerische Therapien: Kunst-, Musik- sowie Tanz- und Bewegungstherapie

»Die künstlerischen Therapien umfassen in der S3-Leitlinie Psychoonkologie Kunst-, Musik- sowie Tanz- und Bewegungstherapie. Im Vergleich zur Erstversion der Leitlinie wurde erstmalig eine systematische Literaturrecherche durchgeführt, sodass für die drei genannten künstlerischen Therapieformen getrennt evidenzbasierte Empfehlungen im Hinblick auf ihre Anwendung bei verschiedenen Problemlagen gegeben werden können. Aufgrund einer sehr heterogenen Evidenzlage können für die künstlerischen Therapieformen im Hinblick auf die Zielkriterien Angst, Depressivität und Stress überwiegend ‚Kann'-Empfehlungen ausgesprochen werden. Allein für die Musiktherapie wurde aufgrund der im Vergleich zu den anderen Verfahren besseren Evidenzlage eine ‚Sollte'-Empfehlung für die Anwendung zur Reduktion von Angst, Depressivität und Stress abgeleitet. Musiktherapie sollte Krebspatient*innen zur Reduktion von Angst, Depressivität und Stress sowie zur Verbesserung der gesundheitsbezogenen Lebensqualität angeboten werden.« (Weis et al. 2022, S. 815)

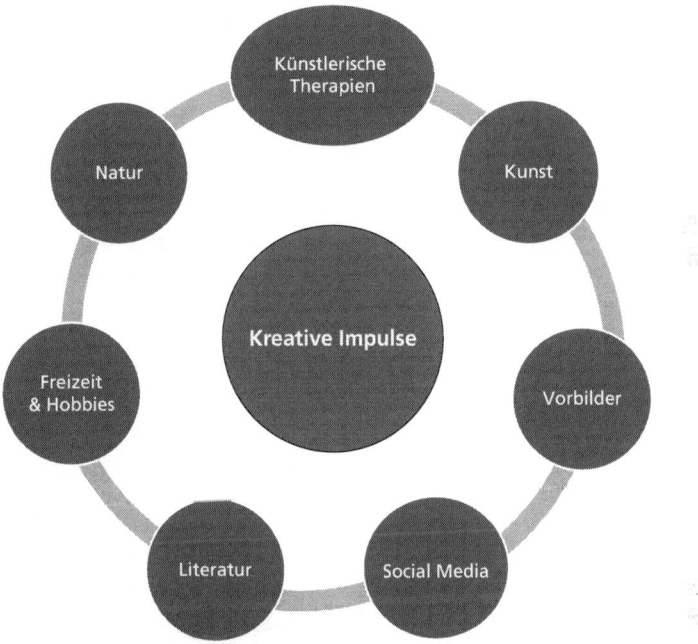

Abb. 4.1: Kreative Impulse für die psychoonkologische Arbeit

Musikinterventionen, die als Musiktherapie definiert sind, werden von ausgebildeten Musiktherapeut:innen angeboten. Darüber hinaus wird auch das Hören von Musik, welches von medizinischem Personal angeboten wird, als musikmedizinische Intervention definiert. Die musiktherapeutischen Interventionen, die von ausgebildeten Musiktherapeut:innen durchgeführt wurden, zeigten jedoch eher positive konsistente Ergebnisse über die Studien hinweg (Bradt et al. 2021). Musiktherapie bewirkte eine signifikante Reduktion des vaskulären Sympathikustonus und kann daher bei der Behandlung von Schmerzen und stressbedingten Symptomen in der Palliativmedizin indiziert sein (Warth et al. 2016).

Kunst

Museumsbesuche und Podcasts

Die Wirkung von Kunst auf das unmittelbare Erleben und Wohlbefinden kennen die meisten Menschen von eigenen Museumsbesuchen oder von Kunst im privaten oder beruflichen Umfeld. Ausstellungen sind oft Publikumsmagnete, die Inspiration und Perspektivenvielfalt bieten.

Mit rund 2,8 Millionen Besuchen im Jahr 2021 ist der »Louvre« in Paris nicht nur das besucherstärkste Kunstmuseum weltweit, sondern ebenfalls das meistbesuchte Museum der Welt (https://de.statista.com/statistik/daten/studie/748485/umfrage/besucherstaerkste-museen-weltweit/). Auf dem zweiten Platz mit rund 1,9 Millionen Besuchen liegt das »Metropolitan Museum of Art« in New York (Graefe 2022). Die »Biennale«, eine internationale Ausstellung für zeitgenössische Kunst, findet alle zwei Jahre in Venedig statt. »The milk of dreams« lautete der Titel im Jahr 2022. Die Ausstellung mit mehr als 1.500 Exponaten erreichte einen Publikumsrekord mit mehr als 800.000 Besucher:innen, der höchsten Zahl in ihrer 127-jährigen Geschichte (https://www.labiennale.org). Der Besuch von Museen und Ausstellungen ist angesagt. So besuchten knapp 1,2 Millionen Menschen im Jahr 2004 in Berlin in der Neuen Nationalgalerie die Ausstellung mit 212 Werken aus dem New Yorker »Museum of Modern Art« (MoMA).

Für viele Menschen zählt also die Begegnung mit Kunst zu einer wichtigen Ressource. Zur Begegnung mit Kunst gibt es individuell sehr unterschiedliche Schlüsselerlebnisse. Eine Betrachtung des eigenen biografischen Überblicks zum Thema »Kunst« kann ein großes Potential für neue Perspektiven eröffnen. Für Krebskranke tritt angesichts aktueller Belastungen und Symptome diese Ressource leicht in den Hintergrund. Erfreulicherweise gibt es inzwischen mehr wissenschaftliche Forschung zum Nutzen von Kunstbetrachtung bei der Bewältigung von Krebserkrankungen. Kunstbasierte Interventionen können dazu beitragen, Angst bei Krebspatient:innen zu reduzieren und die Compliance zu verbessern (Saw et al. 2018; Jiang et al. 2020).

Das therapeutische Potenzial der Kunstbetrachtung am Krankenbett konnte eine randomisiert kontrollierte Pilotstudie bei stationären hämatologischen Krebspatient:innen aufzeigen. Die Implementierung von »Art at the Bedside« untersuchte, ob spezielle Kunstbetrachtungssitzungen entweder mit oder ohne Besprechung im Krankenhaus therapeutische Auswirkungen auf das psychische Wohlbefinden von Krebspatient:innen haben könnten. Es zeigte sich, dass die Kunstbetrachtung einen signifikant positiven Effekt auf krebsbezogene Ängste hatte. Dieser Effekt war besonders stark, wenn es einen Austausch über die Bilder gab. Zusätzlich äußerten die Patient:innen mehr Wohlbefinden im stationären Setting (Gore et al. 2022).

4.3 Quellen für kreative Impulse

Fragenkatalog zu Museumsbesuchen

- An welche Museumsbesuche erinnern Sie sich spontan?
- Waren die Museumsbesuche mit bestimmten Situationen oder Personen verbunden?
- Welche Kunstwerke haben Sie besonders angesprochen?
- Mit welchen Künstler:innen möchten Sie sich noch näher beschäftigen?
- Welche Museen würden Sie gerne kennenlernen?
- Wenn Sie für einen Moment Ihre Augen schließen, welches Kunstwerk taucht spontan auf?
- Welches Kunstwerk würden Sie jetzt gerne betrachten?

Die meisten Museen präsentieren ihre Exponate auch online und teilweise sind auch sehr inspirierende virtuelle Rundgänge durch das Museum online abrufbar (https://www.louvre.fr oder https://www.metmuseum.org). Das Museum »Barberini« in Potsdam zeigt beispielsweise in der Mediathek viele Filme, Essays und Podcasts mit Geschichten hinter den Gemälden. Auf diese Weise ist es möglich, jederzeit Künstler:innen und ihren Werken individuell zu »begegnen« (https://www.museum-barberini.de). Auch Videoportale im Internet eröffnen eine gute Möglichkeit, sich mit Kunst oder bestimmten Künstler:innen zu beschäftigen.

Eine aktuelle Besonderheit für die Vermittlung von Kunst bietet ein neuer Kunstpodcast der »ZEIT«. Unter dem Titel »Augen zu« geben der Kunsthistoriker und Autor Florian Illies und der Chefredakteur der »ZEIT«, Giovanni di Lorenzo, anschauliche Beispiele in jeweils einer Folge zu einem/einer ausgewählten Künstler:in. Die unterhaltsamen Gespräche eröffnen gut recherchierte, auch teils persönliche Einblicke zu den einzelnen Künstler:innen und den Epochen ihrer Kunst. Das Gespräch zu Mark Rothko fand erstmals vor Publikum im Museum »Barberini« im Rahmen der Ausstellung »Die Form der Freiheit« statt, in der auch vier großformatige Bilder von Rothko zu erleben waren. In diesem Podcast berichtet Giovanni di Lorenzo schmunzelnd nebenbei auch von einem Gespräch mit seinem HNO-Arzt, der ihm erzählt habe, dass es in seiner Klinik an den Wänden der Krankenzimmer Poster von Kunstaustellungen gibt. Er meinte, in den Krankenzimmern mit Werken von Rothko seien die Patient:innen schneller gesund geworden, dies sei jedoch eine subjektive Beobachtung gewesen.

Vorbilder

Vorbilder können Mut machen, auch bei der Bewältigung existenzieller Herausforderungen. Das Kennenlernen von anderen Bewältigungserfahrungen im Umgang mit Krankheitserfahrungen kann nach der Theorie des Modell-Lernens (Bandura 1997) die eigene Selbstwirksamkeitserwartung stärken. Beispiele von Vorbildern/Modellpersonen, die über eine eigene Krebserkrankung berichten, sind naheliegenderweise überzeugende Dokumente dafür.

Immer öfter berichten auch Leistungssportler von ihrer Krebserkrankung und den damit verbundenen Erfahrungen. Beispielsweise spricht Tim Lobinger (2022), der inzwischen 50-jährige ehemalige Weltklasse-Leichtathlet offen über seine besonders aggressive Form der Leukämie: »Heilung wird es bei mir nicht mehr geben. Mein Krebs ist zu aggressiv.« Trotz der schlechten Aussichten wolle er nicht aufgeben. »Es gibt immer kleine Wege, um Kraft zu schöpfen und nicht die Hoffnung zu verlieren. Für jeden Tag, den ich lebe und mit meiner Familie verbringen darf, lohnt es sich zu kämpfen.« (Lobinger 2022) Tim Lobinger starb am 16. Februar 2023 in München. »Er hat den Kampf nicht verloren, sondern auf seine Weise gewonnen, teilte seine Familie mit« (Hochrainer 2023).

Das Gespräch oder die Beschäftigung mit Vorbildern sollte möglichst zu dem Lebenskontext der Krebsbetroffenen »passen«. Lebensalter, Geschlecht oder auch Beruf sind einige Variablen, die eine Orientierung an Vorbildern begünstigen können. Manchmal sind Gespräche über andere Krebserkrankte, auch wenn diese »vorbildlich« mit der Diagnose umgegangen sind, trotzdem unpassend. Die Krankheitserfahrungen anderer können auch Trigger/Auslöser für die Aktivierung von eigenen Ängsten werden. Manchmal kann es hilfreich sein, eher am Rande zu erwähnen, wie andere Menschen mit ihrer Krebserkrankung umgegangen sind, um einerseits einen Hinweisreiz für eine Beschäftigung damit zu geben und andererseits aber auch zu erwähnen, dass es vielleicht gerade jetzt nicht der passende Augenblick dafür ist.

In der Therapeut:innenrolle kann das Aussprechen von persönlichen Erfahrungen mit Vorbildern auch ein indirektes Modell-Lernen für Patient:innen anregen. Beispielsweise kann der Hinweis auf Irvin D. Yalom, der als Psychoanalytiker und Psychiater viele mutmachende populärwissenschaftlich Bestseller zu psychologischen Themen verfasst hat, dazu ermutigen auf eigene Grenzen zu achten: Man solle sich nicht dauernd mit dem Thema Tod beschäftigen, genau so wie man nicht ständig in die Sonne schauen könne (Yalom 2008)

> **Impuls-Kernsätze von prominenten Persönlichkeiten als Anregung zur Reflexion in psychoonkologischen Gesprächen:**
>
> »Woran denken Sie, wenn Sie die folgenden Aussagen auf sich wirken lassen?«
>
> *Randy Pausch (* 23.10.1960, † 25.07.2008)* hatte eine erfolgreiche Universitätskarriere als Professor für Informatik. Er war an Bauchspeicheldrüsenkrebs erkrankt. Seine Abschiedsvorlesung »Last Lecture« an der Universität hatte den Titel: »Really Achieving Your Childhood Dreams« (Deine Kindheitsträume wirklich wahr werden lassen). Er nutzte diese Gelegenheit für eine humorvolle, lebensbejahende Rede über seine persönlichen Lebensweisheiten. Diese Rede erzeugte weltweite Aufmerksamkeit und Anteilnahme. Das Buch dazu erzielt Rekordauflagen, ebenso zahlreiche Videos im Internet. (http://www.cs.cmu.edu/~pausch/news/index.html, Zugriff am 11.05.2023)
>
> - »Erfahrung ist das, was Du bekommst, wenn Du nicht bekommst, was Du willst. Ich denke das ist wundervoll.«

- »Es gibt Augenblicke, die verändern das ganze Leben, und wenn man das nach zehn Jahren, im Rückblick, erkennt, dann ist man gesegnet.«

Frida Kahlo (* 06.07.1907, † 13.07.1954) war eine erfolgreiche mexikanische Künstlerin. Ihre Werke zeigen ihren kreativen Umgang mit traumatischen Lebenserfahrungen (Krankheiten, Operationen, Unfälle, Beziehungskrisen) vor allem in bunt gestalteten, surrealistischen, unverwechselbaren Selbstportraits. Ihre Bilder sind weltbekannt und in Ausstellungen in berühmten Museen immer wieder ein Publikumsmagnet. Beispiele von Wandtexten in dem Blauen Haus von Frida Kahlo in Mexico City:

- »Ich bin nicht krank. Ich bin gebrochen. Aber ich bin froh, so lange zu leben, wie ich malen kann.«
- »Who needs feet, when I've got wings to fly.«

Christoph Schlingensief (* 24.10.1960, † 21.08.2010) war erfolgreicher Filmemacher, Aktionskünstler, Theater- und Opernregisseur. Er wurde nur 50 Jahre alt. Seine Erfahrungen mit der Diagnose »Lungenkrebs« beschreibt er in dem Buch »So schön wie hier kanns im Himmel gar nicht sein!: Tagebuch einer Krebserkrankung«.

- »Es geht um dieses Gefühl, dass es in der Welt, direkt vor meiner Nase, so viele wunderschöne Sachen gibt. Das kann ein Baum sein, ein leckeres Essen, alles, was mir jetzt mehr bedeutet als jemals zuvor. Das Normalste ist das Schönste« (Schlingensief 2009, S. 103).

Eigene Beispiele:

- »Vielleicht gibt es bestimmte Aussagen, die Ihnen im Leben Orientierung und Halt geben – wenn Sie möchten, erzählen Sie ein wenig davon.«

Social Media

Social Media sind nach Wikipedia interaktive Medientechnologien, die die Erstellung und den Austausch von Informationen, Ideen, Interessen und anderen Ausdrucksformen durch virtuelle Gemeinschaften und Netzwerke erleichtern (https://de.wikipedia.org/wiki/Soziale_Medien, Zugriff am 11.05.2023). Die Anzahl der monatlich aktiven Facebook-Nutzer ist beispielsweise im dritten Quartal des Jahres 2022 erneut gestiegen und belief sich auf 2,96 Milliarden. Gemessen an den »Page Views« war Facebook im November des Jahres 2022 mit einem Marktanteil von 67,13 % Marktführer unter den Social-Media-Plattformen weltweit. Mit großem Abstand folgten Twitter mit einem Marktanteil von 10,38 % an den Seitenabrufen sowie Instagram und Pinterest mit Marktanteilen von 9,65 bzw. 7,44 % (Statista Research Department 2022). Beispiele für Social-Media-Websites mit registrierten Benutzern sind u. a. Facebook, TikTok, WeChat, Instagram, Twitter oder LinkedIn.

Andere beliebte Plattformen, die manchmal auch als Social-Media-Dienste bezeichnet werden, sind YouTube, WhatsApp oder Zoom.

Technologische Fortschritte in den letzten Jahren haben in den meisten Ländern einen weit verbreiteten Zugang zum Internet ermöglicht, wobei die Nutzung von Social-Media-Sites auch bezogen auf Gesundheitsthemen immer häufiger wird. Soziale Medien umfassen einerseits generische Plattformen für Networking, Informationsaustausch und Zusammenarbeit (z. B. Facebook, Twitter, YouTube, LinkedIn) und sog. Online-Foren, die sich an bestimmte Gemeinschaften richten (z. B. Inkanet/PatientsLikeMe, Mumsnet) und Internetprotale mit aktuellen Informationen (z. B. www.krebsgesellschaft.de; www.krebsinformationsdienst.de; www.dkfz.de).

Einerseits ist diese Entwicklung ein Beitrag zu hierarchiefreien Informationen und damit auch zum Empowerment von Krebserkrankten und Angehörigen. Zunehmend nutzen auch Krebserkrankte soziale Medien nicht nur rezeptiv, sondern gestalten eigene Beiträge, was das Selbstwirksamkeitserleben fördern kann.

Die Fülle an verfügbaren Angeboten in den sozialen Medien kann allerdings für viele Patient:innen überflutend und verwirrend sein, zumal es gerade auf diesem Gebiet auch viele unseriöse und irritierende Informationen gibt.

Es gibt dennoch eine Vielzahl an Vorteilen, die durch die sozialen Medien auch für den Bereich der Psychoonkologie relevant sein können:

1. *Anonymer Austausch und Verbundenheit:* So berichten viele Patient:innen und Angehörige davon, dass die geschützten und anonymisierten Räume zur Kommunikation über sehr persönlichen Erfahrungen einladen. Der themenbezogene Erfahrungs- und Gedankenaustausch wird oft als Bereicherung für den Umgang mit der eigenen Erkrankung beschrieben.
2. *Akzeptanz von persönlichen Statements:* Allein die fortlaufende Anzahl an (wertschätzenden) Klicks kann dazu ermutigen, sich anderen unbekannten Personen anzuvertrauen. Viele Betroffene möchten auch ihre Angehörigen schützen oder spüren auch, dass diese nach einer gewissen Zeit »nichts mehr von Krebs hören wollen«.
3. *Informationen für Krebserkrankte und Angehörige:* Spezifische Informationen zu aktuellen Veranstaltungen, weiteren Foren, Selbsthilfekontakten, Link-Hinweise, relevante Tipps.

Das folgende Beispiel zeigt die nachhaltige Wirkung von Social Media. Erstmals wurden in einem Artikel die »Tweets« der Follower einer Krebsbetroffenen auf Twitter analysiert. Die 34-jährige Ärztin und an Krebs erkrankte Kate Granger hat während ihrer letzten sechs Lebensmonate im Jahr 2016 ihre Gedanken und Ängste auf ihrem eigenen Twitter-Kanal mit der Welt geteilt. Die Auswertung der »Tweets« aus dieser Zeit ergab beispielsweise, dass Spiritualität als wichtige Ressource für Hoffnung und als »etwas, das Halt gibt« beschrieben wird (Taylor und Pagliari 2018).

> Kate Granger gründet den Blog *»The Other Side and the Bright Side«* und schildert darin ihr Erleben der Diagnosemitteilung.

»Wenn Sie sich in meine Lage versetzen können – ich bin 29 Jahre alt, ich weiß, dass ich Krebs habe, ich denke, es ist auf meinen *Bauch* beschränkt, also erwarte ich eine Operation, vielleicht eine Chemotherapie und möglicherweise eine Heilung. Ich bin in einem Nebenraum. Ich kann alles hören, was draußen vor sich geht. Ich habe Schmerzen und bin allein. Ein *Assistenzarzt* kommt zu mir, um mit mir über die Ergebnisse des *MRT* zu sprechen, das ich Anfang der Woche hatte. Diesen Arzt hatte ich noch nie zuvor getroffen. Er kam in mein Zimmer, setzte sich auf den Stuhl neben mich und sah von mir weg. Ohne Vorwarnung oder Frage, ob ich jemanden bei mir haben möchte, sagte er nur: ‚Ihr Krebs hat sich ausgebreitet'. Er konnte den Raum dann nicht schnell genug verlassen und ich war in tiefer seelischer Not. Ich habe ihn nie wieder gesehen.«
(29-jährige Patientin mit DSRCT, eine Art Sarkom)

Granger wurde zur Aktivistin für eine bessere Patient:innenversorgung. Das Erleben der Diagnosemitteilung war für sie psychisch destabilisierend. Sie startete die Kampagne »#hellomynameis« im Jahr 2013, hauptsächlich über Twitter. Die Kampagne sollte das medizinische Personal sensibilisieren und ermutigen, sich beim Erstkontakt bei den Patient:innen unbedingt mit Namen vorzustellen.

Zum Zeitpunkt ihres Todes hatte sie über 40.000 Follower. Der Kampagnenname war der Twitter-Hashtag »#hellomynameis«, mittlerweile hat er mehr als 1,5 Milliarden Klicks erhalten.

»Bis Februar 2015 wurde die Kampagne von mehr als 400.000 Ärzten, Krankenschwestern, Therapeuten, Rezeptionisten und Trägern in über 90 Organisationen unterstützt, darunter NHS Trusts in ganz England, NHS Scotland, NHS Wales und der NHS in Nordirland. Sie hatte leidenschaftlich auf vielen Gesundheitskonferenzen gesprochen und ihre Kampagne wird vom ehemaligen Premierminister David Cameron, Nicola Sturgeon, Gesundheitsminister Jeremy Hunt, vielen Prominenten und einer beträchtlichen Anzahl von Führungskräften in Gesundheitsorganisationen im Vereinigten Königreich und international unterstützt. Die Kampagne wird jeden 23. Juli (ihr Todestag) im gesamten NHS fortgesetzt. Im Jahr 2020 veröffentlichte Leeds Cares Videos von Mitarbeitern, um Kate zu feiern und sich weiterhin für die Verbesserung der Patientenversorgung einzusetzen.«
(https://en.wikipedia.org/wiki/Kate_Granger, Zugriff am 30.12.2022)

Ein anderes Beispiel für die Integration von Social-Media-Aktivitäten auch im Bereich von Fachtagungen ist das folgende. Auf dem Weltkongress Psychoonkologie (IPOS World Congress of Psycho-Oncology and Psychosocial Academy) in Banff/Kanada präsentierten die »Sickboys« im Rahmen eines Hauptvortrags die Entwicklung ihres gleichnamigen Video-Podcasts und zeigten dabei auch einige Live-Mitschnitte. Sie berichten dabei von drei »AHA-Moments«, die durch die Beschäftigung mit der eigenen Erkrankung eines Podcast-Gründungsmitglieds und aber auch durch die Beschäftigung mit den Themen des Podcast Einfluss auf ihr Selbstverständnis genommen haben:

»Our Three ‚AHA-Moments'

1. Life is too short for small talk
2. Your Actions CAN change the world
3. Everyone HAS An Incredible Story To Tell«

(Saunders 2019)

Seit der Gründung des Podcast im Jahr 2015 gibt es inzwischen mehr als 1,5 Millionen Downloads jährlich. Das Ziel dieser kreativen Podcast-Idee war es damals, die Themen rund um chronische und palliative Erkrankungen zu enttabuisieren.

> »There's not a single person on the planet who's not affected by illness in some way, if we're all experiencing it, if we're all affected by it, why can't we just talk about it and why can't we just own up to the experiences that we're going through?« (Jeremie Saunders, einer der drei »Sickboys« Gründer)

Literatur

> »Ein Buch muss die Axt sein für das gefrorene Meer in uns.« (Franz Kafka)

Lesen kann die Lebenszeit verlängern (Bavishi 2016). Für viele Menschen gehört das Leben mit Büchern und Texten zur Alltagsgestaltung. Auch Hörbücher etablieren sich als neue Form des Lesens. Literatur ist eine Möglichkeit, sich in anderen Welten zu beheimaten. Gerade Menschen, die, durch eine körperliche Erkrankung bedingt, in ihrer Teilhabe an Aktivitäten eingeschränkt sind, können davon profitieren. Jeder Mensch hat dabei andere Interessen. Deshalb sollte es eher darum gehen, die Motivation zu fördern, sich individuell auf die Suche zu begeben. Das Eintauchen in Bücher-Welten regt kognitive und emotionale Prozesse an. Die Identifikation mit Protagonist:innen kann Empathie wecken und fördern. Insgesamt erweitert das Lesen den Blick auf das eigene Leben und kann auch aus einem krankheitsbezogenen »Tunnelblick« herausführen.

Die Exploration von bisherigen Lesegewohnheiten kann Reflexionsprozesse aktivieren, die den Blick über das Krankheitsgeschehen hinaus wieder möglich machen. Beispielsweise kann die Frage nach einem Lieblingsbuch kognitive Suchprozesse anregen, die im Kontext einer Erkrankung unerwartet sind. Der Austausch darüber kann genutzt werden, um Entspannung und Ablenkung zu unterstützen.

Manchmal sind es Textabschnitte oder Gedichte, die spontan zu Inseln der Ruhe, Erholung oder Inspiration werden. Vielleicht gibt es auch bestimmte Autor:innen, die lebensbegleitende Spuren hinterlassen haben.

Auf der Liste der meistgedruckten Bücher der Welt steht »Der kleine Prinz« von Antoine de Saint-Exupéry auf Platz 17 mit einer Gesamtauflage von 80 Millionen (Martenstein 2011). Auch Bilderbücher können für Erwachsene zu einer Quelle von Humor, Entspannung und Perspektivenvielfalt werden und positive Gefühle wecken und dazu inspirieren das »innere Kind« zu nähren. »Frederick«, die Maus – die Sonnenstrahlen, Farben und Wörter sammelt – kann Träume und Hoffnungen wecken (Lionni 2003). Das Bilderbuch »Resilienz. Wie man Krisen übersteht und daran wächst« macht mit humorvollen, schön gestalteten Bildern Mut, auch schwierige Herausforderungen anzugehen (Johnstone 2015). »Lammanda und der Regenbogenpups« ist ein lustiges Bilderbuch über Andersartigkeit, Individualität und Freundschaft: Beim Treffen mit anderen Tieren merkt Lammanda, was wirklich wichtig ist und dass wir alle besonders sind (Boltz und Bokel 2023).

Weltweit gibt es mindestens 130 Millionen Bücher. Wer jeden Tag nichts anderes macht, als zu lesen, der schafft es bis zu seinem Lebensende, rein theoretisch, 1752 Bücher zu lesen. Das sind 0,001 % aller Bücher weltweit (Narine 2022). Das Lesen und die Lesehäufigkeit erweisen sich im Zeitverlauf des Lebens als äußerst stabil. 83 % der Bevölkerung ab 15 Jahren haben im Jahr 2019 mindestens ein Buch (inkl. E-Books) gelesen, knapp 30 % sogar mehr als ein Buch pro Monat (Pawlik 2022).

Diese Angaben belegen die Relevanz von Literatur im Alltag. In Zeiten von Krankheit kann also auch davon ausgegangen werden, dass es individuell genügend vorbereitete Synapsen für den Zugriff auf Literatur gibt. Es kann auch tröstlich sein, zu erkennen, dass jeder Mensch einen eigenen Lese-Ressourcenschatz im Lauf des Lebens zusammentragen kann. Es gibt so viele unendliche Möglichkeiten, um durch Literatur positive kognitive und emotionale Entwicklungsimpulse zu erleben, es können neue Sichtweisen auf Probleme mit verschiedenen Lösungsmöglichkeiten durch Lesen angeregt werden.

Laden Sie im psychoonkologischen Kontext gezielt dazu ein, sich damit zu beschäftigen, welche Leseerlebnisse es bereits in der eigenen »Lese-Biografie« gibt und welche vielleicht noch dazukommen könnten. Ermutigen Sie dazu, sich immer wieder davon überraschen zu lassen, welche Bücher auch per Zufall gute Impulse geben könnten.

Freizeit und Hobbys

»Stricken als Yoga fürs Gehirn« oder man könnte auch sagen: Aktivierte »Ego States« lenken die Wahrnehmung. In früherer Zeit war das Stricken einfach eine gute Möglichkeit, sich mit Kleidung zu versorgen. Heute gibt es viel mehr Kontexte zum Thema »Stricken« und so verhält es sich mit vielen anderen Themenfeldern. In der Freizeit oder bei der Entwicklung von Hobbys bahnen oft zufällige Impulse neue Erfahrungsräume für das Erleben von Selbstwirksamkeit.

Ein Hobby ist nach Wikipedia:

> »(…) eine Freizeitbeschäftigung, die der Ausübende freiwillig und regelmäßig zum eigenen Vergnügen oder der Entspannung betreibt. Es trägt zum eigenen Selbstbild bei und stellt einen Teil seiner Identität dar. Ein Hobby wird per Definition nicht professionell ausgeübt und grenzt sich damit gegen eine berufliche Beschäftigung ab, der Betreiber eines Hobbys ist in diesem grundsätzlich Laie, manchmal ein sehr fähiger Laie.«
> (https://de.wikipedia.org/wiki/Hobby, Zugriff am 15.05.2023)

Im psychoonkologischen Kontext kann der Bezug zu bisherigen Freizeit- oder Hobbyaktivitäten vertraute »Ego-States« wachrufen und aus diesem Schatz von Erlebnissen vielleicht auch einen Blick der Dankbarkeit auf das bisherige Leben wecken.

Beispielfragen zur Aktivierung von angenehmen und stärkenden Freizeiterlebnissen:

- Gibt es in Ihrem Leben besondere Urlaubserinnerungen oder Reiseerlebnisse?
- Gibt es Hobbys, die Sie regelmäßig ausüben?

- Unternehmen Sie Wanderungen oder Spaziergänge? Wenn ja: lieber allein oder mit jemandem gemeinsam?
- Gibt es bestimmte Hotels, die Ihnen spontan einfallen – oder die Sie zu bestimmten Anlässen besucht haben?

Wie bereits thematisiert, können auch aufgrund der Erkrankung oder auch allgemein aufgrund des Lebensalters damit auch Abschieds-, Verlust- oder Trauergefühle geweckt bzw. getriggert werden. In solchen Momenten könnten ein empathisches Interesse und ein Gespräch über diese Gefühle hilfreich sein.

Ein guter Einstieg zum Austausch über Abschieds-, Verlust- oder Trauergefühle könnte die Aufforderung sein, einige Satzanfänge zu vollenden:

- Wenn ich gewusst hätte, dass ...
- Am liebsten würde ich ...
- Am meisten vermisse ich ...
- Ein schöner Abschied könnte für mich folgendes sein: ...
- Ich kann lernen, damit einverstanden zu sein, dass ...
- Es ist nicht mehr ...
- Es ist eine neue Lebensphase ...

Vertrauen und Zuversicht können dann erwachsen, wenn ein leidender Mensch zunächst die Erfahrung macht, dass auch der Schmerz anerkennend gewürdigt und er mitfühlend getröstet wird. Je schwerer die Verletzungen sind, umso wichtiger ist es, das, was ein Mensch glaubt, seine spirituellen Ressourcen, zu erkunden und als Kraft- und Trostquellen in der Behandlung zu nutzen (Reddemann et al. 2020).

> »Das klagen dürfen kann tröstlich sein. Bei Bach hatte das Trauern noch Zeit. Ein Beispiel ist die frühe Kantate ‚Weinen Klagen Sorgen Zagen' mit 24 Minuten, davon sind 18 Minuten Klagen und dann kommen sechs Minuten Trost. Viele der Bach-Kantaten sind immer auch Seelentröster in allen schwierigen Phasen des Lebens. Eine besonders schöne Aufnahme dieser Kantate ist die von John Eliot Gardiner, die es auch auf youtube zu hören gibt« (Luise Reddemann 2023).

Fallbeispiel:

»Ich bin für mein Leben gerne gewandert. Am liebsten erinnere ich mich daran, wie sehr ich es genossen habe, mit meiner Frau neue alpine Bergtouren für unsere Sommerurlaube auszusuchen. Wir sind dann oft schon viele Wochen vorher in Gedanken auf diesen Touren unterwegs gewesen und haben uns so auch gut darauf vorbereitet. Meine Frau hat auch immer Wert gelegt auf eine schöne Unterkunft, beispielsweise in einer Berghütte mit Ausblick. Diese Planungen waren oft auch Gesprächsthema mit Freunden ... und dabei konnten wir uns gegenseitig wunderbare Tipps geben. Es fühlt sich sehr schön an, daran zu denken. Gleichzeitig bin ich traurig, weil ich das vermutlich nicht mehr in der Zukunft erleben kann.«
(62-jähriger Mann mit Lungenkrebs)

Die Therapeutin greift diese Trauer auf und lädt den Patienten dazu ein, in einer kommenden Sitzung eine seiner schönsten Bergwanderungen imaginativ mit vielen Details noch einmal zu erleben. Während dieser imaginativen Wanderung erinnert sich der Patient dann auch daran, dass es immer ein Highlight war, unterwegs in einer Almhütte einzukehren. Er genießt diese Jause im Rückblick und hört dabei das Lachen der Tischnachbarn, schmeckt den leckeren Bergkäse und atmet die frische Bergluft mit einem Lächeln auf seinen Lippen ganz bewusst ein. Nach dieser Sitzung berichtet er davon, dass er gemeinsam mit seiner Frau spontan nochmal einige Fotos von besonderen Wanderungen zusammengestellt habe und er diese dann als Fotobuch ausdrucken lassen will, um sie seinen Kindern als Erinnerung an gute Zeiten des Vaters, quasi als besondere Glücksmomente seines Lebens, zu hinterlassen.

Die Themen rund um Freizeit oder Hobbys können viele individuelle Impulse auch für die aktuelle Lebenssituation geben und sollten gezielt genutzt werden.

Die beliebtesten Hobbys und Freizeitaktivitäten in Deutschland waren übrigens im Jahr 2022 (Pawlik 2022):

- Gartenarbeit: etwa 27,7 %
- Shoppen: fast 24,8 %
- Fotografieren: rund 20,5 %

Natur

Die Wirkung der Natur auf das körperliche und psychische Wohlbefinden erleben die meisten Menschen unmittelbar. Der Kontakt zur Natur wirkt sich spürbar und messbar auf Entspannungserleben und Stressregulation und auch vorteilhaft auf weitere Gesundheitsdimensionen aus (Zupancic et al. 2015).

Der Trend zum »Waldbaden« nimmt auch in Deutschland zu. Es bedeutet, den Wald gezielt als Ruheort aufzusuchen, um durch das bewusste Eintauchen in die Atmosphäre von Ruhe und Entspannung Abstand zur Hektik des Alltags zu bekommen und so wieder Energie aufzutanken.

Das Waldbaden ist in Japan als »Shinrin Yoku« bekannt und wird dort schon lange praktiziert, um dem Alltagsstress etwas entgegenzusetzen. Insbesondere Menschen, die unter chronischem Stress leiden, profitieren vom Waldbaden. Die Forschung zum Waldbaden (Shinrin Yoku) bestätigt, dass Aufenthalte im Wald die Gesundheit auf sehr vielen Ebenen stärken (Van den Berg et al. 2010; Hansen et al. 2017; Li 2022).

Es gibt mittlerweile immer mehr Studien, die sich mit den differentiellen Wirkfaktoren von Naturerleben auf physiologische und psychologische Dimensionen beschäftigen.

Für viele Künstler:innen ist die Auseinandersetzung mit der Natur eine Quelle der Inspiration. Die künstlerisch-spirituelle Auseinandersetzung mit einem Berg haben z. B. Cèzanne mit dem »Mont Sainte Victoire« oder Hokusai mit dem »Mount Fuji« in zahlreichen Werken dargestellt. Die im Jahr 1925 im Libanon geborene

Künstlerin Etel Adnan hat sich nördlich von San Francisco über 20 Jahre lang mit dem Berg »Mount Tamalpais« beschäftigt. Er wurde zu einem Teil ihrer Identität: »Einmal wurde ich vor laufender Fernsehkamera gefragt: ‚Wer ist die wichtigste Person, die Sie je getroffen haben?', und ich weiß noch, wie ich antwortete: ‚Ein Berg.' So entdeckte ich Mount Tamalpais im Mittelpunkt meines Daseins.« (Adnan 2008, S. 8). Adnan starb im Jahr 2021 in Paris. Diese Beispiele veranschaulichen, wie Elemente der Natur zur individuellen Ressourcenstärkung beitragen können.

> **Instruktion *Berg-Meditation* (in Anlehnung an Jon Kabat-Zinn 1994):**
>
> Berge verkörpern in der ganzen Welt eine symbolische Vielfalt von Energie, Kraft und Beständigkeit und haben in vielen Kulturen eine archetypische Bedeutung. Die Berg-Meditation eignet sich besonders, wenn es darum geht, im Alltag gezielt die Aufmerksamkeit auf den gegenwärtigen Moment zu lenken. Die meditative Beschäftigung mit dem »Berg«-Motiv kann zu spirituellen Erfahrungen einladen und zu einer stärkenden Quelle von nicht leistungsbezogener Selbstwirksamkeit werden.
>
> »Der Berg ist *das* Symbol für das Verweilen in Gegenwärtigkeit und Stille.« (Kabat-Zinn 1994, S. 167)
>
> »Zur Einstimmung auf die Berg-Meditation möchte ich Sie zunächst bitten, Ihre Wahrnehmung auf Ihren Atem zu lenken. Spüren Sie einfach, wie sich beim Einatmen Ihre Bauchdecke hebt und beim Ausatmen wieder senkt ... Genießen Sie diesen Wechsel von Ein- und wieder Ausatmen ... Schließen Sie dazu am besten Ihre Augen.
>
> Jetzt können Sie sich in einem nächsten Schritt einen Berg vorstellen, der Ihnen gut gefällt. Spüren Sie, welcher Berg Sie momentan besonders anspricht und betrachten Sie, welche Form, welche Konturen dieser Berg hat und vielleicht ist Ihnen auch die Umgebung des Berges wichtig. Nehmen Sie sich Zeit für das Entdecken Ihres Berges ... Ihre Vorstellung von einem Berg kann eine reale Erinnerung sein oder auch eine Fantasievorstellung ... oder auch eine Kombination aus beidem ... Lassen Sie einfach ein inneres Bild von Ihrem Berg entstehen, der Ihnen gerade gut gefällt ... Achten Sie mit allen Sinnen darauf, was Ihnen zu Ihrem Berg einfällt.
>
> Ein Berg ist einfach da, Sie können sich in Ihrer Vorstellung mit dieser Erfahrung des Nichts-Tun-Müssens verbinden. Sie können sich dann auch in Ihren Gedanken vorstellen, selbst zum Berg zu werden. Vielleicht stellen Sie sich vor, Ihr Kopf wird zu dem Berggipfel, Ihre Schultern und Arme werden zu den Bergflanken und Ihr Gesäß und Ihre Beine sind wie der Berg mit dem Boden als solide Basis verwurzelt. Erleben Sie in entspannter Weise, wie Ihr Körper mit jedem Atemzug das Gefühl des herausragenden Berggipfels und des Bergmassivs zu einem Gefühl des vollkommenen, unerschütterlichen Berges wird. In ruhiger Besonnenheit wird der Berg zum Symbol dafür, einfach alles um sich herum geschehen zu lassen; Sie spüren zunehmend mehr eine zentrierte und stille Ge-

genwärtigkeit. Jedes Wetter – ob Sonnenschein, Sturm, Regen oder leise Winde – erfährt der Berg und überdauert diese Momente in vollkommener Ruhe.

In allen Jahreszeiten ist ein Berg einfach da und bleibt trotz aller äußerer Veränderungen beständig und in tiefer Ruhe mit dem Boden verwurzelt. Diese unerschütterliche Präsenz können wir in turbulenten und herausfordernden Zeiten in unserer Vorstellung bewusst wachrufen. Die Beschäftigung mit dem Bergmotiv oder der eigenen Welt von unterschiedlichen Bergen kann uns zu neuen Erfahrungen von Vertrauen und Besonnenheit hinführen. Verweilen Sie einige Momente in der Stille und Ruhe.

Sie können sich dann zum Abschluss der Meditation einen angenehmen Blick auf Ihren Berg gönnen und kommen danach mit einem Lächeln auf Ihren Lippen wieder mit Ihrer Aufmerksamkeit in den Raum, die Situation, in der Sie gerade sind, zurück. Sie räkeln und strecken sich und öffnen dann wieder Ihre Augen und sind gestärkt mit Ihrer Bergerfahrung einfach da.«

Zur weiteren Beschäftigung mit der Natur oder dem Thema »wohltuende Bergerfahrungen« kann auch der folgende Fragenkatalog hilfreiche Impulse geben.

Fragenkatalog zu Bergerfahrungen

- An welche Erfahrungen mit Bergen erinnern Sie sich spontan?
- Sind Ihre Bergerfahrungen mit bestimmten Situationen oder Personen verbunden?
- Welche Berge haben Sie in der Vergangenheit besonders angesprochen?
- Mit welchen Bergen möchten Sie sich noch näher beschäftigen?
- Welche Berge würden Sie gerne näher kennenlernen?
- Wenn Sie für einen Moment Ihre Augen schließen, welcher Berg taucht spontan auf?
- Welche Berge würden Sie jetzt gerne betrachten?

Die Thematisierung von anderen Elementen kann ebenfalls dazu einladen, sich mit Erfahrungen zu beschäftigen, die wohltuend sind. Das Pendeln der Aufmerksamkeit zwischen krebsbezogenen Belastungen und stärkenden inneren Bildern kann auch das Erleben von Selbstwirksamkeit und Entspannung unterstützen. Die folgende Übung soll eine Begegnung mit dem Element »Wasser« anregen.

Instruktion *Ausflug ans Wasser*:

»Zu Beginn möchte ich Sie bitten, sich in der Ihnen vertrauten Weise zu entspannen. Meist ist es gut, dazu die Augen zu schließen und zunächst die Aufmerksamkeit auf den Atem zu lenken. Spüren Sie vielleicht, wie die Entspannung mit jedem Atemzug ein wenig zunimmt ... Jetzt möchte Sie zu einem kleinen Ausflug ans Wasser einladen. Stellen Sie sich dazu ein Gewässer vor, an dem Sie sich gerne aufhalten. Das kann ein kleiner Bachlauf sein, ein Fluss oder ein See, vielleicht ist es auch ein Wasserfall oder das Meer. Spüren Sie, wo Sie jetzt gerne wären ... Nehmen Sie sich dazu einen Augenblick Zeit und lassen Sie ein inneres Bild entstehen, das Ihnen gefällt und Ihnen guttut ... Es kann eine Erinnerung an eine reale Umgebung sein oder auch eine Fantasievorstellung oder auch eine Mischung von beidem ... Sie können in Ihrer Fantasie alles so entstehen lassen, wie es sich gerade gut anfühlt ... Genießen Sie die Situation und achten Sie dabei auf möglichst viele Details ... vielleicht ist es die Tageszeit oder Jahreszeit, eine bestimmte Temperatur oder bestimmte Geräusche oder Gerüche ... Malen Sie es sich so aus, wie es Ihnen guttut ... und genießen Sie es ... Nehmen Sie wahr, ob Sie dort alleine sind oder in Begleitung, oder vielleicht haben Sie ja auch Lust, jemandem zu begegnen ... vielleicht aber auch nicht ... Sie können sich alles so ausgestalten, wie Sie es gerade brauchen ... Sie können in Ihren Gedanken alles genießen, was Sie sich vorstellen ... Jetzt stellen Sie sich darauf ein, dass der Ausflug ans Wasser zu Ende geht ... Genießen Sie noch einmal die Situation und verabschieden Sie sich dann im eigenen Rhythmus von dieser Übung. Öffnen Sie wieder Ihre Augen, räkeln und strecken Sie sich und kommen jetzt ganz erholt zurück in diesen Raum.«

Zusammenfassend:

- Kreative Impulse können und sollten unterschiedliche Wege zu individuellen Resilienzerfahrungen eröffnen.
- Künstlerische Therapien, wie Kunst-, Musik-, Tanz- und Bewegungstherapie, können gezielt zur Reduktion von Angst, Depressivität und Stress sowie zur Verbesserung der gesundheitsbezogenen Lebensqualität beitragen.
- Kunst und Museumsbesuche werden von vielen Menschen bereits als Ressource genutzt. Kunstbasierte Interventionen, auch im Krankenhaus, können dazu beitragen, Angst bei Krebspatient:innen zu reduzieren, die Therapieadhärenz zu verbessern und das Wohlbefinden zu stärken.
- Vorbilder können die individuelle Selbstwirksamkeitserwartung stärken. Das Kennenlernen von Bewältigungserfahrungen im Umgang mit existenziellen Krankheitserfahrungen kann dabei hilfreich sein.
- Social Media sind zu einem festen Bestandteil unserer Lebenswelt(en) geworden und geben auch im Bereich der Psychoonkologie innovative Impulse.
- Das Eintauchen in Bücher-Welten regt kognitive und emotionale Prozesse an. Die Identifikation mit Protagonist:innen kann Empathie wecken und fördern. Insgesamt erweitert das Lesen den Blick auf das eigene Leben und kann auch aus einem krankheitsbezogenen »Tunnelblick« herausführen.
- Im psychoonkologischen Kontext kann der Bezug zu bisherigen Freizeit- oder Hobbyaktivitäten vertraute »Ego-States« wachrufen und aus diesem Schatz von Erlebnissen vielleicht auch einen Blick der Dankbarkeit auf das bisherige Leben wecken.
- Zeit für Abschieds-, Verlust- oder Trauergefühle kann tröstliche Perspektiven eröffnen.

- Der Kontakt zur Natur wirkt sich spürbar und messbar auf Entspannungserleben und Stressregulation und auch vorteilhaft auf weitere Gesundheitsdimensionen aus.

5 Resilienzimpulse zur Burnout-Prophylaxe

Resilienz ist ein multifaktorielles Phänomen. Es gibt unterschiedliche Definitionen von Resilienz. Die APA (American Psychological Association) definiert Resilienz als den Prozess einer erfolgreichen Anpassung an schwierige Lebensereignisse, speziell durch kognitive, emotionale und verhaltensbezogene Flexibilität im Umgang mit äußeren oder internen Herausforderungen (APA 2020).

Drei Faktoren spielen dabei eine bedeutsame Rolle:

- wie Menschen die Welt sehen und sich engagieren
- die Verfügbarkeit und Qualität sozialer Ressourcen
- spezifische Coping-Strategien

Einige Charakteristika von Menschen mit einer hohen Resilienz im Umgang mit Belastungen sind (nach Bonnano et al. 2010):

- Selbstwirksamkeit und Selbstkontrollfähigkeit
- die Fähigkeit, soziale Unterstützung zu geben und annehmen zu können
- die Bereitschaft, aus Schwierigkeiten und Fehlern zu lernen
- Probleme als Herausforderungen anzugehen
- für sich selbst Mitgefühl zu zeigen
- Gelassenheit und Akzeptanz von schwierigen Lebenserfahrungen

Eine resilienzorientierte Burnout-Prophylaxe hat viele Vorteile für die eigene Zufriedenheit im Berufs- und Privatleben und allgemein für die Gesundheit im Sinne der Salutogenese. Das Salutogenese-Konzept (Antonovsky 1997) geht davon aus, dass Menschen, die ein stabiles Kohärenzgefühl für ihr eigenes Leben empfinden, flexibler mit Herausforderungen klarkommen. Das Kohärenzgefühl setzt sich nach Antonovsky aus den drei Faktoren Verstehbarkeit (sense of comprehensibility) Handhabbarkeit (sense of manageability) und dem Gefühl von Sinnhaftigkeit (sense of meaningfulness) zusammen.

Diese Faktoren entwickeln sich im Laufe des Lebens in dynamischer Wechselwirkung. Daraus kann man auch ableiten, dass sich jeder Mensch durch die Herausforderungen des eigenen Lebens verändert und auch die Einflüsse der sozialen Umwelt prägen das individuelle Kohärenzgefühl fortlaufend. Die Perspektive des Salutogenese-Konzepts unterstreicht in diesem Sinne den Wert und die Notwendigkeit eines aktiven Bewältigungsverhaltens im Umgang mit Herausforderungen und existenziellen Belastungen auch im beruflichen Kontext. Für die psychoonkologische Tätigkeit kann ein stabiles und krisenbewährtes Kohärenzgefühl einen guten Rahmen darstellen, der vor Burnout schützt.

Das Burnout-Syndrom wurde von der Weltgesundheitsorganisation (WHO) in der neuen ICD-11 (International Classification of Diseases), die ab 01.01.2022 gültig ist, in dem Kapitel »Sonstige Faktoren, welche die Gesundheit beeinflussen« (Abschnitt QD8: »Probleme in Verbindung mit Arbeit oder Arbeitslosigkeit«) aufgenommen und definiert. Das Burnout-Syndrom kann also nicht als eigenständige psychische Störung diagnostiziert werden. Es resultiert aus nicht erfolgreich verarbeitetem chronischem Stress im beruflichen Kontext und besteht aus drei Dimensionen:

- Gefühle von Energieverlust oder Erschöpfung
- zunehmende innere Distanz zum Job oder jobbezogene Gefühle von Negativismus oder Zynismus
- Leistungsminderung und Ineffizienzgefühle

Zur Einschätzung einer individuellen Burnout-Gefährdung hat sich das Maslach-Burnout-Inventory (MBI) (▶ Abb. 5.1 und ▶ Tab. 5.1) etabliert. Der Fragebogen kann zur Selbstbeobachtung der eigenen Burnout-Entwicklung genutzt werden.

Hohe Werte in den Bereichen »Emotionale Erschöpfung« und »Empathieverlust/Depersonalisation« sind ein Hinweis darauf, dringend etwas zu tun, um einem klinisch beeinträchtigendem Burnout vorzubeugen. Hohe Werte im Bereich »Persönliche Leistung/Erfüllung« wirken ausgleichend und sollten motivieren, dies so weiter zu handhaben (Maslach et al. 1996; Diegelmann et al. 2020).

Krisen und traumatische Situationen erleben wir alle im Laufe unseres Lebens. Daraus erwerben wir auch ein Grundwissen für den Umgang damit. Jede erfolgreich überstandene Krise, jede bewältigte traumatische Erfahrung erweitert unser Handlungsrepertoire und somit ändert sich auch das Erleben von Selbstwirksamkeit. Während der beruflichen Tätigkeit im Gesundheitswesen gibt es kontinuierlich Konfrontationen mit Menschen, die eine lebensbedrohliche Erfahrung machen. Als traumatisch werden solche Ereignisse bezeichnet, die eine außergewöhnliche Belastung oder extreme Bedrohung darstellen, die den tatsächlichen oder drohenden Tod oder eine ernsthafte Verletzung umfasst. Dies schließt auch die Bedrohung anderer Personen mit ein. Die Definition kann i.d.R. nicht nur nach objektiven Kriterien erfolgen, die subjektive Bewertung durch die betroffene Person ist mitentscheidend.

In der Psychotraumatherapie unterscheidet man zwischen Primär-, Sekundär- und Tertiär- Betroffenen. Primäropfer sind diejenigen, die persönlich ein Trauma erlebt haben, d.h. unmittelbar Betroffene. Sekundäropfer sind diejenigen Menschen, die nur indirekt mit dem traumatischen Ereignis konfrontiert wurden, z.B. als Augenzeuge oder unmittelbar mit den Primäropfern Konfrontierte, z.B. Rettungskräfte oder Gesundheitspersonal im ambulanten oder stationären Setting. Tertiär-Betroffene sind beispielsweise Angehörige von Opfern, Einsatzkräften oder von medizinischem Personal, d.h. mittelbar Betroffene; die zeitlich verzögert mit den Primär- oder Sekundäropfern konfrontiert werden.

5 Resilienzimpulse zur Burnout-Prophylaxe

Burn-out-Selbsttest mit dem Maslach Burnout Inventory

Geben Sie bitte im Fragebogen an, wie häufig die folgenden Aussagen auf Sie zutreffen, indem Sie die entsprechende Zahl bei jeder Frage ankreuzen:

0 = nie; 1 = mindestens ein paar Mal im Jahr; 2 = mindestens einmal im Monat; 3 = einige Male pro Monat; 4 = einmal pro Woche; 5 = mehrmals pro Woche; 6 = jeden Tag

	0	1	2	3	4	5	6
(1) Ich fühle mich emotional ausgelaugt.	□	□	□	□	□	□	□
(2) Am Ende eines Arbeitstages fühle ich mich verbraucht.	□	□	□	□	□	□	□
(3) Schon wenn ich morgens aufstehe und einen weiteren Arbeitstag vor mir sehe, fühle ich mich erschöpft.	□	□	□	□	□	□	□
(4) Ich kann gut verstehen, wie meine Klienten sich fühlen.	□	□	□	□	□	□	□
(5) Ich habe das Gefühl, dass ich einige Klienten wie unpersönliche Objekte behandle.	□	□	□	□	□	□	□
(6) Den ganzen Tag mit Menschen zu arbeiten strengt mich sehr an.	□	□	□	□	□	□	□
(7) Ich kann sehr effektiv mit den Problemen meiner Klienten umgehen.	□	□	□	□	□	□	□
(8) Ich fühle mich durch meine Arbeit ausgebrannt.	□	□	□	□	□	□	□
(9) Ich habe das Gefühl, dass ich durch meine Arbeit das Leben anderer Menschen positiv beeinflusse.	□	□	□	□	□	□	□
(10) Seit ich diese Arbeit mache, fühle ich mich abgestumpfter gegenüber anderen Menschen.	□	□	□	□	□	□	□
(11) Ich befürchte, dass mich dieser Job emotional härter macht.	□	□	□	□	□	□	□
(12) Ich fühle mich energiegeladen.	□	□	□	□	□	□	□
(13) Ich fühle mich durch meinen Job frustriert.	□	□	□	□	□	□	□
(14) Ich habe das Gefühl, dass ich in meinem Beruf zu hart arbeite.	□	□	□	□	□	□	□
(15) Was mit manchen meiner Klienten geschieht, berührt mich nicht wirklich.	□	□	□	□	□	□	□
(16) Meine Arbeit mit direktem Kontakt zu Menschen stresst mich zu sehr.	□	□	□	□	□	□	□
(17) Ich kann leicht eine entspannte Atmosphäre mit Klienten schaffen.	□	□	□	□	□	□	□
(18) Ich fühle mich durch die intensive Arbeit mit Klienten angeregt.	□	□	□	□	□	□	□
(19) Ich habe in diesem Job viel Wertvolles vollbracht.	□	□	□	□	□	□	□
(20) Ich habe das Gefühl, nicht mehr weiter zu wissen.	□	□	□	□	□	□	□
(21) In meiner Arbeit gehe ich sehr ruhig mit emotionalen Problemen um.	□	□	□	□	□	□	□
(22) Ich habe das Gefühl, dass mich Klienten für manche ihrer Probleme verantwortlich machen.	□	□	□	□	□	□	□

Abb. 5.1: Maslach-Burnout-Inventory (MBI) (Maslach et al. 1996)

Tab. 5.1: Auswertung des Maslach-Burnout-Inventory (MBI) (Maslach et al. 1996)

Dimension	Items	Mein Wert	Geringer Wert	Mittlerer Wert	Hoher Wert
Emotionale Erschöpfung	1, 2, 3, 6, 8, 13, 14, 16, 20		< 17	18–29	> 30

Tab. 5.1: Auswertung des Maslach-Burnout-Inventory (MBI) (Maslach et al. 1996) – Fortsetzung

Dimension	Items	Mein Wert	Geringer Wert	Mittlerer Wert	Hoher Wert
Persönliche Leistung/ Erfüllung	4, 7, 9, 12, 17, 18, 19, 21		< 33	34–39	> 40
Empathieverlust/ Depersonalisation	5, 10, 11, 15, 22		> 5	6–11	> 12

Die Sensibilisierung für das Phänomen der Sekundärtraumatisierung ist eine wichtige Komponente, die für den Schutz vor Burnout auch in psychoonkologischen Settings relevant ist. Der Fragebogen zur Sekundären Traumatisierung (FST) (Download unter: www.sekundaertraumatisierung.de) kann als Screeninginstrument genutzt werden, um das eigene Belastungsausmaß zu checken (Daniels 2006).

Eine Metaanalyse von 57 Studien, in denen es um Burnout, Sekundärtraumatisierung und Compassion-Fatigue in onkologischen Settings geht, bestätigt eine hohe Vulnerabilität des Personals in onkologischen Settings (Najjar et al. 2009).

Resilienz im Beruf der/des Ärzt:in war der Fokus einer Studie, in der im Rahmen von Interviews mit Ärzt:innen unterschiedlicher Fachrichtung und Berufserfahrung in Klinik und ambulanter Praxis ärztliche Strategien erfasst wurden, um langfristig gesund, zufrieden und leistungsfähig zu bleiben. Die Auswertung ergab 30 Kategorien, die sich auf folgende drei Oberkategorien verteilen:

1. Als Quelle für die eigene Zufriedenheit im Berufsleben wurden gelungene Ärzt:in-Patient:in-Beziehungen (67,2 %) und behandlungsbezogene Erfolge (58,6 %) angegeben.

Zwei weitere Resilienzstrategien wurden genannt:

2. 79,3 % gaben an, konkrete Handlungen wie Freizeitaktivität zum Stressabbau zu nutzen und Kollegialität bewusst zu suchen und zu pflegen (55,1 %).
3. Von mehr als der Hälfte der Befragten wurden weiterhin als nützliche Grundhaltungen Akzeptanz und Realismus (56,1 %) und Selbstbewusstheit und Reflexivität (52,5 %) genannt (Zwack et al. 2011).

»Big Seven«

Die Zusammenstellung der »Big Seven« beruht auf evidenzbasierten Ansätzen. Die einzelnen Elemente können zur gezielten Burnout-Prophylaxe und kontinuierlichen Resilienzstärkung hilfreich sein (Diegelmann et al. 2020). Sie können daraus individuell Anregungen auswählen und flexibel anwenden. Vielleicht entdecken Sie dabei auch eigene Strategien, die Sie bereits kennen und nutzen, und können Sie den »Big Seven« zuordnen.

Keep cool: Affektregulationskompetenz

In der Psychotraumatherapie wurde das »window of tolerance« als Denkmodell entwickelt, um damit zu beschreiben, dass es einen optimalen Erregungsbereich (state of »arousal«) gibt, in dem wir im Alltagsleben und im Umgang mit traumatischen Erfahrungen gut mit Herausforderungen klarkommen können (Siegel 1999). Neuerdings wird auch von dem »window of flexibility« gesprochen, um die Kontextabhängigkeit für den individuellen Umgang mit stressogenen, traumatischen Lebenserfahrungen zu betonen (Harris 2021). Beiden Modellen gemeinsam ist die Tatsache, dass wir in einem mittleren Erregungsniveau am besten Herausforderungen bewältigen können und lernfähig sind. Wir sprechen auch von dem Ziel, ein »arbeitsfähiges Gehirn« anzustreben, damit es gelingen kann, auch in Belastungssituationen durch gezielte Interventionen das Stresssystem herunterzufahren, um wieder Zugang zu eigenen Bewältigungspotenzialen finden zu können.

Das Motto »Keep cool« steht dafür, die eigene Affektregulationskompetenz gezielt zu fördern, um selbstwirksam und resilient etwas zu tun, um in existenziellen Lebenssituationen nicht von Angst, Depression oder dissoziativen Zuständen blockiert zu sein.

> Exemplarisch sind hier einige »Keep cool«-Interventionsbeispiele, die Sie in Belastungssituationen auch im Berufsleben einsetzen können:
>
> - Aktivität, Entspannungs- und Körperübungen, Atemübungen zur Selbstberuhigung
> - bewusste Aufmerksamkeitslenkung auf die aktuelle Umgebung, um sich aus einer emotionalen Überflutungssituation oder »Problem-Trance« zu befreien: Was sehe ich? (z. B.: Welche drei blauen Dinge sehe ich?)
> - Distanzierungsübungen: Ich stelle mir ein Schutzschild/eine Glaswand o. ä. zwischen mir und dem belastenden Geschehen vor
> - Imaginationsübungen, z. B. Auftanken am *Wohlfühlort*
> - »Recharge myself«: Kleine Pausenrituale entwickeln

Mit dem Zuwachs an »innerer Balance« steigt auch die Bewältigungskompetenz im Berufsleben an.

Selbstwirksamkeit, Achtsamkeit, Empathie

Selbstwirksamkeit

Unter Selbstwirksamkeit wird die Gewissheit einer Person verstanden, auch schwierige Situationen und Herausforderungen aus eigener Kraft erfolgreich bewältigen zu können. Nach Bandura (1997) eignen sich folgende vier Wege, um das Erleben von Selbstwirksamkeit zu stärken:

1. eigene Erfolge anerkennen
2. Modell-Lernen
3. verbale Verstärkung durch andere
4. Interpretation von physiologischen und emotionalen Zuständen

Weg 1: eigene Erfolge anerkennen

Nehmen Sie sich jeden Tag eine kurze Zeit zum Innehalten und spüren Sie auf, was Sie heute privat oder beruflich gut gemacht haben.
　Hier eine kleine Übung dazu:
　Halten Sie eine Hand mit der Handinnenfläche vor sich in Augenhöhe, so als sei es ein Handspiegel. Dann schauen Sie in diesen imaginären Handspiegel und machen sich ein oder zwei Komplimente für etwas, das Ihnen heute gut gelungen ist. Lächeln Sie sich dabei freundlich zu und freuen Sie sich (in Anlehnung an Croos-Müller 2012).

Weg 2: Modell-Lernen

Machen Sie sich von Zeit zu Zeit bewusst, welche Menschen für Sie als Modell geeignet sind. Das können Vorbilder aus dem beruflichen Umfeld oder aus anderen Bereichen sein. Beschäftigen Sie sich damit, welche Aspekte der jeweiligen Person Sie attraktiv finden. Was können Sie dafür tun, um diesen Aspekten in Ihrem Alltag mehr Aufmerksamkeit zu widmen?

Weg 3: verbale Verstärkung durch andere

Erinnern Sie sich an Momente, in denen andere Menschen sich positiv über Sie geäußert haben. Bitten Sie Ihre:n Partner:in oder eine:n Freund:in um ein Kompliment.

Weg 4: Interpretation von physiologischen und emotionalen Zuständen

Achten Sie einmal auf die Signale Ihres Körpers und geben Sie diesen eine positive Bedeutung. Beispielsweise »Müdigkeit«: Worauf weist dieses Phänomen hin? Brauche ich einmal eine kurze Pause oder ist es Zeit ins Bett zu gehen? Beispielsweise »Angst«: Welchen Hinweis kann mir die Angst geben, was kann ich tun, um dies als Herausforderung anzusehen?
　Denken Sie daran: Wege entstehen, indem man Sie geht, und unterwegs entstehen manchmal völlig ungewohnte, attraktive, neue Perspektiven.
　Nutzen Sie dabei gezielt Ihre fünf Sinne.

Achtsamkeit

Achtsamkeit (Mindfulness) wird als eine Form der Aufmerksamkeit definiert, die:

- absichtsvoll ist,
- sich auf den gegenwärtigen Moment bezieht (statt auf die Vergangenheit oder Zukunft) und
- nicht wertend ist (Kabat-Zinn 2015).

Das Praktizieren von Achtsamkeit meint ein bewusstes Leben im Hier und Jetzt. Diese Form der nicht wertenden Achtsamkeit bezieht sich gleichermaßen auf angenehme wie auch auf belastende Momente. Es entsteht dadurch ein Lebensgefühl des »Im-Fluss-Seins«, das ein flexibles und situationsangemessenes Handeln ermöglicht. Die Forschung zur Achtsamkeit bezieht sich vor allem auf das von Jon Kabat-Zinn entwickelte 8-wöchige Mindfulness Based Stress Reduction Programm (MBSR). Zahlreiche Studien zeigen die positive Wirkung von MBSR in verschiedenen Bereichen. Allerdings ist kritisch anzumerken, dass Achtsamkeitspraxis im beruflichen Kontext nicht nur Vorteile haben kann und dass entsprechende Studien oft unzureichende Vergleichbarkeit zeigen (Choi et al. 2022).

Empathie

Ein mehrwöchiges Empathietraining (compassion training) führt zu einem Aktivitätsanstieg in Gehirnregionen, die mit positivem Affekt, Liebe und Nähe assoziiert sind. Es scheint, dass Mitgefühl ermöglicht, mit einer negativen Realität in Kontakt zu bleiben, während gleichzeitig positive Gefühle aufgebaut werden (Klimecki et al. 2012).

Eine empathische Kommunikation von Ärzt:innen, die sich Zeit nehmen, positive Erwartungshaltungen bei den Patient:innen für ihre psychische und physische Behandlungssituation zu wecken, bewirkt insgesamt bei Patient:innen eine höhere Zufriedenheit, geringeres Schmerzerleben, weniger Ängste und auch die postoperative körperliche Situation und Lebensqualität verbessert sich (Fujimori et al. 2014; Howick et al. 2018).

Soziale Beziehungen: Netzwerke/Freunde/Familie

Das Vertrauen in sich selbst entwickelt sich durch die Erfahrungen in sozialen Beziehungen. Je nach Lebensalter und Lebenskontext prägen die Beziehungen in der Herkunfts- und/oder Wahlfamilie, zu Freund:innen und anderen sozialen Kontakten das Erleben von Selbstwirksamkeit. Allen gemeinsam ist der starke Einfluss auf die Entwicklung von Resilienz und Kohärenzgefühl. Die Erfahrung von Zugehörigkeit und Verbundenheit durch soziale Kontakte stärkt das Lebensgefühl, wirkt förderlich auf die Gesundheit und ist sogar auf neuronaler Ebene abbildbar (Gan et al. 2021).

Stärkende soziale Beziehungen, ob im Privat- oder Berufsleben, sind in fast allen Bereichen einer der wichtigsten Einflussfaktoren bei der Überwindung von Belastungen, Krisen und Traumata bis hin zur allgemeinen Lebenserwartung (Holt-Lunstad 2021).

Zielorientierung: Fokus, Schritt für Schritt

Sich persönliche und berufliche Ziele zu setzen, ist eine gute Möglichkeit, um die eigene Selbstwirksamkeitserwartung zu stärken. Jedes erreichte Ziel ist sozusagen ein Schritt zur Erhöhung von Selbstwirksamkeit.

SMART-Modell

Individuelle Ziele lassen sich gut mit dem SMART-Modell entwickeln: Jeder einzelne Buchstabe des Akronyms steht für einen Fokus, der einzelne Schritte anregt, um ein konkretes Ziel zu entwickeln und konkret umzusetzen.

Ziele sollen danach:

- **S**pezifisch
- **M**essbar
- **A**usführbar/attraktiv
- **R**ealistisch und
- **T**erminiert sein.

Probieren Sie es einmal aus, und Sie werden merken, wie diese Herangehensweise Ihre Zielorientierung unterstützen kann.

Flexibilität und Neugier im Privat- und Berufsleben

Im Laufe des Lebens entwickeln wir hilfreiche Gewohnheiten, um das eigene Wohlbefinden zu stärken. Diese Auswahl einiger Fragen sind auf der Basis des TRUST-Konzepts zusammengestellt worden und können dazu inspirieren, den Blick auf das eigene Leben in vielleicht ungewohnter Weise zu öffnen.

> **16 TRUST-Fragen zur Selbstreflexion:**
>
> - Welche Ressourcen stärken aktuell mein Lebens-Fundament?
> - Was brauche ich, um mich im salutogenetischen Sinne kohärent zu fühlen?
> - Flexibilität und Neugier: Welche Erfahrungen in meinem Privat- und Berufsleben fallen mir dazu ein, welche würde ich mir wünschen?
> - Welche Visionen/Ziele/Projekte stärken mich?
> - Worüber habe ich mich heute schon gefreut?
> - Habe ich aktuell ein Lieblingsgedicht …-text … oder -lied?
> - Wem möchte ich einen Dankbarkeitsbrief schreiben?

- »Im Flow sein« – was heißt das für mich?
- Welche Wünsche habe ich für meine nähere Zukunft?
- Welches Tier, welcher Baum, welche Landschaft, welche Stadt, welches Land, welcher Geruch, welches Lieblingsgericht gefällt mir besonders gut?
- Was sollte in meinem »Nachruf« stehen, und was sollte nicht darinstehen?
- Welches »Happy End« wünsche ich mir für das aktuelle Jahr und für das kommende Jahr?
- Worauf bin ich richtig stolz: beruflich/privat?
- Was möchte ich in meinem Alltag am liebsten ändern?
- Für welche Urlaubsreise bin ich besonders dankbar?
- Mit welchem Menschen möchte ich gerne einmal einen Tag verbringen?

Wählen Sie spontan eine oder zwei der 16 Fragen aus, von denen Sie sich gerade angesprochen fühlen. Nutzen Sie diese Möglichkeit bewusst, um auf andere Gedanken zu kommen. Genießen Sie es, spielerisch mit Neugier und Flexibilität Ihre individuelle Perspektivenvielfalt immer einmal wieder in Ihrer Vorstellung als Resilienzweg auszubauen.

Die Aktivierung von positiven Gefühlen: Humor/Perspektivenvielfalt

Stellen Sie sich einmal vor, Sie selbst haben eine Krone auf und Ihr Gegenüber ebenfalls. Wie könnte diese Krone aussehen? Jeder Mensch mit einer Krone repräsentiert das »eigene Reich« und ist auch verantwortlich dafür. So kann eine wertschätzende Kommunikation vielleicht eher gelingen.

Eine andere Perspektive kann auch lustige Assoziationen wecken und zu neuen Erfahrungen einladen. Beispielsweise stellen Sie sich selbst und ihr Team, Ihren Freundeskreis oder Ihre Familie als Tiere vor. Wer könnte welches Tier sein?

Humor hat offensichtlich großes Potential, auch physiologische Parameter günstig zu beeinflussen. Beispielsweise ist das Anschauen von lustigen Filmen, Videos oder Büchern nachweislich wirksam zur Schmerzlinderung und auch zur Regulierung des kardiovaskulären Systems (Fredrickson 2001, 2009; McGhee 2010). Humor als Ressource kann also auch zur Verbesserung der Lebensqualität genutzt werden (Diegelmann 2011).

Körperbewusstsein: Bewegung/Ernährung

Neurobiologisch sind für Gesundheit und Zufriedenheit folgende vier Säulen erforderlich (Esch 2011; Esch und Esch 2018):

- positive Emotionen
- Entspannung
- Ernährung
- Bewegung

Die Bedeutung von körperlicher Bewegung und Ernährung ist hinreichend nachgewiesen und doch gibt es große individuelle Unterschiede im Gesundheitsverhalten im Alltag.

Folgende Fragen können Sie anregen, sich mit Ihrer persönlichen Bewegungs- und Ernährungsbiografie zu beschäftigen:

- Stellen Sie sich Ihr bisheriges Leben in Jahrzehnten vor.
- Lassen Sie für jedes Jahrzehnt einige typische Bewegungserfahrungen und einige Erfahrungen im Zusammenhang mit Ernährung auftauchen.
- Beginnen Sie in Ihrer Vorstellung damit, sich an Zeiten als Kind zu erinnern: Was waren Ihre Lieblingsspeisen als Kind und welche Bewegungs-Spiele tauchen da auf?
- Erinnern Sie dann für jedes Jahrzehnt zwei bis drei weitere Beispiele zu den Themen »Ernährung« und »Bewegung«.
- Welches Jahrzehnt gefällt Ihnen spontan am besten?
- Erlauben Sie sich, sich für ein zukünftiges Jahrzehnt eine wohltuende Körpererfahrung im Zusammenhang mit Bewegung und Ernährung vorzustellen. Welchen Traum würden Sie sich gerne vorstellen?
- Welcher könnte in Ihrem gegenwärtigen Alltag der erste Schritt sein, damit sich dieser »Traum« erfüllen kann?

Beschäftigen Sie sich mit diesen oder ähnlichen Fragen in entspannter Atmosphäre und freuen Sie sich über die kostbaren Momente Ihres Lebens.

Zusammenfassend lassen sich Resilienzimpulse zur Burnout-Prophylaxe folgendermaßen beschreiben:

- Achtsamkeit meint zuallererst den freundlich-wohlwollenden Umgang mit sich selbst. Verschieben Sie ihr Leben nicht; das Motto »Immer ist *jetzt* die beste Stunde« zu leben, ist manchmal eine Herausforderung, andererseits erleichtert es vieles und befreit.
- Nutzen Sie ganz bewusst »Tricks« zur Selbstregulation und stärken Sie sich individuell und flexibel mit Ihren »Big Seven«.
- Resilienzorientierte Burnout-Prophylaxe kann durch die explizite Orientierung an stärkenden Verhaltensweisen die eigene professionelle psychische Widerstandskraft fördern.
- Besonders in Gesundheitsberufen, die mit existenziell belasteten Menschen arbeiten, ist eine Bewusstheit für den Selbstschutz vor Burnout ein erster Schritt, sich kontinuierlich vor einem »Ausbrennen« zu wappnen.
- Die psychischen Belastungen in psychoonkologischen Settings sind von Natur aus hoch. Meist geht es um existenzielle Erfahrungen.
- Resilienzorientierte Burnout-Prophylaxe sollte den Blick – nicht nur bei den Patient:innen, sondern auch bei sich selbst – auf Selbstwirksamkeit, Problembewältigung, Perspektivenvielfalt und Ambiguitätstoleranz lenken.

- Resilienzorientierte Interventionen, die auf einer Kombination von Kognitiver Verhaltenstherapie und achtsamkeitsbasierten Techniken basieren, stärken die individuelle Resilienz (Joyce et al. 2018).
- Die individuelle Burnout-Prophylaxe ist ein wichtiger Schritt, der allerdings fehlende Resilienz von beruflichen Systemen oder mangelnde Teamresilienz nicht unbedingt kompensieren kann (Traylor 2021)!

Die **Online-Zusatzmaterialien** sind unter folgendem Link für Sie verfügbar[8]:

 https://dl.kohlhammer.de/978-3-17-041984-1

---

8 Wichtiger urheberrechtlicher Hinweis: Alle zusätzlichen Materialien, die im Download-Bereich zur Verfügung gestellt werden, sind urheberrechtlich geschützt. Ihre Verwendung ist nur zum persönlichen und nichtgewerblichen Gebrauch erlaubt. Jede Verwendung außerhalb der engen Grenzen des Urheberrechts ist ohne Zustimmung des Verlags unzulässig und strafbar. Das gilt insbesondere für Vervielfältigungen, Übersetzungen, Mikroverfilmungen und für die Einspeicherung und Verarbeitung in elektronischen Systemen.

Literatur

Acevedo BP, Aron A, Fisher HE et al. (2012) Neural correlates of long-term intense romantic love. Soc Cogn Affect Neurosci 7(2): 145–159. https://doi.org/10.1093/scan/nsq092

Adnan E (2008) Reise zum Mount Tamalpais. Hamburg: Edition Nautilus.

Agnati LF, Guidolin D, Battistin L et al. (2013) The neurobiology of imagination: possible role of interaction-dominant dynamics and default mode network. Front Psychol 4: 1–17. https://doi.org/10.3389/fpsyg.2013.00296

Antoni MH, Lutgendorf S (2011) Physiologische Adaptationsprozesse während der Krebserkrankung. In: Ehlert U, von Känel R (Hrsg.) Psychoendokrinologie und Psychoimmunologie. Heidelberg: Springer. S. 294–296.

Antonovsky A (1997) Salutogenese. Zur Entmystifizierung der Gesundheit. 1. Aufl. Tübingen: DGVT.

APA (2020) The Road to Resilience – American Psychological Association (https://www.gnyha.org/wp-content/uploads/2020/05/The-Road-to-Resilience-APA.pdf, Zugriff am 11.05.2023).

APA (2009) The Road to Resilience brochure – American Psychological Association. (http://helping.apa.org, Zugriff am 27.11.2022).

Arndt V (2019) »Cancer survivorship« in Deutschland – Epidemiologie und Definitionen. Forum 34: 158–164. https://doi.org/10.1007/s12312-019-0560-2

Arndt V, Koch-Gallenkamp L, Jansen L et al. (2017) Quality of life in long-term and very long-term cancer survivors versus population controls in Germany. Acta Oncol 56(2): 190–197. https://doi.org/10.1080/0284186X.2016.1266089

Bachand LL, Caron SL (2001) Ties that bind: A qualitative study of happy long-term marriages. Contemp Fam Ther 23(1): 105–121. https://doi.org/10.1023/A:1007828317271

Bandura A (1997) Self-efficacy: The exercise of control. New York: W. H. Freeman.

Baucom DH, Whisman MA, Paprocki C (2012) Couple-based interventions for psychopathology. J Fam Ther 34(3): 250–270. https://doi.org/https://doi.org/10.1111/j.1467-6427.2012.00600.x

Bauereiß N, Obermaier S, Özünal SE et al. (2018) Effects of existential interventions on spiritual, psychological, and physical well-being in adult patients with cancer: Systematic review and meta-analysis of randomized controlled trials. Psycho-Oncol 27(11): 2531–2545. https://doi.org/10.1002/pon.4829

Bavishi A, Slade MD, Levy BR (2016) A chapter a day: Association of book reading with longevity. Soc Sci Med 164: 44–48. https://doi.org/10.1016/j.socscimed.2016.07.014

Bengel J, Becker-Nehring K, Hillebrecht J (2019a) Psychologische Frühinterventionen. In: Maercker A (Hrsg) Traumafolgestörungen. Berlin: Springer.

Bengel J, Abilgaard P, Albs B et al. (2019b) S2k-Leitlinie »Diagnostik und Behandlung von akuten Folgen psychischer Traumatisierung«. (https://register.awmf.org, Zugriff am 21.02.2023)

Berger AM, Abernethy AP, Atkinson A et al. (2010) NCCN Clinical Practice Guidelines Cancer-related fatigue. J Natl Compr Canc Netw 8(8): 904–931. https://doi.org/10.6004/jnccn.2010.0067

Bober SL, Varela VS (2012) Sexuality in Adult Cancer Survivors: Challenges and Intervention. J Clin Oncol 30(30): 3712–3719. https://doi.org/10.1200/JCO.2012.41.7915

Bodenmann G (2000) Stress und Coping bei Paaren. Göttingen: Hogrefe.

Bodenmann G (2008) Dyadisches Coping Inventar (DCI). Bern: Huber.

Bodenmann G (2012) Verhaltenstherapie mit Paaren: ein bewältigungsorientierter Ansatz. 2. Aufl. Bern: Huber.
Bodenmann G (2016) Lehrbuch Klinische Paar- und Familienpsychologie. 2. Aufl. Bern: Hogrefe.
Bodenmann G, Milek A (2012) Zeit in der Partnerschaft. In: Ifo-Institut für Wirtschaftsforschung (Hrsg.) Expertisen zum Achten Familienbericht »Zeit für Familie«. München: Ifo-Institut für Wirtschaftsforschung. S. 211–260.
Boltz T, Bokel R (2023) Lammanda und der Regenbogenpups. Bindlach: Loewe.
Bonanno GA, Brewin CR, Kaniasty K et al. (2010) Weighing the Costs of Disaster: Consequences, Risks, and Resilience in Individuals, Families, and Communities. Psychol Sci Public Interest 11(1): 1–49. https://doi.org/10.1177/1529100610387086
Boss P (2008) Verlust, Trauma und Resilienz. Die therapeutische Arbeit mit dem »uneindeutigen Verlust«. Stuttgart: Klett-Cotta.
Boss P (2022) Episode 86: Dr. Pauline Boss – The AAMFT Podcast. (www.ivoox.com, Zugriff am 09.12.2022).
Bradt J, Dileo C, Myers-Coffman K et al. (2021) Music interventions for improving psychological and physical outcomes in people with cancer. Cochrane Database Syst Rev 10. https://doi.org/10.1002/14651858.CD006911.pub4
Breidenbach C, Heidkamp P, Hiltrop K et al. (2022) Prevalence and determinants of anxiety and depression in long-term breast cancer survivors. BMC Psychiatry 22(1). https://doi.org/10.1186/s12888-022-03735-3
Breitbart WS (2022) Sinnzentrierte Psychotherapie für Patienten mit einer Krebserkrankung. Bedeutung und Hoffnung im Angesicht des Leidens finden. Stuttgart: Kohlhammer.
Breitbart W, Pessin H, Rosenfeld B et al. (2018) Individual Meaning-Centered Psychotherapy for the Treatment of Psychological and Existential Distress: A Randomized Controlled Trial in Patients with Advanced Cancer. Cancer 124(15): 3231–3239. https://doi.org/10.1002/cncr.31539
Brekelmans ACM, Ramnarain D, Pouwels S (2022) Bereavement Support Programs in the Intensive Care Unit: A Systematic Review. J Pain Symptom Manage 64(3): e149–e157. https://doi.org/10.1016/j.jpainsymman.2022.05.008
Bundesgesundheitsministerium (2020) Ärzte sollen Apps verschreiben können. Gesetz für eine bessere Versorgung durch Digitalisierung und Innovation (Digitale-Versorgung-Gesetz – DVG). (https://www.bundesgesundheitsministerium.de/digitale-versorgung-gesetz.html, Zugriff am 30.12.2022).
Butow PN, Fardell JE, Smith, AB (2015) Fear of cancer recurrence. In: Holland JC, Breitbart W, Butow PN et al. (Hrsg.) Psycho-Oncology. Oxford: University Press. S. 625–629.
Carr D, Springer KW (2010) Advances in Families and Health Research in the 21st Century. J Marriage Fam 72: 743–761. https://doi.org/10.1111/j.1741-3737.2010.00728.x
Cella D, Peterman A, Passik S et al. (1998) Progress toward guidelines for the management of fatigue. Oncology (Williston Park, N.Y.) 12(11 A): 369–377. https://www.ncbi.nlm.nih.gov/pubmed/10028520
Chochinov HM (2017) Würdezentrierte Therapie. Was bleibt – Erinnerungen am Ende des Lebens. Göttingen: Vandenhoeck & Ruprecht. https://doi.org/10.1515/spircare-2018-0004
Chochinov HM, Kristjanson LJ, Breitbart W et al. (2011) Effect of dignity therapy on distress and end-of-life experience in terminally ill patients: a randomised controlled trial. Lancet Oncol 12(8): 753–762. https://doi.org/10.1016/S1470-2045(11)70153-X
Choi E, Gruman JA, Leonard CM (2022) A balanced view of mindfulness at work. Organ Psychol Rev 12(1): 35–72. https://doi.org/10.1177/20413866211036930
Cloitre M, Schmidt JA (2015) STAIR Narrative Therapy. In: Schnyder U, Cloitre M (Hrsg.) Evidence Based Treatments for Trauma-Related Psychological Disorders. A Practical Guide for Clinicians. 2. Aufl. Cham: Springer. S. 307–328.
Croos-Müller C (2012) Nur Mut! Das kleine Überlebensbuch. Soforthilfe bei Herzklopfen, Angst, Panik & Co. München: Kösel.
Dai S, Mo Y, Wang Y et al. (2020) Chronic Stress Promotes Cancer Development. Front Oncol 10. https://doi.org/10.3389/fonc.2020.01492

Daniels JK (2006) Sekundäre Traumatisierung – kritische Prüfung eines Konstruktes (unveröffentlichte Doktorarbeit). Universität Bielefeld.

Dankert A, Duran G, Engst-Hastreiter U (2003) Progredienzangst bei Patienten mit Tumorerkrankungen, Diabetes mellitus und entzündlich-rheumatischen Erkrankungen. Die Rehabilitation 42(03): 155–163.

Dasch B, Zahn PK (2021) Place of Death Trends and Utilization of Outpatient Palliative Care at the End of Life–Analysis of Death Certificates (2001, 2011, 2017) and Pseudonymized Data From Selected Palliative Medicine Consultation Services (2017) in Westphalia, Germany. Dtsch Arztebl Int 118(19): 331–338. https://doi.org/10.3238/arztebl.m2021.0124

Davidson RJ (2000) Affective style, psychopathology, and resilience: brain mechanisms and plasticity. Am Psychol 55(11): 1196–1214. https://doi.org/10.1037//0003-066x.55.11.1196. PMID: 11280935.

Davidson RJ, Kabat-Zinn J, Schumacher J et al. (2003) Alterations in Brain and Immune Function Produced by Mindfulness Meditation. Psychosom Med 65(4): 564–570. https://doi.org/10.1097/01.PSY.0000077505.67574.E3

Destatis (2022) Krebserkrankungen und Krankenhausaufenthalte. (https://www.destatis.de/DE/Presse/Pressemitteilungen/2022/02/PD22_N005_231.html, Zugriff am 20.12.2022).

Deutsche Fatigue Gesellschaft (2017) Fatigue Therapiemanual. Köln: Deutsche Fatigue Gesellschaft e. V.(https://deutsche-fatigue-gesellschaft.de/wp-content/uploads/2017/10/LO_therapie_manual_Ansicht.pdf, Zugriff am 8.5.2023).

Deutsche Krebshilfe (2013) Fatigue Chronische Müdigkeit bei Krebs. Bonn: Deutsche Krebshilfe e. V.

Deutscher Hospiz- und PalliativVerband e. V. (2017) Bevölkerungsbefragung »Sterben in Deutschland – Wissen und Einstellungen zum Sterben«. (www.dhpv.de/service_forschung_detail/items/bevoelkerungsbefragung-sterben-in-deutschland-wissen-und-einstellungen-zum-sterben-2017.html, Zugriff am 20.12.2020).

Diegelmann C (2006) Ressourcenorientierte psychoonkologische Psychotherapie. In: Ditz S, Diegelmann C, Isermann M (Hrsg.) Psychoonkologie – Schwerpunkt Brustkrebs. Ein Handbuch für die ärztliche und psychotherapeutische Praxis. Stuttgart: Kohlhammer. S. 187–197.

Diegelmann C (2018) Trauma und Krise bewältigen. Psychotherapie mit TRUST. 3. Aufl. Stuttgart: Klett-Cotta.

Diegelmann C (2010a) TRUST: Impulse für einen integrativen Behandlungsansatz – Salutogenese, Resilienz und Positive Psychologie als Fundament. In: Diegelmann C, Isermann M (Hrsg.) Ressourcenorientierte Psychoonkologie. Psyche und Körper ermutigen. Stuttgart: Kohlhammer. S. 85–102.

Diegelmann C (2010b) TRUST Interventionen zur Ressourcenförderung und Resilienzstärkung in der Psychoonkologie. In: Diegelmann C, Isermann M (Hrsg.) Ressourcenorientierte Psychoonkologie – Psyche und Körper ermutigen. Stuttgart, Kohlhammer. S. 143–163.

Diegelmann C (2011) Humor als Ressource. PTT 15(3): 181–191.

Diegelmann C, Isermann M (2010) Auf dem Weg zu einer Ressourcen- und Resilienzdiagnostik. In: Diegelmann C, Isermann M (Hrsg.) Ressourcenorientierte Psychoonkologie – Psyche und Körper ermutigen. Stuttgart, Kohlhammer. S. 110–119.

Diegelmann C, Isermann M (2011) Kraft in der Krise. Ressourcen gegen die Angst. Stuttgart: Klett-Cotta.

Diegelmann C, Isermann M, Zimmermann T (2020). Therapie-Tools Psychoonkologie. Weinheim: Beltz.

Digitales Wörterbuch der deutschen Sprache (2022) Sichere Bank. (https://www.dwds.de/wb/sichereBank, Zugriff am 25.12.2022).

Dimeo FC (2001) Effects of Exercise on Cancer-related Fatigue. Cancer 92(6): 1689–1693. https://doi.org/10.1002/1097-0142(20010915)92:6+<1689::aid-cncr1498>3.0.co;2-h

Dolan YM (1991) Resolving Sexual Abuse: Solution-Focused Therapy and Ericksonian Hypnosis for Adult Survivors. New York City: W. W. Norton & Company.

Dreismann L, Zimmermann T (2021) Kommunizieren: körperlich, verbal und emotional. Heilberufe, 73.

Duncan GJ, Wilkerson B, England P (2006) Cleaning up Their Act: the Effects of Marriage and Cohabitation on Licit and Illicit Drug Use. Demography 43(4): 691–710. https://doi.org/10.1353/dem.2006.0032

Ehlert U, von Känel R (2011) Psychoendokrinologie und Psychoimmunologie. Berlin, Heidelberg: Springer.

Engelmann B (2019) Therapie-Tools Resilienz. Weinheim: Beltz.

Esch T, Esch SM (2018) Stressbewältigung: Mind-Body-Medizin, Achtsamkeit, Selbstfürsorge. 2. Aufl. Berlin: MWV Medizinisch Wissenschaftliche Verlagsgesellschaft.

Esch T (2011) Die Neurobiologie des Glücks: Wie die positive Psychologie die Medizin verändert. Stuttgart: Thieme.

Fennell PA (2003) Managing chronic illness using the Four-Phase Treatment Approach: A mental health professional's guide to helping chronically ill people. Hoboken: John Wiley & Sons.

Finn OJ (2012) Immuno-oncology: Understanding the Function and Dysfunction of the Immune System in Cancer. Ann Oncol 23(8): viii6–Viii9. https://doi.org/10.1093/annonc/mds256

Finn OJ (2018) A Believer's Overview of Cancer Immunosurveillance and Immunotherapy. J Immunol 200(2): 385–391. https://doi.org/10.4049/jimmunol.1701302

Fredrickson BL (1998) What Good are Positive Emotions? Rev Gen Psychology 2(3): 300–319. https://doi.org/10.1037/1089-2680.2.3.300

Fredrickson BL (2001) The Role of Positive Emotions in Positive Psychology. The Broaden-and-Built Theory of Positive Psychology. Am Psychol 56(3): 218–226. https://doi.org/10.1037//0003-066x.56.3.218

Fredrickson BL (2009) Positivity. Groundbreaking Research Revals. How to Embrace the Hidden Strength of Positive Emotions, Overcome Negativity, and Thrive. New York: Crown.

Frisch M (2020) Fragebogen. Edition Büchergilde.

Fujimori M, Shirai Y, Asai M et al. (2014) Effect of Communication Skills Training Program for Oncologists Based on Patient Preferences for Communication When Receiving Bad News: A Randomized Controlled Trial. J Clin Oncol 32(20): 2166–2172. https://doi.org/10.1200/JCO.2013.51.2756

Gallagher MW, Long LJ, Richardson A et al. (2019) Resilience and Coping in Cancer Survivors: The Unique Effects of Optimism and Mastery. Cognit Ther Res 43(1): 32–44. https://doi.org/10.1007/s10608-018-9975-9

Gan G, Ma R, Reichert M et al. (2021) Neural Correlates of Affective Benefit From Real-life Social Contact and Implications for Psychiatric Resilience. JAMA Psychiatry 78(7): 790–792. https://doi.org/10.1001/jamapsychiatry.2021.0560

Gilligan T, Bohlke K, Baile WF (2018) Patient-Clinician Communication: American Society of Clinical Oncology Consensus Guideline Summary. J Oncol Pract 14(1): 42–46. https://doi.org/10.1200/JOP.2017.027144

Goldberg SB, Riordan KM, Sun S et al. (2022) The Empirical Status of Mindfulness-Based Interventions: A Systematic Review of 44 Meta-Analyses of Randomized Controlled Trials. Perspect Psychol Sci 17(1): 108–130. https://doi.org/10.1177/1745691620968771

Gore E, Daiss SD, Liesveld JL et al. (2022) The Therapeutic Potential of Bedside Art Observation in Hematologic Cancer Inpatients: A Randomized Controlled Pilot Study. Support Care Cancer 30(4): 3585–3592. https://doi.org/10.1007/s00520-021-06747-z

Gottman J (1994). What predicts divorce? The relationship between marital processes and marital outcome. Nex Jersey: Lawrence Erlbaum.

Gottman JM (1993) A Theory of Marital Dissolution and Stability. Special Section: Families in Transition. J Fam Psychol 7(1): 57–75. https://doi.org/10.1037/0893-3200.7.1.57

Götze H, Friedrich M, Taubenheim S et al. (2020) Depression and Anxiety in Long-term Survivors 5 and 10 Years After Cancer Diagnosis. Support Care Cancern 28(1): 211–220. https://doi.org/10.1007/s00520-019-04805-1

Graefe L (2022) Besucherstärkste Kunstmuseen weltweit bis 2021. (https://de.statista.com/statistik/daten/studie/217825/umfrage/besucherstaerkste-kunstmuseen-weltweit, Zugriff am 28.12.2022).

Grawe K (2004) Neuropsychotherapie. Göttingen: Hogrefe

Green BL, Rowland JH, Krupnick JL et al. (1998) Prevalence of Posttraumatic Stress Disorder in Women With Breast Cancer. Psychosomatics 39(2): 102–111. https://doi.org/10.1016/S0033-3182(98)71356-8

Hahlweg K, Baucom, DH (2008) Partnerschaft und psychische Störung. Göttingen: Hogrefe.

Hansen MM, Jones R, Tocchini K (2017) Shinrin-Yoku (Forest Bathing) and Nature Therapy: A State-of-the-Art Review. Int J Environ Res Public Health 14(8): 851–899. https://doi.org/10.3390/ijerph14080851

Harris R (2021) Trauma-Focused ACT. A Practioner's Guide to Working with Mind, Body & Emotion Using Acceptance & Commitment Therapy. Oakland: New Harbinger.

Hayes SC, Strosahl KD, Wilson KG (2014) Akzeptanz- & Commitment-Therapie. Achtsamkeitsbasierte Veränderungen in Theorie und Praxis. Paderborn: Junfermann.

Heßler JB, Fiedler P (2019) Transdiagnostische Interventionen in der Psychotherapie. Stuttgart: Klett-Cotta.

Hiller JG, Cole SW, Crone EM et al. (2020) Preoperative β-Blockade With Propranolol Reduces Biomarkers of Metastasis in Breast Cancer: A Phase II Randomized Trial. Clin Cancer Res 26(8): 1803–1811. https://doi.org/10.1158/1078-0432.CCR-19-2641

Hochrainer S (2023) Tim Lobinger ist tot – ein Höhenflieger mit Ecken und Kanten. https://www.sportschau.de/regional/wdr/wdr-tim-lobinger-ist-tot-ein-hoehenflieger-mit-ecken-und-kanten-100.html, Zugriff am 28.12.2023.

Hole J, Hirsch M, Ball E et al. (2015) Music as an Aid for Postoperative Recovery in Adults: A Systematic Review and Meta-analysis. The Lancet 386(10004): 1659–1671. https://doi.org/10.1016/S0140-6736(15)60169-6

Holmes EA, Lang TJ, Shah DM (2009) Developing interpretation bias modification as a »cognitive vaccine« for depressed mood – Imagining positive events makes you feel better than thinking about them verbally. Journal of Abnormal Psychology 118(1): 76–88.

Holmes EA, Mathews A (2010) Mental imagery in emotion and emotional disorders. Clinical Psychology Review 30: 349–362.

Holt-Lunstad J, Smith TB, Layton JB (2010) Social Relationships and Mortality Risk: A Meta-analytic Review. PLoS Med 7(7): e1000316. https://doi.org/10.1371/journal.pmed.1000316

Holt-Lunstad J (2021) Loneliness and Social Isolation as Risk Factors: The Power of Social Connection in Prevention. American Journal of Lifestyle Medicine 15(5): 567–573. https://doi.org/10.1177/15598276211009454

Horneber M, Fischer I, Dimeo F et al. (2012) Cancer-related Fatigue: Epidemiology, Pathogenesis, Diagnosis, and Treatment. Dtsch Arztebl Int 109(9): 161–171. https://doi.org/10.3238/arztebl.2012.0161

House JS, Landis KR, Umberson D (1988) Social Relationships and Health. Science 241(4865): 540–545. https://doi.org/10.1126/science.3399889

Howick J, Moscrop A, Mebius A et al. (2018) Effects of Empathic and Positive Communication in Healthcare Consultations: A Systematic Review and Meta-analysis. Journal of the Royal Society of Medicine 111(7): 240–252. https://doi.org/10.1177/0141076818769477

Hüther G (2007) Ressourcen gegen die Angst. In: C. Diegelmann (Hrsg.), Trauma und Krise bewältigen. Hör-CD mit Texten und Übungen. Stuttgart: Klett-Cotta. Beitrag 1: 9:53 Min.

Info-Broschüre Singende Krankenhäuser (2014) Singende Krankenhäuser – internationales Netzwerk zur Förderung des Singens in Gesundheitseinrichtungen e.V. Vereinsregister Amtsgericht Stuttgart Nr. 720762.

Infurna FJ, Jayawickreme E (2019) Fixing the Growth Illusion: New Directions for Research in Resilience and Posttraumatic Growth. Current Directions in Psychological Science 28(2): 152–158. https://doi.org/10.1177/0963721419827017

Isermann M, Diegelmann C (2022) Angst – Emotionsarbeit in der Psychotherapie. Weinheim: Beltz.

Isermann M (2006) Coping und Lebensqualität. In: Ditz S, Diegelmann C, Isermann M. (Hrsg.). Psychoonkologie – Schwerpunkt Brustkrebs. Ein Handbuch für die ärztliche und psychotherapeutische Praxis. Stuttgart: Kohlhammer. S. 136–142.

Isermann M (2010) Krebs und Stress: Hinweise aus der Psychoneuroimmunologie für therapeutisches Handeln. In: Diegelmann C, Isermann M (Hrsg.) Ressourcenorientierte Psychoonkologie. Psyche und Körper ermutigen. Stuttgart: Kohlhammer. S. 65–84.

Jiang X, Chen X, Xie Q et al. (2020) Effects of Art Therapy in Cancer Care: A Systematic Review and Meta-analysis. Eur J Cancer Care 29(5): e13277. https://doi.org/10.1111/ecc.13277

Johnstone M (2015) Resilienz. Wie man Krisen übersteht und daran wächst. München: Kunstmann.

Joschko R, Roll S, Willich SN et al. (2022) The Effect of Active Visual Art Therapy on Health Outcomes: Protocol of a Systematic Review of Randomised Controlled Trials. Syst Rev 11(96). https://doi.org/10.1186/s13643-022-01976-7

Joyce S, Shand F, Tighe J et al. (2018) Road to Resilience: A Systematic Review and Meta-analysis of Resilience Training Programmes and Interventions. BMJ Open 8(6): e017858. https://doi.org/10.1136/bmjopen-2017-017858

Kabat-Zinn J (1994) Im Alltag Ruhe finden. Meditationen für ein gelassenes Leben. München: Knaur.

Kabat-Zinn J (2015) Das Abenteuer Achtsamkeit. Wie Sie Weisheit für Körper, Geist und Seele entwickeln. Freiburg: Arbor.

Kalisch R, Müller MB, Tüscher O (2015) A Conceptual Framework for the Neurobiological Study of Resilience. Behav Brain Sci 38: e92. https://doi.org/10.1017/s0140525x1400082x

Kamp Dush CM, Taylor MG (2012) Trajectories of Marital Conflict Across the Life Course: Predictors and Interactions With Marital Happiness Trajectories. Journal of Family Issues 33(3): 341–368. https://doi.org/10.1177/0192513x11409684

Kamp Dush CM, Taylor MG, Kroeger RA (2008). Marital Happiness and Psychological Well-Being Across the Life Course. Fam Relat 57(2): 211–226. https://doi.org/10.1111/j.1741-3729.2008.00495.x

Kangas M (2013) DSM-5 Trauma and Stress-Related Disorders: Implications for Screening for Cancer-Related Stress. Front Psychiatry 4: 122. https://doi.org/10.3389/fpsyt.2013.00122. PMID: 24106482. PMCID: PMC3788331.

Karger A, Bruns G, Petermann-Meyer A et al. (2022). Empfehlungen zur Umsetzung von Kommunikationstrainings an onkologischen Zentren in Deutschland – die Perspektive der Arbeitsgemeinschaft für Psychoonkologie (AG PSO) der DKG. Forum. https://doi.org/10.1007/s12312-022-01106-3

Karney BR, Bradbury TN (1995) The Longitudinal Course of Marital Quality and Stability: A Review of Theory, Method, and Research. Psychol Bull 118(1): 3–34. https://doi.org/10.1037/0033-2909.118.1.3

Karney BR, Bradbury TN (1997) Neuroticism, Marital Interaction, and the Trajectory of Marital Satisfaction. J Pers Soc Psychol 72(5): 1075–1092. https://doi.org/10.1037//0022-3514.72.5.1075

Kayser K, Watson LE, Andrade JT (2007) Cancer as a »We-disease«: Examining the Process of Coping From a Relational Perspective. Families, Systems & Health 25(4): 404–418.

Kelley KW (2013) Brain, Behavior, and Immunity (30). Boston, London New York: Elsevier.

Kentish-Barnes N, Chaize M, Seegers V et al. (2015) Complicated Grief After Death of a Relative in the Intensive Care Unit. Eur Respir J 45(5): 1341–1352. https://doi.org/10.1183/09031936.00160014

Kessler RC, McLaughlin KA, Green JG et al. (2010) Childhood Adversities and Adult Psychopathology in the WHO World Mental Health Surveys. Br J Psychiatry 197(5): 378–385. https://doi.org/10.1192/bjp.bp.110.080499.

Kiecolt-Glaser JK, Glaser R, Strain EC et al. (1986) Modulation of cellular immunity in medical students. J Behav Med 9: 5–21. https://doi.org/10.1007/BF00844640

Kiecolt-Glaser JK, Newton TL (2001) Marriage and Health: His and Hers. Psychol Bull 127(4): 472–503. https://doi.org/10.1037/0033-2909.127.4.472

Klimecki OM, Leiberg S, Lamm C, Singer T (2012) Functional neural plasticity and associated changes in positive affect after compassion training. Cereb Cortex 23(7): 1552–1561. https://doi.org/10.1093/cercor/bhs142. Epub: 2012 Jun 1. PMID: 22661409.

Köhler F, Martin ZS, Hertrampf RS et al. (2020) Music Therapy in the Psychosocial Treatment of Adult Cancer Patients: A Systematic Review and Meta-analysis. Front Psychol 11. https://doi.org/10.3389/fpsyg.2020.00651

Kölsch S (2022) Die dunkle Seite des Gehirns. Wie wir unser Unterbewusstes überlisten und negative Gedankenschleifen ausschalten. Berlin: Ullstein.

Kosslyn SM, Ganis G, Thompson WL (2001) Neural Foundations of Imagery. Nature Reviews. Neuroscience 2(9): 635–642. https://doi.org/10.1038/35090055

Kral TRA, Imhoff-Smith T, Dean DC et al. (2019) Mindfulness-Based Stress Reduction-related Changes in Posterior Cingulate Resting Brain Connectivity. Soc Cogn Affect Neurosci 14(7): 777–787. https://doi.org/10.1093/scan/nsz050

Kuhnt S, Ernst J, Singer S et al. (2009) Fatigue in Cancer Survivors – Prevalence and Correlates. Onkologie 32(6): 312–317. https://doi.org/10.1159/000215943

Kunzler AM, Gilan DA, Kalisch R et al. (2018) Aktuelle Konzepte der Resilienzforschung. Der Nervenarzt 89(7): 747–753. https://doi.org/10.1007/s00115-018-0529-x

Lauer RH, Lauer JC, Kerr ST (1990) The Long-term Marriage: Perceptions of Stability and Satisfaction. Int J Aging Hum Dev 31(3): 189–195. https://doi.org/10.2190/h4x7-9dvx-w2n1-d3bf

Lazarus RS, Folkman S (1984). *Stress, appraisal, and coping*. Heidelberg: Springer.

Lebel S, Maheu C, Tomei C et al. (2018) Towards the Validation of a New, Blended Theoretical Model of Fear of Cancer Recurrence. Psychooncology 27(11): 2594–2601. https://doi.org/10.1002/pon.4880

Lebel S, Ozakinci G, Humphris G et al. (2016) From Normal Response to Clinical Problem: Definition and Clinical Features of Fear of Cancer Recurrence. Support Care Cancer 24(8): 3265–3268. https://doi.org/10.1007/s00520-016-3272-5

Lebel S, Tomei C, Feldstain A et al. (2013) Does Fear of Cancer Recurrence Predict Cancer Survivors' Health Care Use? Support Care Cancer 21(3): 901–906. https://doi.org/10.1007/s00520-012-1685-3

Leitlinienprogramm Onkologie (Deutsche Krebsgesellschaft, Deutsche Krebshilfe, AWMF) (2020) Palliativmedizin für Patienten mit einer nicht-heilbaren Krebserkrankung, Langversion 2.2. AWMF-Registernummer: 128/001OL. (https://www.leitlinienprogramm-onkologie.de/leitlinien/palliativmedizin/, Zugriff am 27.12.2022).

Leitlinienprogramm Onkologie (Deutsche Krebsgesellschaft, Deutsche Krebshilfe, AWMF) (2023) Psychoonkologische Diagnostik, Beratung und Behandlung von erwachsenen Krebspatient*innen, Langversion 2.0. AWMF-Registernummer: 032-051OL. (https://www.leitlinienprogramm-onkologie.de/leitlinien/psychoonkologie/, Zugriff am 02.08.2023)

Lengacher CA, Johnson-Mallard V, Post-White J et al. (2009) Randomized controlled trial of mindfulness-based stress reduction (MBSR) for survivors of breast cancer. Psychooncology 18(12): 1261–1272. https://doi.org/10.1002/pon.1529. PMID: 19235193.

Leppert K, Koch B, Brähler E et al. (2008) Die Resilienzskala (RS) – Überprüfung der Langform RS-25 und einer Kurzform RS-13. Klinische Diagnostik und Evaluation 2: 226–243.

Lepore SJ, Revenson TA (2006) Resilience and Posttraumatic Growth: Recovery, Resistance and Reconfiguration In: Calhoun LG, Tedeschi RG (Hrsg.) Handbook of Posttraumatic Growth. Research and Practice. London: Lawrence Elbaum Associates. S. 24–46.

Lionni L (2003) Frederick. Weinheim: Beltz.

Li Q (2022) Effects of Forest Environment (Shinrin-yoku/Forest Bathing) on Health Promotion and Disease Prevention – The Establishment of »Forest Medicine«. Environmental Health and Preventive Medicine 27(43). https://doi.org/10.1265/ehpm.22-00160

Li Y, Li X, Hou L et al. (2020) Effectiveness of Dignity Therapy for Patients With Advanced Cancer: A Systematic Review and Meta-analysis of 10 Randomized Controlled Trials. Depress Anxiety 37(3): 234–246. https://doi.org/10.1002/da.22980

Lindblad C, Langius-Eklof A, Petersson LM et al. (2018) Sense of Coherence is a Predictor of Survival: A Prospective Study in Women Treated for Breast Cancer. Psycho-Oncol 27(6): 1615–1621. https://doi.org/10.1002/pon.4702

Lobinger T (2022) Interview am 04.10.2022. (https://www.heute.at/s/keine-heilung-sportler-spricht-ueber-seinen-krebs-tod-100231236, Zugriff am 28.12.2022).

Ludolph P, Kunzler AM, Stoffers-Winterling J et al. (2019) Resilienzfördernde Interventionen bei Patienten mit Krebs. Dtsch Arztebl Int 51–52(116): 865–872. https://doi.org/10.3238/arztebl.2019.0865

Maercker A, Zoellner T (2004) The Janus Face of Self-perceived Growth: Toward a Two-component Model Gof Posttraumatic growth. Psychol Inq 15 (1):41–48. https://doi.org/10.1016/j.cpr.2006.01.008

Maercker A, Pielmaier L, Gahleitner SB (2019) Risikofaktoren, Resilienz und posttraumatische Reifung. In: Seidler GH, Freyberger HJ, Glaesmer H et al. (Hrsg.) Handbuch der Psychotraumatologie. Stuttgart: Klett-Cotta. S. 87–100

Maercker M und Eberle DJ (2022 Was bringt die ICD-11 im Bereich der trauma-und belastungsbezogenen Diagnosen? Verhaltenstherapie 32(3): 62–71. https://doi.org/10.1159/000524958

Mangelsdorf J (2020) Posttraumatisches Wachstum. Z Psychodrama Soziom 19: 21–33. https://doi.org/10.1007/s11620-020-00525-5

Manne SL, Norton TR, Ostroff JS et al. (2007) Protective Buffering and Psychological Distress Among Couples Coping With Breast Cancer: The Moderating Role of Relationship Satisfaction. J Fam Psychol 21(3): 380–388. https://doi.org/10.1037/0893-3200.21.3.380

Margraf J, Schneider S (2008) Agoraphobie und Panikstörung. Göttingen: Hogrefe.

Martenstein H (2011) »Der kleine Prinz«. Das Evangelium nach Saint-Exupéry. 29.12.2011, Die Zeit Nr. 1/2012.

Maslach C, Jackson SE, Leiter MP (1996) Maslach Burnout Inventory Manual. 3. Aufl. Palo Alto: Consulting Psychologists Press.

McClain CS, Rosenfeld B, Breitbart W (2003) Effect of Spiritual Well-being on End-of-life Despair in Terminally-ill Cancer Patients. Lancet 361(9369): 1603–1607. https://doi.org/10.1016/S0140-6736(03)13310-7

McGhee P (2010): Humor. The lighter path to resilience and health. Bloomington: AuthorHouse.

Mehnert A (2005) Akute und Posttraumatische Belastungsstörungen bei Patientinnen mit Brustkrebs. Prävalenz und Risikofaktoren. Münster: Lit.

Mehnert A, Müller D, Lehmann C, Koch U (2006) Die deutsche Version des NCCN Distress-Thermometers. Empirische Prüfung eines Screening-Instruments zur Erfassung psychosozialer Belastung bei Krebspatienten. ZPPP 54(3): 213–223.

Mehnert A, Brähler E, Faller H et al. (2014) Four-week Prevalence of Mental Disorders in Patients With Cancer Across Major Tumor Entities. J Clin Oncol 32(31): 3540–3546. https://doi.org/10.1200/JCO.2014.56.0086

Mehnert A, Hartung TJ, Friedrich M et al. (2018) One in Two Cancer Patients is Significantly Distressed: Prevalence and Indicators of Distress. Psycho-Oncol 27(1): 75–82. https://doi.org/10.1002/pon.4464

Mehnert-Theuerkauf A, Lehmann-Laue A, Seiler A, Jennewein J (Hrsg.) (2022) Psychoonkologie in der palliativen Versorgung. Ein Praxishandbuch. Stuttgart: Kohlhammer.

Mehr SA, Singh M, Knox D et al. (2019) Universality and Diversity in Human Song. Science 366(6468): eaax0868. https://doi.org/10.1126/science.aax0868

Mendoza TR, Wang XS, Cleeland CS et al. (1999) The Rapid Assessment of Fatigue Severity in Cancer Patients: Use of the Brief Fatigue Inventory. Cancer 85(5): 1186–1196. https://doi.org/10.1002/(sici)1097-0142(19990301)85:5<1186::aid-cncr24>3.0.co;2-n

Mock V, Atkinson A, Barsevick A et al. (2000). NCCN Practice Guidelines for Cancer-Related Fatigue. Oncology 14(11a): 151–161.

Müller-Busch HC (2012) Abschied braucht Zeit. Palliativmedizin und Ethik des Sterbens. Berlin: Suhrkamp.

Müller-Busch HC (2020) Palliativstadien in Palliativ Care. (Vortrag Curriculum Psychoonkologie, Kassel ID Institut für Innovative Gesundheitskonzepte).

Najjar N, Davis LW, Beck-Coon K et al. (2009) Compassion fatigue: a review of the research to date and relevance to cancer-care providers. J Health Psychol 14(2): 267–277. https://doi.org/10.1177/1359105308100211. PMID: 19237494.

Nalbant B, Karger A, Zimmermann T (2021) Cancer and Relationship Dissolution: Perspective of Partners of Cancer Patients. Front Psychol 12. https://doi.org/10.3389/fpsyg.2021.624902

Narine S (2022) Ein Mensch kann maximal 0,001 Prozent aller Bücher der Welt lesen. (https://www.swr.de/swr2/wissen/ein-mensch-kann-maximal-0001-prozent-aller-buecher-der-welt-lesen-100.html, Sendung 5.9. 2022, 16:05 Uhr, SWR2 Impuls, SWR2).

Obradovic MMS, Hamelin B, Manevski N et al. (2019) Glucocorticoids Promote Breast Cancer Metastasis. Nature 567(7749): 540–544. https://doi.org/10.1038/s41586-019-1019-4

Parnell L (2007) A therapist's guide to EMDR: Tools and techniques for successful treatment. New York: WW Norton & Co.

Pawlik V (2022) Deutschlands beliebteste Hobbys, Freizeitaktivitäten und Sportarten bis 2022 (https://de.statista.com/statistik/daten/studie/171168/umfrage/haeufig-betriebene-freizeitaktivitaeten, Zugriff am 28.12.2022).

Pawlik V (2022) Umfrage in Deutschland zur Häufigkeit des Lesens von Büchern bis 2022. (https://de.statista.com/statistik/daten/studie/171231/umfrage/haeufigkeit-des-lesens-von-einem-buch/, Zugriff am 28.12.2022).

Perego M, Tyurin VA, Tyurina YY et al. (2020) Reactivation of Dormant Tumor Cells by Modified Lipids Derived From Stress-Activated Neutrophils. Sci Transl Med 12(572): eabb5817. https://doi.org/10.1126/scitranslmed.abb5817

Perrig-Chiello P (2017) Wenn die Liebe nicht mehr jung ist. Warum viele langjährige Partnerschaften zerbrechen und andere nicht. Göttingen: Hogrefe.

Peters L, Brederecke J, Franzke A et al. (2020) Psychological Distress in a Sample of Inpatients With Mixed Cancer-A Cross-Sectional Study of Routine Clinical Data. Front Psychol 11. https://doi.org/10.3389/fpsyg.2020.591771

Reddemann L (2001) Imagination als heilsame Kraft. Stuttgart: Klett-Cotta.

Reddemann L (2004) Psychodynamisch Imaginative Traumatherapie: PITT – Das Manual. Stuttgart: Klett-Cotta.

Reddemann L (2023) Das klagen dürfen kann tröstlich sein. Bei Bach hatte das Trauern noch Zeit. Persönliche Mitteilung 2.01.2023.

Reddemann L, Joksimovic L, Kaster SD (2020) Trösten in der Begleitung von Geflüchteten Menschen: Consoling Displaced People During Psychotherapy. Spiritual Care 9(4): 349–355. https://doi.org/10.1515/spircare-2019-0071

RKI Robert Koch-Institut und die Gesellschaft der epidemiologischen Krebsregister in Deutschland e. V. (2021) Krebs in Deutschland für 2017/2018. 13. Aufl. Berlin.

Robbins ML, Lopez AM, Weihs KL et al. (2014) Cancer Conversations in Context: Naturalistic Observation of Couples Coping With Breast Cancer. J Fam Psychol 28(3): 380–390. https://doi.org/10.1037/a0036458

Roche, KN, Cooper, D, Armstrong et al. (2023) The link between psychological distress and survival in solid tumor patients: A systematic review. *Cancer Med* 00: 1–22. https://doi.org/10.1002/cam4.5200

Rodin G, Lo C, Rydall A et al. (2018) Managing Cancer and Living Meaningfully (CALM): A Randomized Controlled Trial of a Psychological Intervention for Patients With Advanced Cancer. J Clin Oncol 36(23): 2422–2432. https://doi.org/10.1200/JCO.2017.77.1097

Röhrig R (2014) Sterben auf Intensivstation als beständige Herausforderung. Vortrag 2. Kongress Sterben im Krankenhaus und in stationären Pflegeeinrichtung. Giessen.

Röhrig B, Schleußner C, Brix C, Strauß B (2006) Die Resilienzskala (RS): Ein statistischer Vergleich der Kurz- und Langform anhand einer onkologischen Patientenstichprobe. Psychother Psychosom Med Psychol 56(07): 285–290. https://doi.org/10.1055/s-2006-932649

Rose JP, Brandt K, Weis J (2004) Musiktherapie in der Onkologie. Eine Kritische Analyse zum Stand der Forschung. Psychother Psychosom Med Psychol 54(12), 457–470. https://doi.org/10.1055/s-2004-828505

Rosenkranz MA, Jackson DC, Dalton KM et al. (2003) Affective Style and in Vivo Immune Response: Neurobehavioral Mechanisms. Proc Natl Acad Sci U S A 100(19): 11148–11152. https://doi.org/10.1073/pnas.1534743100

Rost C (2008) Ressourcenarbeit mit EMDR. Bewährte Techniken im Überblick. Paderborn: Junfermann.

Runco M (2007) Creativity. Theory and Themes. Cambridge: Elsevier Academic Press. S. 391–394.

Sachsse U (1998) Traumaexpositionstechniken: Die Bildschirmtechnik (Screen-Technik). PTT Persönlichkeitsstörungen- Theorie und Praxis 2: 77–84.
Sachsse U (2004) Traumazentrierte Psychotherapie. Stuttgart: Schattauer.
Saunders J (2019) Sickboys. Vortrag. IPOS World Congress of Psycho-Oncology and Psychosocial Academy. (https://www.ipos-society.org/professionals/congress, Zugriff am 29.12.2022).
Saw JJ, Curry EA, Ehlers SL et al. (2018) A Brief Bedside Visual Art Intervention Decreases Anxiety and Improves Pain and Mood in Patients With Haematologic Malignancies. Eur J Cancer Care 27(4): e12852. https://doi.org/10.1111/ecc.12852
Schäfer I, Gast U, Hofmann A et al. (2019). S3-leitlinie posttraumatische Belastungsstörung. Berlin Heidelberg New York: Springer.
Schiller JT, Lowy DR, Frazer IH et al. (2022) Cancer vaccines. Cancer Cell. 13 40(6): 559–564. https://doi.org/10.1016/j.ccell.2022.05.015
Schindler L, Hahlweg K, Revenstorf D (2020) Partnerschaftsprobleme? So gelingt Ihre Beziehung – Handbuch für Paare. 6 Aufl. Heidelberg: Springer.
Schlingensief C (2009) So schön wie hier kanns im Himmel gar nicht sein. Tagebuch einer Krebserkrankung. Köln: Kiepenheuer & Witsch.
Schmucker M, Köster R (2017) Praxishandbuch IRRT- Imagery Rescripting & Reprocessing Therapy bei Traumafolgestörungen, Angst, Depression und Trauer. Stuttgart: Klett-Cotta.
Smucker MR, Dancu C, Foa EB, Niederee JL (1995) Imagery rescripting: A new treatment for survivors of childhood sexual abuse suffering from posttraumatic stress. Journal of Cognitive Psychotherapy 9: 3–17.
Schubert C (2015) Psychoneuroimmunologie und Psychotherapie (2015). 2. Aufl. Stuttgart: Schattauer.
Schulreich S, Heussen YG, Gerhardt H et al. (2014) Music-evoked incidental happiness modulates probability weighting during risky lottery choices. Front Psychol 4: 981.
Schulz-Kindermann F (2013) Psychoonkologie. Grundlagen und psychotherapeutische Praxis. Weinheim: Beltz.
Sedrak MS, Gilmore NJ, Carroll JE et al. (2021) Measuring Biologic Resilience in Older Cancer Survivors J Clin Oncol 39(19): 2079–2089.
Sehouli J (2018) Von der Kunst, schlechte Nachrichten gut zu überbringen. München: Kösel-Verlag.
Seiler A, Jenewein J (2019) Resilience in cancer patients. *Front Psychiatry 10: 208.* https://doi.org/10.3389/fpsyt.2019.00208
Shapiro F (2018) Eye movement desensitization and reprocessing (EMDR) therapy: Basic principles, protocols, and procedures. 3. Aufl. New York: The Guilford Press.
Siegel DJ (1999) The Developing Mind. New York: Guilford
Singer S, Kuhnt S, Zwerenz R et al. (2011) Age- and sex-standardised prevalence rates of fatigue in a large hospital-based sample of cancer patients. Br J Cancer, 105(3): 445–451. https://doi.org/10.1038/bjc.2011.251
Sinzinger H (2010) »Krebs« – Wege der psychischen Bewältigung. 2. Pflegeonkologische Fachtagung am Klinikum Fürth.
Smets EM, Garssen B, Bonke B et al. (1995) The Multidimensional Fatigue Inventory (MFI) psychometric qualities of an instrument to assess fatigue. J Psychosom Res, 39(3): 315–325. https://doi.org/10.1016/0022-3999(94)00125-o
Statista Research Department (2022) Monatlich aktive Nutzer von Facebook weltweit bis zum 3. Q. 2022. (https://de.statista.com/statistik/daten/studie/37545/umfrage/anzahl-der-aktiven-nutzer-von-facebook/, Zugriff am 01.01.2023).
Stengel A, Dinkel A, Karger A et al. (2021) Best Practice: psychoonkologisches Screening an Comprehensive Cancer Centers. Forum, 36: 278–283. https://doi.org/https://doi.org/10.1007/s12312-021-00944-x
Straub RH, Schedlowski M (19.07.2022) Psychoneuroimmunologie in der Onkologie, Kompendium Internistische Onkologie (https://www.springermedizin.de/emedpedia/kompendium-internistische-onkologie/psychoneuroimmunologie-in-der-onkologie?epediaDoi=10.1007%2F978-3-662-46764-0_57, Zugriff am 28.12.2022).

Strigl C (2021) Effekte von Spiritualität auf das gesundheitliche Outcome bei Krebspatienten – Eine Meta-Analyse. LMU München. (https://edoc.ub.uni-muenchen.de, Zugriff am 19.12.2022).

Swamia V, Barronb D, Furnham A (2018) Exposure to natural environments, and photographs of natural environments, promotes more positive body image. Body Image 24(1): 82–94.

Taylor J, Pagliari C (2018) Deathbedlive: the end-of-life trajectory, reflected in a cancer patient's tweets. BMC Palliat Care 17. https://doi.org/10.1186/s12904-018-0273-9

Tedeschi RG, Calhoun LG (2004) Posttraumatic growth: conceptual foundations and empirical evidence. *Psychol Inq* 15(1):1–18. https://doi.org/10.1207/s15327965pli1501_01

Tedeschi RG, Shakespeare-Finch J, Taku K et al. (2018). Posttraumatic growth: Theory, research, and applications. New York: Routledge.

Teo I, Krishnan A, Lee GL (2019) Psychosocial interventions for advanced cancer patients: A systematic review. Psycho-Oncol 28(7): 1394–1407. https://doi.org/10.1002/pon.5103

Theuerkauf A (2022) Die Aktualisierung der S3-Leitlinie »Psychoonkologische Diagnostik, Beratung und Behandlung von erwachsenen Krebspatienten«. *Die Onkologie* 28(9): 812–817. https://doi.org/10.1007/s00761-022-01194-9

Thewes B, Butow P, Bell ML et al. (2012). Fear of cancer recurrence in young women with a history of early-stage breast cancer: a cross-sectional study of prevalence and association with health behaviours. *Support Care Cancer* 20(11): 2651–2659. https://doi.org/10.1007/s00520-011-1371-x

Torre JB, Lieberman MD (2018) Putting feelings into words: Affect labeling as implicit emotion regulation. *Emotion Review* 10(2): 116–124. https://doi.org/10.1177/1754073917742706

Trachsel M, Maercker A (2016) Lebensende, Sterben und Tod. Göttingen: Hogrefe.

Traylor AM, Tannenbaum SI, Thomas EJ et al. (2021) Helping healthcare teams save lives during COVID-19:Insights and countermeasures from team science. Am Psychol 76(1): 1–13.

Troxel WM, Matthews KA, Gallo LC et al. (2005) Marital quality and occurrence of the metabolic syndrome in women. Arch Intern Med 165(9): 1022–1027. https://doi.org/10.1001/archinte.165.9.1022

Van den Berg AE, Maas J, Verheij RA et al. (2010) Green space as a buffer between stressful life events and health. Soc Sci Med 70(8): 1203–1210. https://doi.org/10.1016/j.socscimed.2010.01.002

Van der Kolk BA, McFarlane AC, Weisaeth L (2000) Traumatic Stress: Grundlagen und Behandlungsansätze. Theorie, Praxis und Forschung zu posttraumatischem Streß sowie Traumatherapie. Paderborn: Junfermann.

Visser A, Garssen B, Vingerhoets A (2010) Spirituality and well-being in cancer patients: a review. Psycho-Oncol 19: 565–572.

Waadt S, Duran G, Berg P et al. (2011) Progredienzangst. Manual zur Behandlung von Zukunftsängsten bei chronisch Kranken. Stuttgart: Schattauer.

Wagnild GM, Young HM (1993) Development and psychometric evaluation of the Resilience Scale. Journal of Nursing Measurement 1(2): 165–178.

Wang YC, Lin CC (2016) Spiritual Well-being May Reduce the Negative Impacts of Cancer Symptoms on the Quality of Life and the Desire for Hastened Death in Terminally Ill Cancer Patients. Cancer Nurs 39(4): E43–50. https://doi.org/10.1097/NCC.0000000000000298

Wang X, Wang N, Zhong L et al. (2020) Prognostic value of depression and anxiety on breast cancer recurrence and mortality: a systematic review and meta-analysis of 282,203 patients. Mol Psychiatry 25(12): 3186–3197. https://doi.org/10.1038/s41380-020-00865-6

Warth M, Kessler J, Hillecke TK et al. (2016) Trajectories of Terminally Ill Patients' Cardiovascular Response to Receptive Music Therapy in Palliative Care. Journal of Pain and Symptom Management. 52(2) http://www.jpsmjournal.com/article/S0885-3924(16)30044-6/fulltext

Watkins JL, Pharm D, Premal H et al. Clinical Impact of Selective and Nonselective Beta-Blockers on Survival in Patients With Ovarian Cancer

Watson M, Dunn J, Holland JC (2014) Review of the history and development in the field of psychosocial oncology. Int Rev Psychiatry 26(1): 128–135. https://doi.org/10.3109/09540261.2013.849230

Weis J, Brehm F, Hufeld J et al. (2022) Die Aktualisierung der S3-Leitlinie »Psychoonkologische Diagnostik, Beratung und Behandlung von erwachsenen Krebspatienten«. Die Onkologie 28(9): 812–817. https://doi.org/10.1007/s00761-022-01194-9

West CP, Dyrbye LN, Sinsky Cet al. (2020) Resilience and Burnout Among Physicians and the General US Working Population. JAMA Netw Open. 1;3(7).

WHO (2002) (https://www.dgpalliativmedizin.de/images/stories/WHO_Definition_2002_Palliative_Care_englisch-deutsch.pdf, Zugriff am 26.12.2022).

Wickert M (2020) Psychoonkologische Krisenintervention. Onkologie 26:157–162.

Wille N, Bettge S, Ravens-Sieberer U (2008). Risk and protective factors for children's and adolescents' mental health: results of the BELLA study. Eur Child Adolesc Psychiatry, 17 Suppl 1: 133–147. https://doi.org/10.1007/s00787-008-1015-y

Wohlleben P (2015) Das geheime Leben der Bäume. Was sie fühlen, wie sie kommunizieren – die Entdeckung einer verborgenen Welt. München: Ludwig.

Yalom ID (2008) In die Sonne schauen. Wie man die Angst vor dem Tod überwindet. München: btb.

Yellen SB, Cella DF, Webster K et al. (1997). Measuring fatigue and other anemia-related symptoms with the Functional Assessment of Cancer Therapy (FACT) measurement system. J Pain Symptom Manage, 13(2): 63–74. https://doi.org/10.1016/s0885-3924(96)00274-6

Zernicke KA, Campbell TS, Speca M et al. (2014) A randomized wait-list controlled trial of feasibility and efficacy of an online mindfulness-based cancer recovery program: the eTherapy for cancer applying mindfulness trial. Psychosom Med 76(4): 257–267. https://doi.org/10.1097/PSY.0000000000000053. PMID: 24804884.

Zill JM, Scholl I, Harter M et al. (2015). Which Dimensions of Patient-Centeredness Matter? – Results of a Web-Based Expert Delphi Survey. PLoS One, 10(11): e0141978. https://doi.org/10.1371/journal.pone.0141978

Zimmermann T (2014) Paarbeziehungen bei Tumorerkrankungen. PSYCH up2date 8(06): 377–391. https://doi.org/10.1055/s-0034-1387357

Zimmermann T (2018) Krebserkrankung und Partnerschaft: Wie Sie Paare beim Umgang mit einer Tumorerkrankung unterstützen können. Im Focus Onkologie 21(9).

Zimmermann T (2022) Krebs als Familienerkrankung. In: Berberich HJ & Dräger D-L (Hrsg.) *Psychosoziale Uroonkologie.* Berlin Heidelberg: Springer. S. 145–153). https://doi.org/10.1007/978-3-662-65091-2_16

Zimmermann T (2023). Quo vadis Psychoonkologie – neue Entwicklungen und wissenschaftliche Schwerpunkte. PiD Psychotherapie im Dialog *24:* 1–5.

Zimmermann T, Ernst J (2021). Meine Frau hat Krebs. Wie gehen wir als Paar mit der Erkrankung um? Heidelberg: Springer. https://doi.org/https://doi.org/10.1007/978-3-662-63504-9

Zimmermann T, Heinrichs N (2008). »Seite an Seite« eine gynäkologische Krebserkrankung in der Partnerschaft gemeinsam bewältigen – Ein Ratgeber für Paare. Göttingen: Hogrefe.

Zimmermann T, Heinrichs N (2015) Entwicklung von Krankheitsakzeptanz. In: Rief W, Henningsen P (Hrsg.) *Psychosomatik und Verhaltensmedizin.* Schattauer-Verlag. S. 353–359.

Zimmermann T, Alsleben M, Heinrichs N (2012) Progredienzangst gesunder Lebenspartner von chronisch erkrankten Patienten. Psychother Psych Med 62: 1–8.

Zoellner T, Maercker A (2006) Posttraumatic growth in clinical psychology – a critical review and introduction of a two component model. Clin Psychol Rev 26(5): 626–653. https://doi.org/10.1016/j.cpr.2006.01.008

Zoellner T, Maercker A (2006). Posttraumatic Growth and Psychotherapy. In: Calhoun LG, Tedeschi RG (Hrsg.), Handbook of posttraumatic growth: Research & practice. Lawrence Erlbaum Associates Publishers. S. 334–354.

Zupancic T, Kingsley M, Jason T et al. (2015) Green City: Why nature matters to health – An Evidence Review. Toronto, Ontario.

Zwack J, Abel C, Schweitzer J (2011) Resilienz im Arztberuf – salutogenetische Praktiken und Einstellungsmuster erfahrener Ärzte. Psychother Psychosom Med Psychol 61(12): 495–502.

Stichwortverzeichnis

A

ABC des Wohlbefindens 36
Achtsamkeit 36, 64, 97, 144, 182
– Leben im Hier und Jetzt 66
– Liebende-Güte-Meditation 64
Affect Labeling zur Emotionsregulation 77
Affektregulationskompetenz 26, 180
Ambiguitätstoleranz 142
Anamnesediagramm 41
Angehörige 45, 84, 92, 108, 121, 142
Angst 24, 97, 162
– Angst- und Stressreaktionen 32
– Angst- und Stresssymptome 24
– Resilienzkreis der Angst 59

B

Bilaterale Stimulation (BLS) 25, 28, 57
– Ressourcenstärkung 25
Blockaden der Informationsverarbeitung 24, 32
Body Scan zur Perspektivenerweiterung 62
Burnout-Prophylaxe
– Big Seven 179
– Maslach-Burnout-Fragebogen 176
– Sekundärtraumatisierung 179

C

Cancer Survivors 15
Cancer Survivorship 138
Coping-Stile 72

D

Digitale Gesundheitsanwendungen
– Ausgewählte Beispiele 155
– DiGA-Apps 153
Distress 16, 91
– Distress-Thermometer 38

E

Emotionen, positive 30, 184
Empathie 182

F

Familie als Tiere 184
Fatigue
– Ätiologie 104
– Behandlungsmöglichkeiten 107
– Diagnostik 105
– Prävalenz 103
– Psychoedukation 108
– Symptomatik 21, 102

G

Gesundheit 45, 51, 119, 144, 176, 182, 184
Gesundheitsförderung 20, 110

H

Humor 164, 168, 184

I

Imaginationen 27, 45
Immunsystem 21
Instruktionen
– 5–4–3–2–1-Übung 83
– ABC des Wohlbefindens 39
– Ausflug ans Wasser 173
– Baum-Übung 52
– Berg-Meditation 172
– Bilaterale Stimulation (BLS) 44
– Bild des Autofahrens 101
– Body-Scan 62
– CIPBS 85
– CIPOS 82
– Entspannungsübung
  – Atmen und Lächeln 40

- Erwischübung 131
- Innere Helfer 48
- Lebenskreise 100
- Lichtstromübung 41
- Liebende-Güte-Meditation 65
- Meine sichere Bank/Selbstwirksamkeit spüren 68
- Resilienzschatzkiste 70
- Schmankerldose 131
- TRUST-Protokoll zur Resilienzstärkung 50
- TRUST-Ressourcenteam 56
- Verwöhntage 131
- Wohlfühlort zur Resilienzstärkung 45
- Zen-Kreis 66
- Zitronenimagination 39

Interdisziplinäre Zusammenarbeit 147

J

JETZT 185

K

Kognitive Verhaltenstherapie (KVT) 26, 29
Kohärenzgefühl 45, 72, 144
Kommunikation
- Ärztliche 147, 151, 182
- Beispiele 149
- Familie 146
- Partnerschaftliche 132

Körperbewusstsein, Bewegungs- und Ernährungsbiografie 184
Krankheitsakzeptanz
- Förderung 117
- Modell 113

Krankheitsbewältigung 45, 74, 111
Krankheitsmythen 114
Kreative Impulse
- Fragenkatalog zu Bergerfahrungen 173
- Fragenkatalog zu Museumsbesuchen 163
- Freizeit und Hobbys 169
- Kunstbetrachtung 162
- Künstlerische Therapien 160
- Literatur 168
- Musiktherapie 161
- Natur 171
- Social Media 165
- Vorbilder 163

Krisen-ABC 60, 77
Krisenintervention
- Bewährte Tools 77
- Psychoonkologische 76

L

Lebensqualität 93, 101, 103, 110, 139, 146, 182, 184
Lichtstromübung 40

M

Musik als Ressource
- Playlist fürs Wohlbefinden 158

N

Natur 51, 71, 140, 171, 175

O

Organismus
- Anpassungsleistung 21

Orientierung und Halt 165

P

Palliativ-Patientinnen 139
Palliative Erkrankungen
- Stadien 139

Palliative Situation
- Resilienzstärkende Impulse 143

Palliativmedizin 139
Palliativversorgung
- Spezialisierte ambulante Palliative Versorgung (SAPV) 143
- Vier Dimensionen 141

Partnerschaft
- Auswirkung einer Kebserkrankung 120
- Balance-Theorie 126
- Kommunikations- und Konfliktbewältigungskompetenzen 124
- Positive Reziprozität 130
- Resilienzfaktoren 122

Perspektivenvielfalt 60, 168, 184
Positive Psychologie 26
Posttraumatische Belastungsstörung
- Symptome 79

Posttraumatische Stress-Symptome 33
Posttraumatisches Wachstum 72
Präfrontaler Kortex (PFC) 32
Progredienzangst
- Angstkonfrontation 99
- Behandlungsoptionen 94
- Definition 91
- Häufigkeit 92
- Psychoedukation 99
- Theoretisches Modell 92

Psychische Störung 16
Psychoedukation 39
– Normalisierung von Angst-Stress-Symptomen 30
– Van der Kolk-Modell 32, 77
– Zitronenimagination 36
Psychoneuroimmunologie 21
Psychoonkologie, Ziele 15

Q

Qualität sozialer Ressourcen 176

R

Resilienz
– Definition 17, 31
– Individuelle Wege 55
– Palliative Situation 145
Resilienz-Stressbewältigungsmodell 26
Resilienzforschung 18, 26
– Risiko- und Schutzfaktoren 18
Resilienzskala 44
Ressourcenaktivierung 36, 49
– mit BLS 61
Road to Resilience 53, 71

S

S3-Leitlinie 17, 90, 153
– Künstlerische Therapien 160
– Musiktherapie 159
– Palliativphase 140
Salutogenese 26, 45, 72
Selbstreflexion 53, 144
Selbstwirksamkeit 36, 49, 180
– Meine sichere Bank 68
– Palliative Situation 144
– Selbstwirksamkeitserwartung 174, 183
– Selbstwirksamkeitsgefühl 25
Sickness-Behaviour 21
Sinnfindung 36, 143
SMART-Modell 183
Soziale Beziehungen 119, 182
Soziale Kompetenz, Selbstreflexion 52
Spiritualität 74, 140
– Spirituelle Ressourcen 170
Stress 22
– Chronischer Stress 24
– System 22
– Tumorwachstum und Metastasierung 22

T

Total, Pain
– Palliativversorgung 140
Transaktionales Stressmodell 118
Trauer 144, 145, 174
– Rituale 145
Traumabearbeitung
– CIPOS 82
– Kognitive Verhaltenstherapie 80
– Resilienz- und Ressourcenperspektive 81
Traumakonfrontation
– Bildschirmtechnik oder Screentechnik 90
– CIPBS 85
– EMDR 83
– IRRT 89
Traumatherapeutische Interventionen 78
Traumatherapie 24
TRUST 25
– Basisinterventionen 35
– Konzept 31, 34
– Resilienzfragebogen (RF-15) 42
– Theoretische Basis 26
– TRUST-Bilder 47
– TRUST-Fragen zur Selbstreflexion 183
– TRUST-Protokoll zur Resilienzstärkung 49
– Ziele 35
TRUST-Karten 47

U

Urlaubserinnerungen 169
Urlaubssituation 46

W

Waldbaden 51
Window of flexibility 30, 180
Window of tolerance 24, 26, 27
Würdeorientierte Lebenszeit 143
Würdezentrierte Therapie 143

Z

Zitronenimagination 77
Zuversicht 146